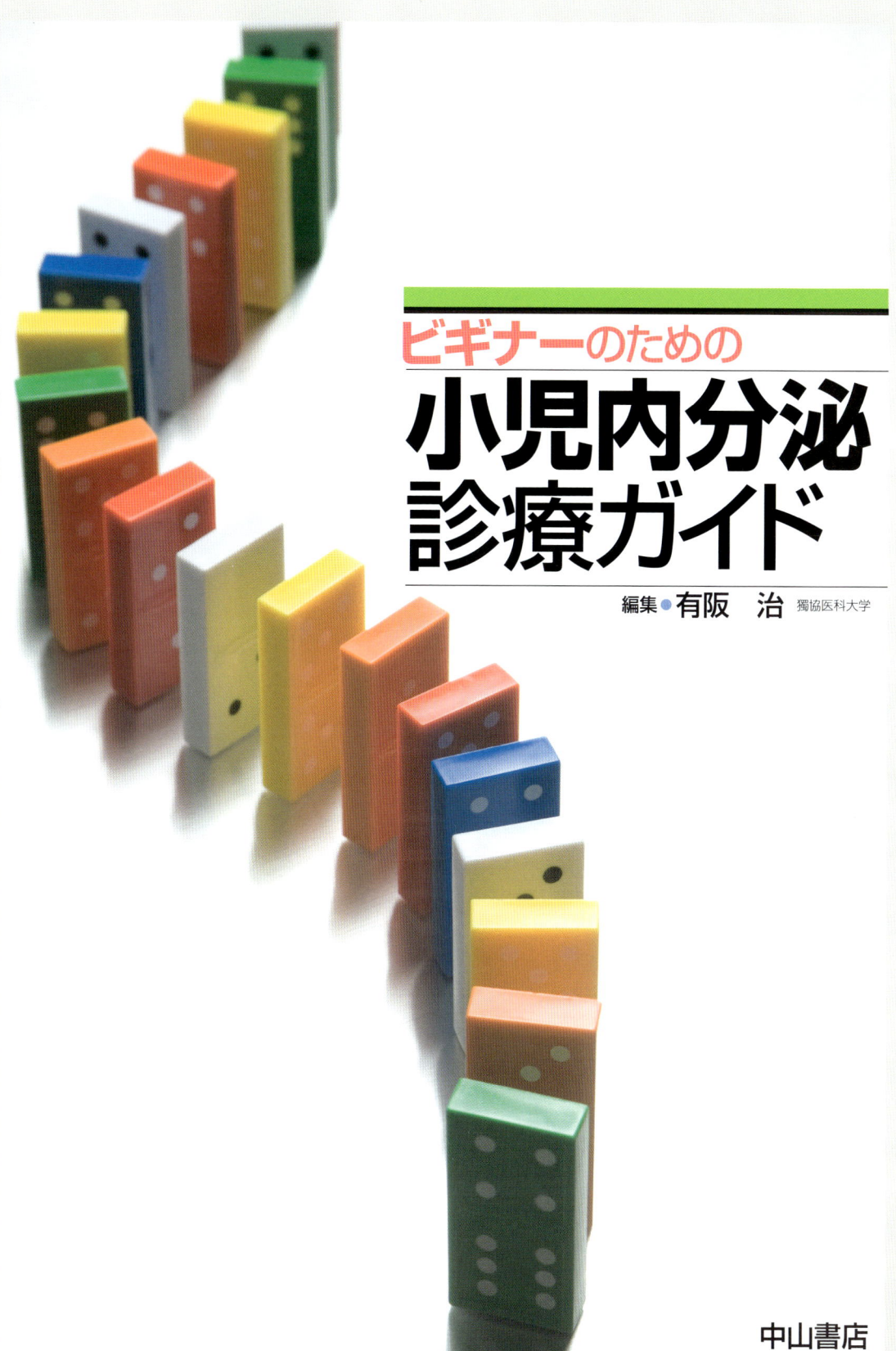

ビギナーのための
小児内分泌診療ガイド

編集 ● 有阪 治 獨協医科大学

中山書店

■ 序 ■

　小児にとって内分泌異常は，成長と発達に直接関わる問題であり，診断が遅れたり治療が適切でなかった場合には，生涯を通じての障害を残してしまうことがある．しかし，高度な専門性が求められる小児内分泌疾患は，ホルモンの作用機序や分子基盤のしくみが複雑であり，一般小児科医にとって敷居が高い領域となっている．

　本書は"ビギナーのための"と銘打ってあるように，初学者であっても小児内分泌学の基本的な理解が進み，診療に応用できる知識が得られるように企画された．内分泌疾患の診療では，さまざまな症候から鑑別すべき疾患を思い浮かべることが診断にたどりつく第一歩である．そのためには，生体の中でのホルモンの作用や，それらが症状にどのように結びつくのかという，内分泌系の基本的なしくみを理解する必要がある．それにより内分泌疾患に伴うさまざまな症候や検査所見の意味が理解でき，正しい診断と適切な治療へと結びつけることが可能となる．

　このようなコンセプトに基づき，本書は従来の教科書とは異なり疾患ごとの解説は行わず，次のように，Quick Index と 3 つのパートから構成されている．

Quick Index

　診療の現場で最初に気づかれる症候や検査所見と，それらと関連する内分泌疾患が俯瞰できるように Quick Index を作成した．さらに，診断の助けとなる典型例の写真やイラストも示した．また，子どもの成長に関わるホルモンの動態をグラフで示し，年齢によるホルモンの変化を容易に把握できるようにした．

Part 1　ホルモンの作用と病態

　ホルモンの作用や症状との関係について，内分泌疾患の病態や治療を理解するうえで必要な基本的な事項をイラストやフローチャートを用いて示し，これらを眺めるだけでも理解が進むように工夫した．

Part 2　さまざまな症状や検査異常への対応と診断，治療

　内分泌疾患に遭遇した際に，実際にどのように対応すべきかを，Part 1 の内容と有機的に結びつけて解説した．関連する領域は同じ執筆者が担当し，内容の重複を避け，理解が深まるように記述した．

Part 3　救急処置

　生命に危機を及ぼす可能性のある救急治療を必要とする内分泌疾患を取り上げた．

各テーマの構成

　本書では理解の助けとなるように，各章のエッセンスを"Consideration points"として冒頭にまとめ，文末にはテーマを理解するための重要語句を"Keyword"として解説した．

　本書が子どもの成長を見守る総合診療医である一般小児科医や小児科以外のプライマリ・ケア医などの，小児内分泌のビギナーの方々に広く活用していただければ幸いである．また，将来この領域を自分のサブスペシャルティにしようと考えている医師にも役立てていただきたい．

　最後に，本企画の趣旨をご理解いただき快く執筆していただいた先生方と，刊行にあたりご協力いただいた中山書店編集部の方々に心から感謝いたします．

2014年2月

獨協医科大学小児科学 教授
有阪　治

CONTENTS

Quick Index 小児内分泌疾患との遭遇 ── ホルモンの異常によって起こる症候や異常

ホルモンの変動／視診で認める症候／成長異常を認める症候群

有阪　治　　i

Part 1 ホルモンの作用と病態

1. ホルモンの作用機序 　　　　　　　　　　　　　　有阪　治　　2
2. 成長ホルモンと身長増加 　　　　　　　　　　　　安達昌功　　8
3. 甲状腺ホルモンと発育 　　　　　　　　　　　　　宮田市郎　　12
4. 性ホルモンと成熟 　　　　　　　　　　　　　　　田島敏広　　20
5. 副腎皮質ホルモンと生命維持 　　　　　　　　　　春名英典　　27
6. 副甲状腺ホルモン，ビタミンDとカルシウム代謝・骨発育
   　　　　　　　　　　　　　　　　　　　　　　　難波範行　　34
7. 抗利尿ホルモンと水電解質バランス 　　　　　　　水野晴夫　　42
8. インスリンと糖代謝 　　　　　　　　　　　　　　杉原茂孝　　47
9. 肥満とインスリン抵抗性，代謝 　　　　　　　　　有阪　治　　54
10. 栄養の成長への影響 　　　　　　　　　　　　　　位田　忍　　60
11. 外性器と脳の性分化のメカニズム 　　　　　　　　緒方　勤　　69

Part 2 さまざまな症状や検査異常への対応と診断，治療

12. 低身長 　　　　　　　　　　　　　　　　　　　　安達昌功　　80
13. 思春期早発症 　　　　　　　　　　　　　　　　　田島敏広　　86
14. 思春期遅発症 　　　　　　　　　　　　　　　　　田島敏広　　93
15. 甲状腺検査異常 　　　　　　　　　　　　　　　　宮田市郎　　98
16. 肥満 　　　　　　　　　　　　　　　　　　　　　有阪　治　　107
17. やせ 　　　　　　　　　　　　　　　　　　　　　都　研一　　112
18. 低血糖 　　　　　　　　　　　　　　　　　　　　依藤　亨　　117
19. 高血糖 　　　　　　　　　　　　　　松岡尚史，杉原茂孝　　123
20. 多飲，多尿 　　　　　　　　　　　　　　　　　　伊藤純子　　134

21	非典型的外性器（外性器異常）	堀川玲子	140
22	高血圧	菊池 透	150
23	血中ナトリウム異常	水野晴夫	158
24	血中カルシウム・リン異常	難波範行	166
25	新生児マススクリーニング TSH 高値への対応	宮田市郎	177
26	新生児マススクリーニング 17-OHP 高値への対応	庄野哲夫, 春名英典	182
27	Turner 症候群	田中敏章	186
28	小児がん経験者	石黒寛之	192

Part 3　救急処置

| 29 | 副腎クリーゼ | 佐々木悟郎, 柴田浩憲, 長谷川奉延 | 200 |
| 30 | 糖尿病性ケトアシドーシス | 浦上達彦, 桑原怜未 | 207 |

Appendix　診察，成長の評価

| 31 | 成長の評価 | 志村直人, 市川 剛 | 216 |
| 32 | 内分泌検査法 | 市川 剛, 小山さとみ | 222 |

索引　230

執筆者一覧 (執筆順)

有阪　　治　（獨協医科大学医学部小児科）
安達　昌功　（神奈川県立こども医療センター内分泌代謝科）
宮田　市郎　（東京慈恵会医科大学小児科学講座）
田島　敏広　（北海道大学大学院医学研究科小児科）
春名　英典　（順天堂大学医学部小児科）
難波　範行　（大阪大学大学院医学系研究科小児科学）
水野　晴夫　（名古屋市立大学大学院医学研究科新生児・小児医学分野）
杉原　茂孝　（東京女子医科大学東医療センター小児科）
位田　　忍　（大阪府立母子保健総合医療センター消化器・内分泌科）
緒方　　勤　（浜松医科大学小児科学教室）
都　　研一　（福岡市立こども病院・感染症センター内分泌・代謝科）
依藤　　亨　（大阪市立総合医療センター小児代謝・内分泌内科）
松岡　尚史　（東京女子医科大学東医療センター小児科）
伊藤　純子　（虎の門病院小児科）
堀川　玲子　（国立成育医療研究センター内分泌代謝科）
菊池　　透　（新潟大学大学院医歯学総合研究科小児科学分野）
庄野　哲夫　（神栖済生会病院小児科）
田中　敏章　（たなか成長クリニック）
石黒　寛之　（東海大学医学部専門診療学系小児科学）
佐々木悟郎　（東京歯科大学市川総合病院小児科）
柴田　浩憲　（慶應義塾大学医学部小児科）
長谷川奉延　（慶應義塾大学医学部小児科）
浦上　達彦　（駿河台日本大学病院小児科）
桑原　怜未　（駿河台日本大学病院小児科）
志村　直人　（獨協医科大学医学部小児科）
市川　　剛　（獨協医科大学医学部小児科）
小山さとみ　（獨協医科大学医学部小児科）

Quick Index ● ● ● ● ● ● ●

小児内分泌疾患との遭遇 ── ホルモンの異常によって起こる症候や異常

成長の異常
- 低身長
- 急速な身長増加, 高身長
- 過体重・肥満
- 体重増加不良・やせ

視診で認める異常
- 低身長でプロポーション異常, 顔貌の特徴, 小奇形などを伴う
- 全身状態不良
- 元気がない
- 前頸部腫大
- 皮膚色素沈着
- 多毛
- 非典型的外性器（外性器異常）

二次性徴の異常
女子
- 乳房腫大
- 乳房腫大と陰毛出現
- 陰毛・腋毛の出現
- 性器出血
- 無月経

男子
- 陰茎増大と陰毛あるいは腋毛の出現
- 小陰茎
- 女性化乳房

男女
- 二次性徴が出現しない

訴え
- 易疲労性, 食欲低下
- 動悸, 息切れ
- 頭痛
- 嘔吐
- 口渇, 多尿
- 便秘
- 性自認のゆらぎ

検査異常
- 血糖
- 血清Na
- 血清K
- 血清Ca
- 血清P
- 血清ALP
- 血清コレステロール
- 血清ALT
- 高血圧

マススクリーニングで発見

小児がん経験者

成長の異常

- **低身長**：成長ホルモン分泌不全性低身長（▶p.8, 83），甲状腺機能低下症（▶p.16, 99），Cushing症候群（▶p.155），体質性低身長（▶p.82）（家族性低身長，SGA性低身長，特発性低身長），思春期遅発症（▶p.93），偽性甲状腺機能低下症（▶p.168），骨系統疾患（▶p.39），先天異常（▶Quick Index p.ix, 82）（Turner症候群〈▶p.186〉，Noonan症候群，Prader-Willi症候群，Russell Silver症候群），愛情遮断症候群，被虐待児，低栄養（▶p.63）
- **急速な身長増加，高身長**：思春期早発症（▶p.86），下垂体性巨人症（▶p.11），先天異常（Sotos症候群〈▶p.ix〉，Beckwith-Wiedmann症候群，Klinefelter症候群），家族性・体質性高身長（▶p.11）
- **過体重・肥満**（▶p.54, 107）：単純性肥満，内分泌性肥満（甲状腺機能低下症，Cushing症候群，偽性副甲状腺機能低下症など），視床下部性肥満，先天異常（Prader-Willi症候群，Bardet-Biedl症候群，Turner症候群など），単一遺伝子性肥満症候群
- **体重増加不良，やせ**（▶p.112）：甲状腺機能亢進症，糖尿病，尿崩症，副腎疾患，間脳症候群など

視診で認める異常

- **低身長でプロポーション異常，顔貌の特徴，小奇形を伴う**：骨系統疾患（軟骨無形成症，軟骨低形成症），先天異常（Noonan症候群〈▶p.ix〉，Russell-Silver症候群〈▶p.ix〉，Prader-Willi症候群〈▶p.ix〉，Turner症候群〈▶p.186〉など）
- **全身状態不良**：副腎不全（▶p.200），甲状腺クリーゼ，糖尿病性ケトアシドーシス（▶p.207）
- **元気がない**：甲状腺機能低下症（▶p.99），副腎皮質機能低下症（▶p.30），低血糖（▶p.117），糖尿病（▶p.123）
- **前頸部腫大**：Basedow病，慢性甲状腺炎，単純性甲状腺腫，先天性甲状腺機能低下症など
- **皮膚色素沈着・黒ずみ**：副腎皮質機能低下症，先天性副腎皮質過形成症（▶p.27），黒色表皮腫（▶p.viii, 57, 131）
- **多毛**：甲状腺機能低下症（▶p.99），Cushing症候群（▶p.155），多嚢胞性卵巣症候群（▶p.59）
- **非典型的外性器（外性器異常）**（男女判別が困難な外性器，小陰茎，尿道下裂，二分陰嚢，陰核肥大，陰唇癒合）（▶p.69, 140）：先天性副腎皮質過形成症，性分化疾患（DSD）など

二次性徴の異常

女子
- **乳房腫大**：思春期早発症，McCune-Albright症候群，甲状腺機能低下症，外因性エストロゲン，早発乳房（▶p.86）
- **乳房腫大と陰毛出現**：思春期早発症，卵巣腫瘍，副腎腫瘍（▶p.86）
- **陰毛・腋毛の出現**：先天性副腎皮質過形成症（CAH），非古典型CAH，副腎腫瘍，早発アドレナーキ，外因性アンドロゲン（▶p.29）
- **性器出血**：思春期早発症（▶p.86），McCune-Albright症候群，卵巣腫瘍，甲状腺機能低下症，早発月経（▶p.87）
- **無月経**：性腺機能低下症（▶p.93），Turner症候群（▶p.93），プロラクチノーマ（▶p.93），多嚢胞性卵巣症候群（▶p.59），完全型アンドロゲン不応症（▶p.74）

男子
- **陰茎増大と陰毛あるいは腋毛の出現**（▶p.86）
  両側精巣腫大：思春期早発症，hCG産生腫瘍，家族性テストトキシコーシス，McCune-Albright症候群
  片側精巣腫大：精巣腫瘍
  両側精巣増大なし：CAH，非古典型CAH，副腎腫瘍，外因性アンドロゲン
- **小陰茎・停留精巣**：性腺機能低下症，下垂体機能低下症，思春期遅発症（▶p.93）
- **女性化乳房**（▶p.74）：性分化疾患，Klinfelter症候群，アンドロゲン不応症（部分型），思春期性女性化乳房

男女
- **二次性徴が出現しない**（▶p.20, 93）：思春期遅発症，性腺機能低下症

訴え

- 易疲労性，食欲低下：副腎皮質機能低下症，甲状腺機能低下症，下垂体機能低下症など（▶p.114）
- 動悸，息切れ：Basedow病（▶p.114），褐色細胞腫（▶p.153）
- 頭痛：褐色細胞腫（▶p.153），低Na血症（▶p.158）
- 嘔吐：副腎不全，先天性副腎皮質過形成症（▶p.27），糖尿病性ケトアシドーシス（▶p.207）
- 口渇，多尿：中枢性尿崩症（▶p.137），腎性尿崩症（▶p.138），心因性多飲（▶p.136），糖尿病（▶p.136）
- 便秘：甲状腺機能低下症（▶p.114），副甲状腺機能亢進症（▶p.170）
- 性自認のゆらぎ：性分化疾患（▶p.69, 140），性染色体異常（▶p.69, 140）

検査異常

- 高血糖（▶p.47, 123）：1型糖尿病，2型糖尿病
- 低血糖（肝腫大を伴わない）：副腎不全，成長ホルモン分泌不全，先天性高インスリン血症（▶p.47, 117）
- 低Na血症（▶p.42）：副腎皮質機能低下症，ADH不適切分泌症候群（▶p.161），中枢性塩喪失症候群，低アルドステロン症，偽性低アルドステロン症（▶p.159）
- 高Na血症（▶p.42, 134, 162）：腎性尿崩症（▶p.164），中枢性尿崩症（▶p.134, 162），本態性高Na血症（▶p.164）
- 低K血症：ミネラルコルチコイド過剰（原発性アルドステロン症〈▶p.153〉，apparent mineralocorticoid excessなど），Bartter症候群
- 高K血症（▶p.28, 200）：副腎不全，先天性副腎皮質過形成症，偽性低アルドステロン症，二次性偽性低アルドステロン症
- 低Ca血症（▶p.34, 166）：副甲状腺機能低下症，偽性副甲状腺機能低下症，ビタミンD欠乏
- 高Ca血症（▶p.34, 170）：副甲状腺機能亢進症，家族性低Ca尿性高Ca血症，ビタミンD過剰，悪性腫瘍関連
- 低P血症（▶p.172）：低P血症性くる病，ビタミンD欠乏，ビタミンD依存性くる病
- 血清アルカリホスファターゼ（ALP）高値：ビタミンD欠乏性くる病（▶p.168），低P血症性くる病（▶p.174），副甲状腺機能亢進症（▶p.166）
- 高コレステロール血症：甲状腺機能低下症，家族性高コレステロール血症
- 血清アラニントランスアミナーゼ（ALT）高値：脂肪肝，非アルコール性脂肪性肝疾患（NAFLD）（▶p.56）
- 高血圧（▶p.150）：褐色細胞腫，甲状腺機能亢進症，副腎疾患，肥満症，メタボリックシンドローム（▶p.66, 107）

マススクリーニングで発見

- TSH高値：先天性甲状腺機能低下症（▶p.177）
- 17α-ヒドロキシプロゲステロン高値：先天性副腎皮質過形成症（▶p.182）

小児がん経験者

- 小児がん治療（化学療法，ステロイド投与，放射線療法〈頭蓋照射，全身照射〉，造血幹細胞移植，手術療法）に起因する内分泌合併症・生殖能力の障害（▶p.192）

●ホルモンの変動

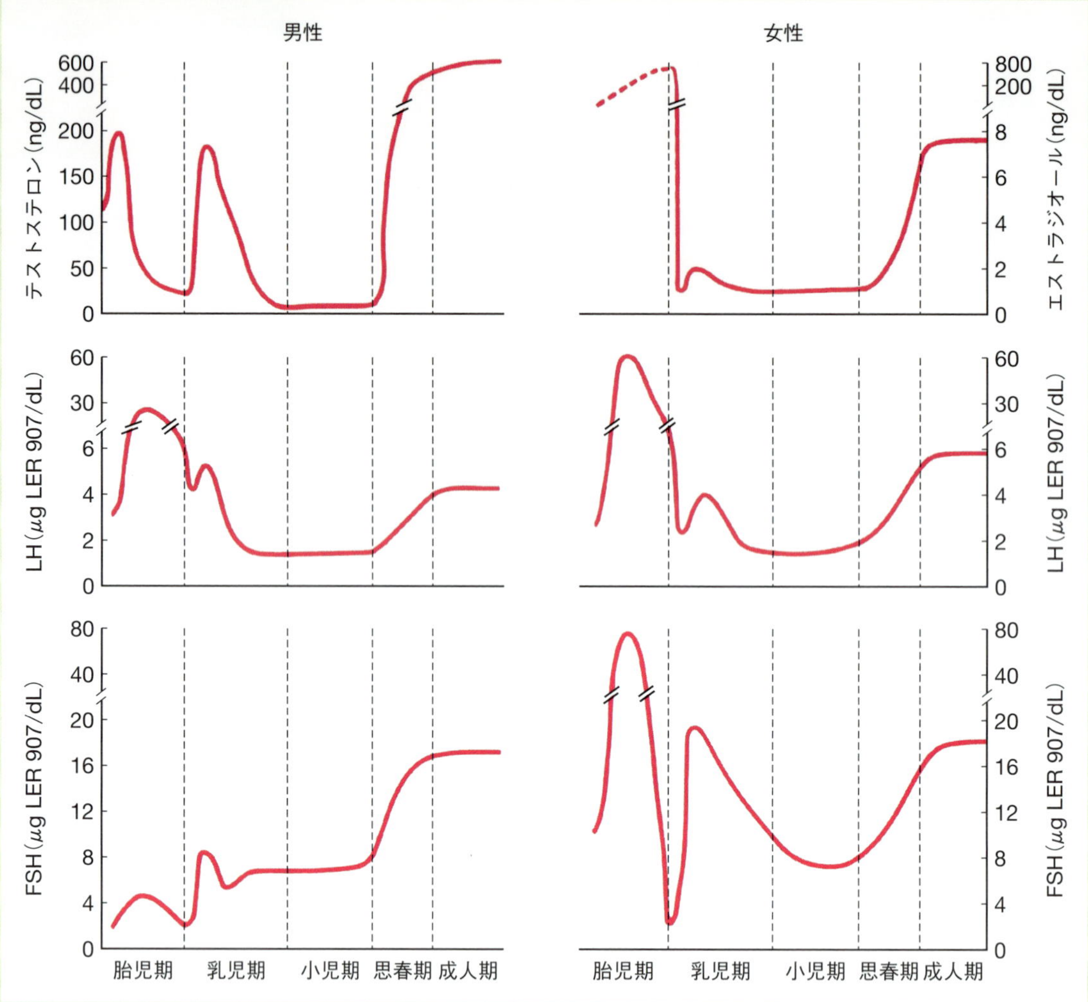

❶ 胎児期から成人期までの性ホルモン分泌動態（血清濃度）
性ホルモンの分泌には男女差があり、成長に伴ってダイナミックに変動し、発生、成長、成熟の各過程で作用する。
男性ホルモンであるテストステロンは女性ホルモンであるエストラジオールと異なり、思春期以外の胎児期と出生直後にも増加のピークが認められる。性腺刺激ホルモンである卵胞刺激ホルモン（**FSH**）と黄体化ホルモン（**LH**）は、思春期以外で出生直後にも活発に分泌される。
（Winter JS, et al. J Clin Endocrinol Metab 1976 ; 42 : 679-86）

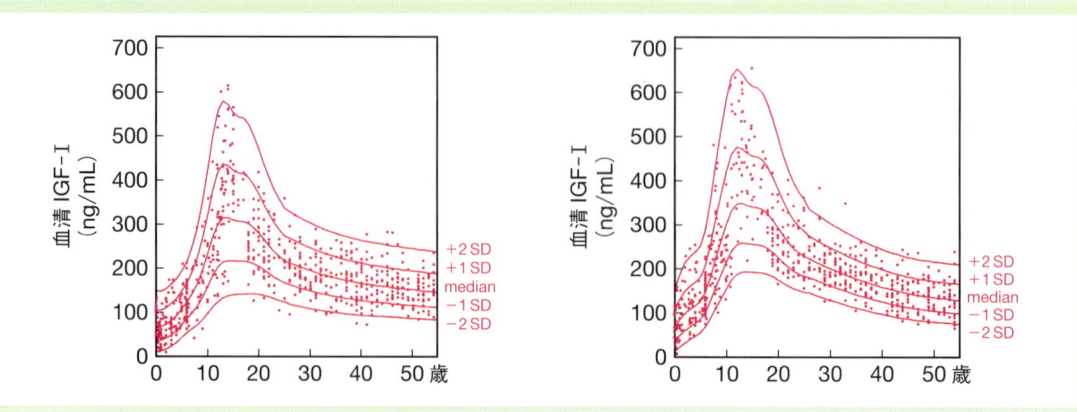

❷ インスリン様成長因子Ⅰ（IGF-Ⅰ）の年齢による変化（0～50歳）
IGF-Ⅰは思春期に増加し、その後減少する。（Isojima T, et al. Endocr J 2012 ; 59 : 771-80）

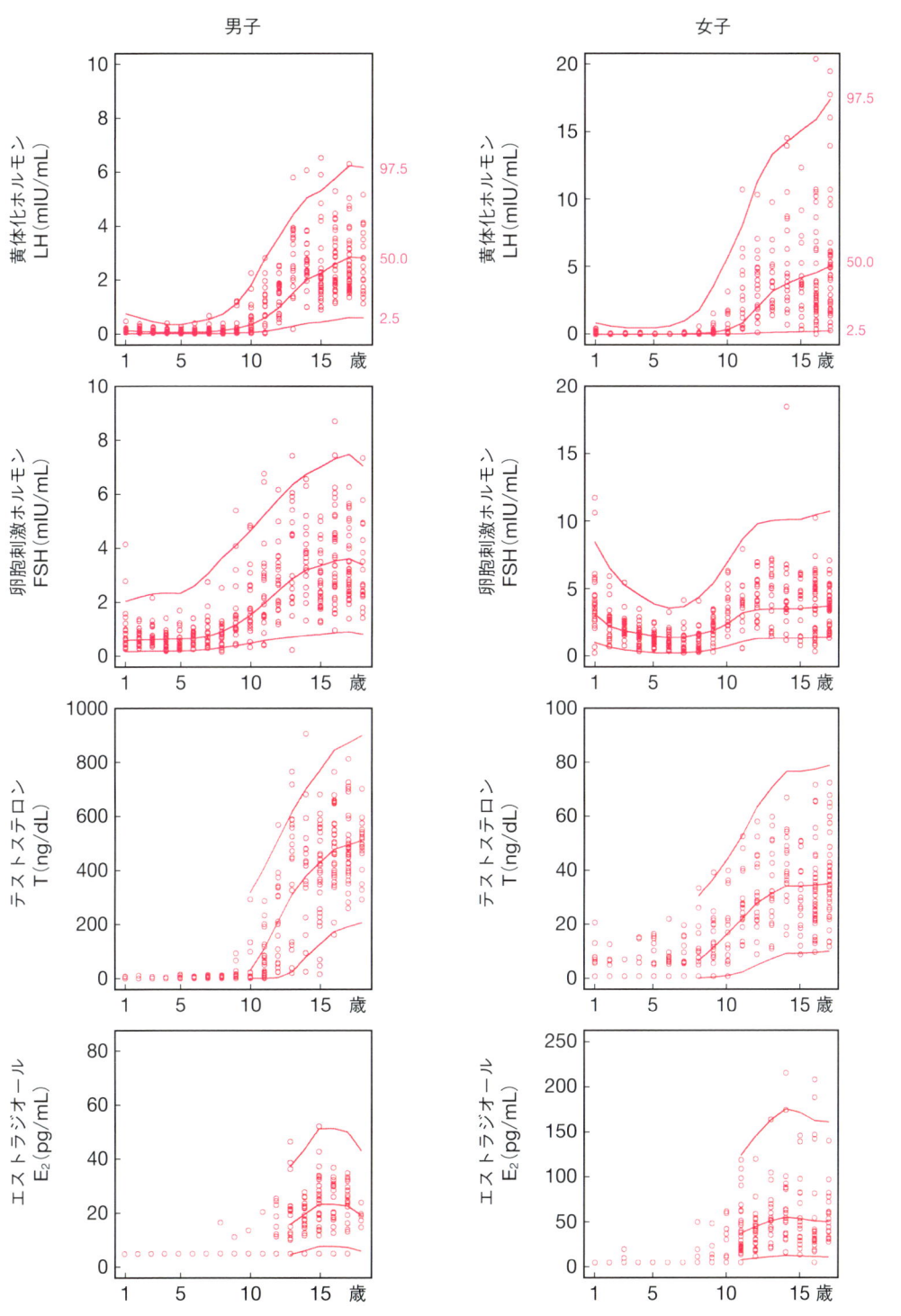

❸ 性腺刺激ホルモン，性腺ホルモン濃度の年齢による変化（1〜18歳）
テストステロン（T）は LH の作用により精巣から分泌され，エストラジオール（E_2）は FSH と LH の協調作用により卵巣から分泌される．思春期の発来に伴い LH と FSH の分泌が増加すると，T と E_2 の血中濃度が上昇する．また，思春期前であっても T や E_2 は血中に微量に存在する．
図中の 97.5, 50.0, 2.5 はパーセンタイル値を表す．
（小児基準値研究会編．日本人小児の臨床検査基準値．東京：日本公衆衛生協会；1997）

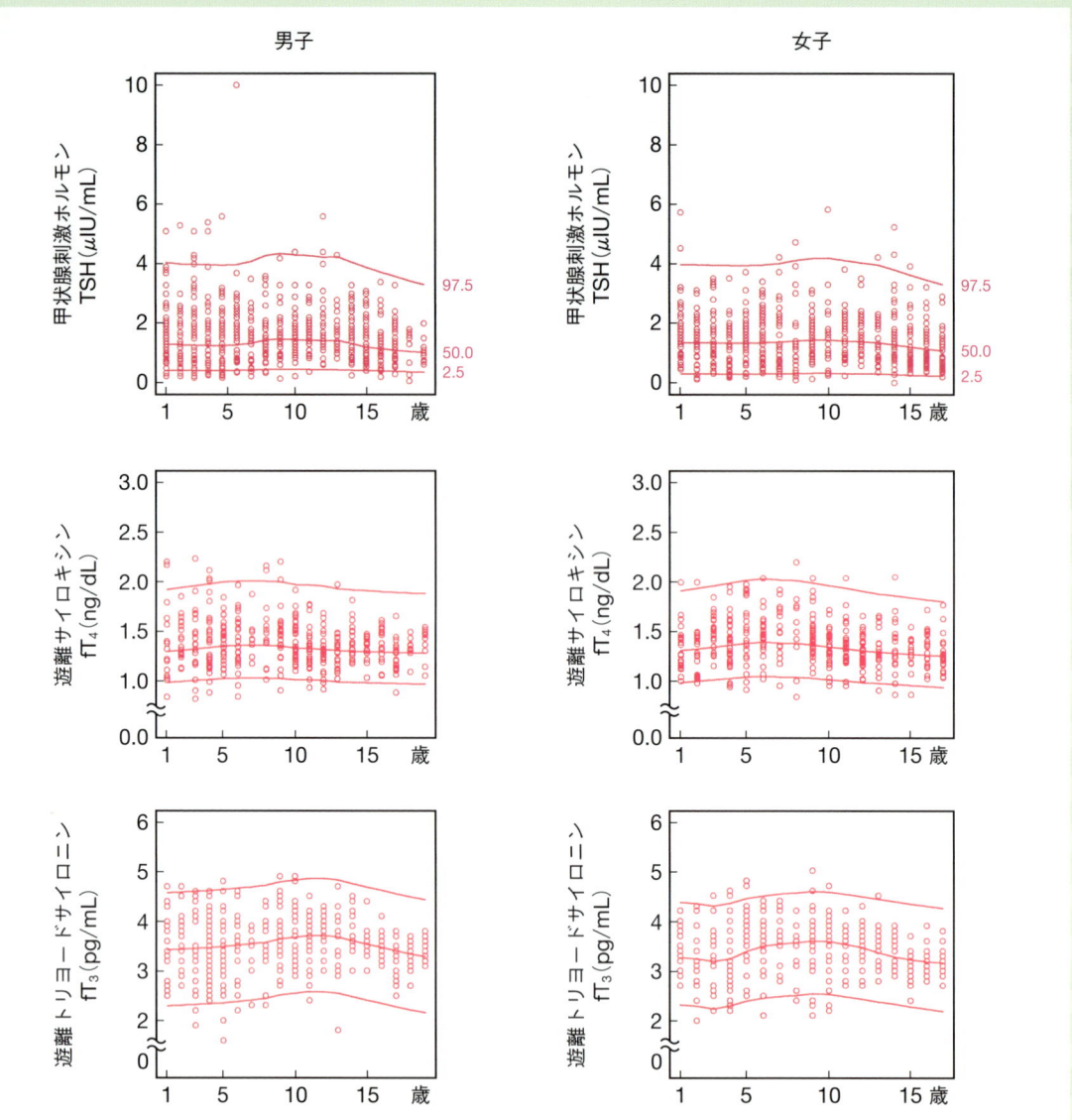

❹ **甲状腺刺激ホルモン，甲状腺ホルモン濃度の年齢による変化（1～18歳）**
甲状腺ホルモンは，成長ホルモンとともに正常な成長に必須なホルモンであり，とくに幼若期の脳の発達に重要である．
甲状腺刺激ホルモン（**TSH**）の作用により，**遊離トリヨードサイロニン**（**fT$_3$**）と**遊離サイロキシン**（**fT$_4$**）の血中濃度は増加する．甲状腺ホルモンは性ホルモンとは異なり，年齢（新生児・乳児期を除く）や性差による分泌動態の変化はない．
図中の 97.5，50.0，2.5 はパーセンタイル値を表す．
（小児基準値研究会編．日本人小児の臨床検査基準値．東京：日本公衆衛生協会；1997）

●視診で認める症候（1）

❶ 非典型的外性器（外性器異常）

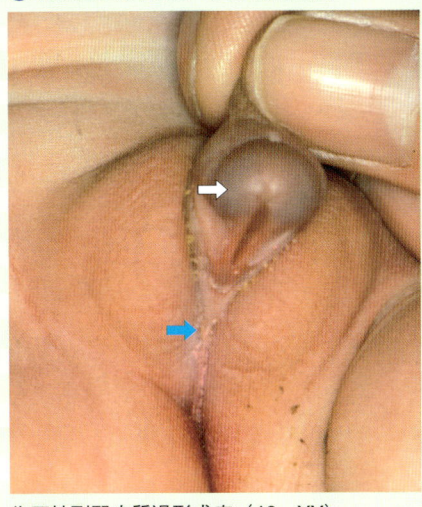

先天性副腎皮質過形成症（46, XX）
⇨ 陰核肥大，➡ 陰唇癒合

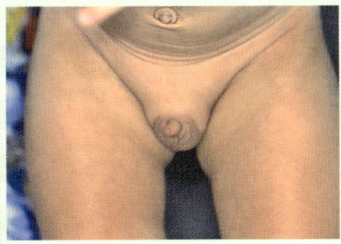

ミクロペニス（小陰茎）

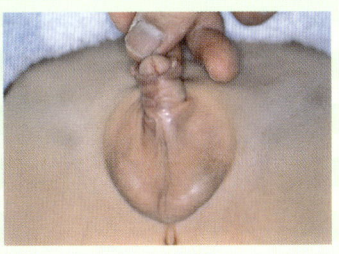

軽度の尿道下裂（亀頭のすぐ下に尿道口）

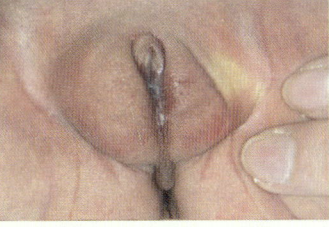

男女の判別が困難な外性器

❷ 女性化乳房

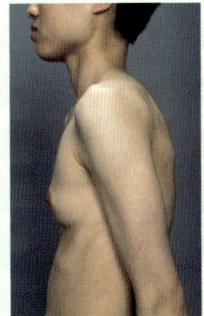

卵精巣性性分化疾患（DSD）

❸ 多毛

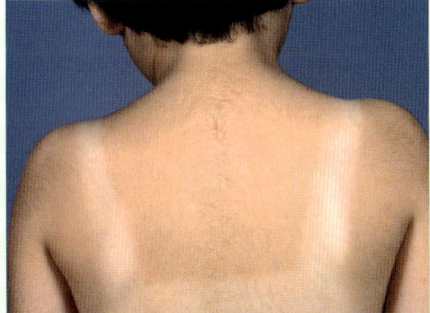

甲状腺機能低下症

❹ 肥満

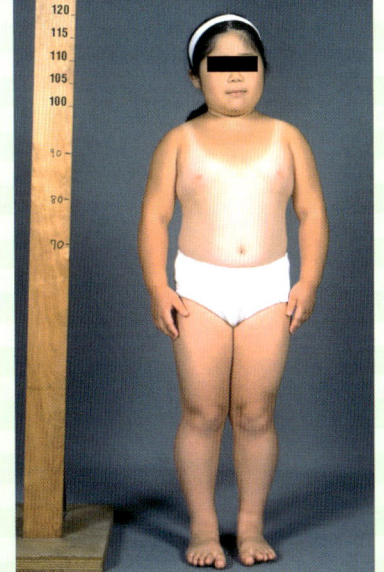

身長増加が停止し肥満してきた（甲状腺機能低下症）

❺ 思春期早発症

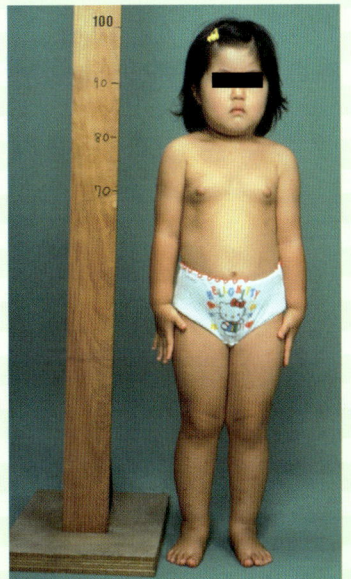

高身長（3歳で100 cm）と乳房腫大を認める

❻ 副腎男性化腫瘍

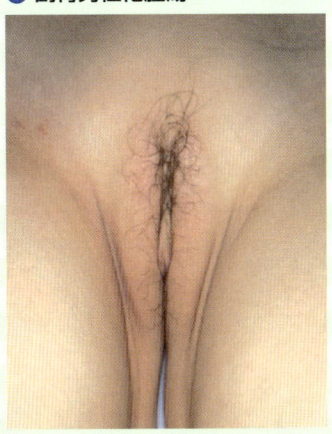

6歳で陰毛出現，陰核も大きい

●視診で認める症候（2）

❼ 甲状腺腫

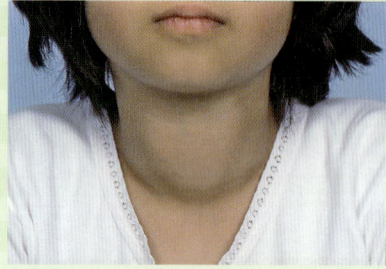
正面

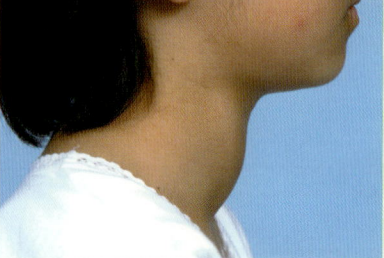
側面

❽ 黒色表皮症

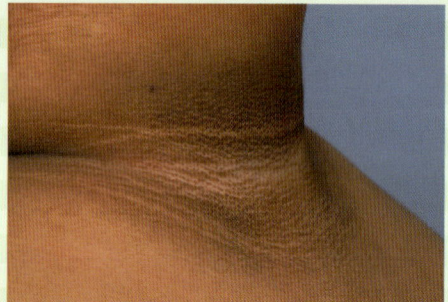
項（後頸部）（女子）

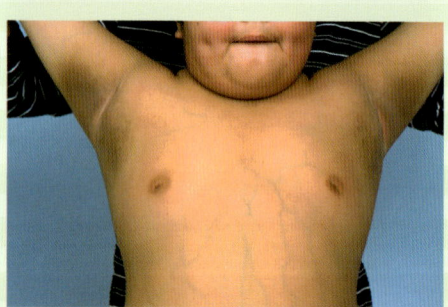
腋窩（男子）

❾ 色素沈着

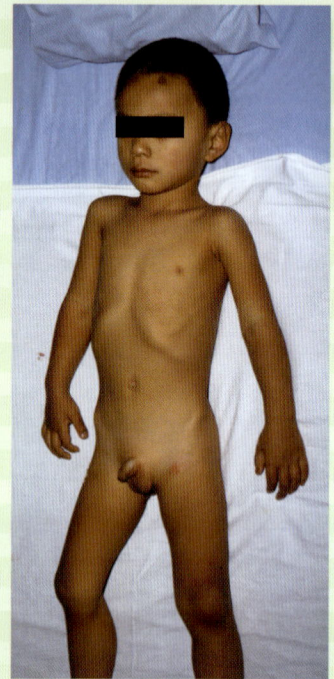

歯肉の色素沈着

副腎皮質機能低下症による傾眠状態，全身の皮膚色素沈着

❿ 軟骨無形成症

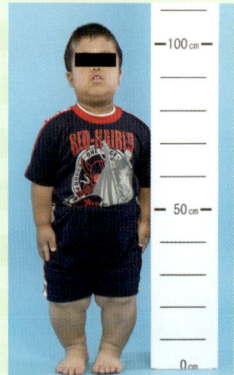
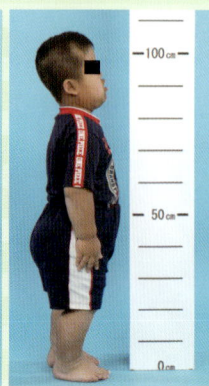

10歳，男子
上腕骨延長術の実施後
下肢は短いが，上肢は正常化

●成長異常を認める症候群

Noonan 症候群

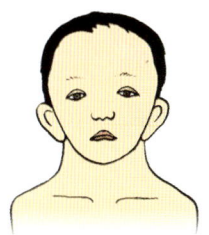

Noonan 症候群：特異的顔貌（眼間開離，眼瞼下垂，眼瞼眼裂斜下，鼻根部平坦，耳介低位，厚い耳輪など），低身長，先天性心疾患（肺動脈狭窄，心房中隔欠損症，閉塞性肥大型心筋症など）により特徴づけられる常染色体優性遺伝形式の先天奇形症候群である．他に，精神発達遅滞，翼状頸，胸郭変形，外反肘，停留精巣などを伴う．複数の原因遺伝子のうち，最も頻度の高い異常は $PTPN11$（protein-tyrosine phosphatase, non-receptor type 11）遺伝子変異である．本症の頻度は出生 10,000 人に 1 人程度であり，性差はない．思春期遅発を呈しやすい．時に出血性素因を呈し，$PTPN11$ が関係する若年性骨髄単球性白血病を合併することがある．

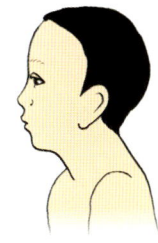

Sotos 症候群

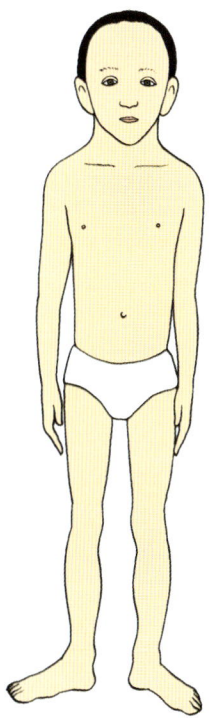

Russell-Silver 症候群

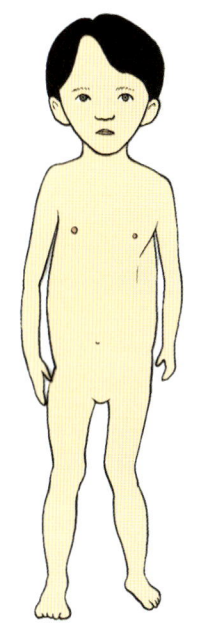

Prader-Willi 症候群

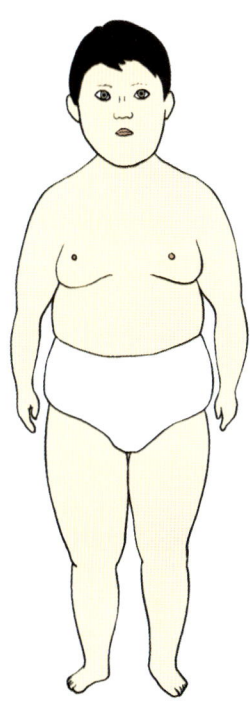

Sotos 症候群：出生前から始まる過成長，骨年齢の促進，特異顔貌（広く突出した前額，前頭部毛髪の後退，眼間開離，大きな耳介，先細りの下顎など），精神発達遅滞を特徴とし，脳性巨人症ともよばれる先天奇形症候群である．常染色体優性遺伝形式をとる．5q35 領域にある $NSD1$（nuclear receptor binding SET domain protein）遺伝子のハプロ不全（両親から受け継いだ 2 つの遺伝子のうち 1 つが作動しない状態）が主な原因である．頻度は出生 10,000〜20,000 人に 1 人とされる．出生前から過成長を認め，乳児期から身長，体重，頭囲は ＋2 SD を超え思春期まで過成長は続くが，思春期を早く迎え骨端線が閉鎖するために成人身長は正常化する．行動異常やてんかん発作を認める例も多い．

Russell-Silver 症候群：子宮内発育遅延，出生後のキャッチアップしない成長障害，逆三角の顔や広い額などのような顔面や頭蓋（相対的大頭）の特徴，身体非対称によって特徴づけられる先天奇形症候群である．鮫状と称される幅広く薄い口唇や，第 5 指内弯も特徴的である．
病因として，父親由来の 11 番染色体上のインプリンティングセンターとして働くメチル化可変領域の低メチル化により $IGF2$（insulin-like growth factor 2）遺伝子の発現抑制が生じて発症するものが多いが，7 番染色体母親性ダイソミーを原因とするものも 10〜20％ にみられる．大部分は孤発例であり，国内に 500〜1,000 人程度の患者がいるとされる．思春期早発症を伴う例がある．

Prader-Willi 症候群：過食に伴う肥満，低身長，性腺機能不全，2 型糖尿病などの内分泌学的異常と，精神発達遅滞，性格障害などの神経学的異常，アーモンド様の目，小さな先細りの手足，色が白いなどの奇形徴候を伴う内分泌・神経奇形症候群である．上口唇が薄く，鼻根が細いのも特徴である．主症状の多くは間脳，視床下部障害で説明される．本症は染色体 15q11-13 領域の父性発現遺伝子の欠失（患者の 70％ は父親由来の遺伝子が欠け，25％ は父親から 15 番染色体を受け継いでおらず，代わりに母親から 2 本の 15 番染色体の成分を受け継いでいる片親性ダイソミー〈片親から 2 本の染色体を受け継いでいるという意味〉）により発症する．他に，数％ が刷り込み変異が原因である．DNA メチル化試験で本症の 99％ の診断が可能である．発生頻度は出生 15,000 人に 1 人程度であり，新生児期は筋緊張低下や哺乳不良を呈するが，3 歳ごろから過食と肥満が始まる．成長ホルモン補充療法（2002 年に承認）は，筋力向上と体脂肪減少などの効果により患者の QOL を改善する．

Part 1

ホルモンの作用と病態

1 ホルモンの作用機序

内分泌疾患が発症する代表的なメカニズムを❶に示す．これらを理解するためには，ホルモンの作用機序の概略を知っておくことが必要である．

ホルモンとは

内分泌腺から分泌され血液を介して運ばれ，全身あるいは特定の臓器組織（標的器官）に情報伝達して，その生理機能を発揮する物質をホ

❶ 内分泌疾患が発症するメカニズム

タイプ	メカニズム	疾患例
ホルモン欠乏（分泌低下）	発生学的に内分泌腺が欠損 ホルモン合成酵素の欠損 自己免疫疾患 感染 外傷 放射線 外科的切除	甲状腺形成不全 先天性副腎皮質過形成症 自己免疫性甲状腺炎 髄膜炎菌感染による副腎皮質機能不全 頭部外傷後下垂体機能低下症 放射線照射後下垂体機能低下症 脳外科手術後下垂体機能低下症
ホルモン抵抗性	遺伝子変異	アンドロゲン不応症，偽性副甲状腺機能低下症（Ⅰa型），Laron型小人症
ホルモン過剰	外因性 自己免疫機序による刺激 腫瘍 調節異常	アンドロゲン塗布 Basedow 病 Cushing 症候群 新生児持続性高インスリン血性低血糖症
ホルモン受容体の活性化	遺伝子変異	McCune-Albright 症候群 家族性男性思春期早発症（テストトキシコーシス）

インスリン抵抗性は最も頻度の高いホルモン抵抗性状態であるが，ホルモン受容体の異常だけはなく，受容体以降のシグナル伝達障害が原因である場合が多いので，この表でのホルモン抵抗性には含めていない．

(Westwood M. 2009[4])

Consideration points

ホルモンによるシグナル伝達

❶ ペプチドホルモンなどの水溶性ホルモンは細胞膜受容体に，ステロイドや甲状腺ホルモンなど脂溶性ホルモンは細胞膜を通過して，核や細胞質内にある受容体に結合する．
❷ 血中ホルモンという細胞外シグナルは，特異的受容体に結合することにより細胞内シグナルに変換される．
❸ 細胞内シグナルは，いくつかの経路をたどって標的タンパク質に到達し，細胞機能を調節することで生理作用を発揮する．
❹ サイトカイン受容体は，リガンドの受容体結合後に Janus kinase（JAK kinase ともいう）とよばれるチロシンキナーゼの一種を活性化することにより Stat とよばれる転写因子をリン酸化し，細胞内での作用を発揮する．

❷ 下垂体ホルモンの種類とその作用

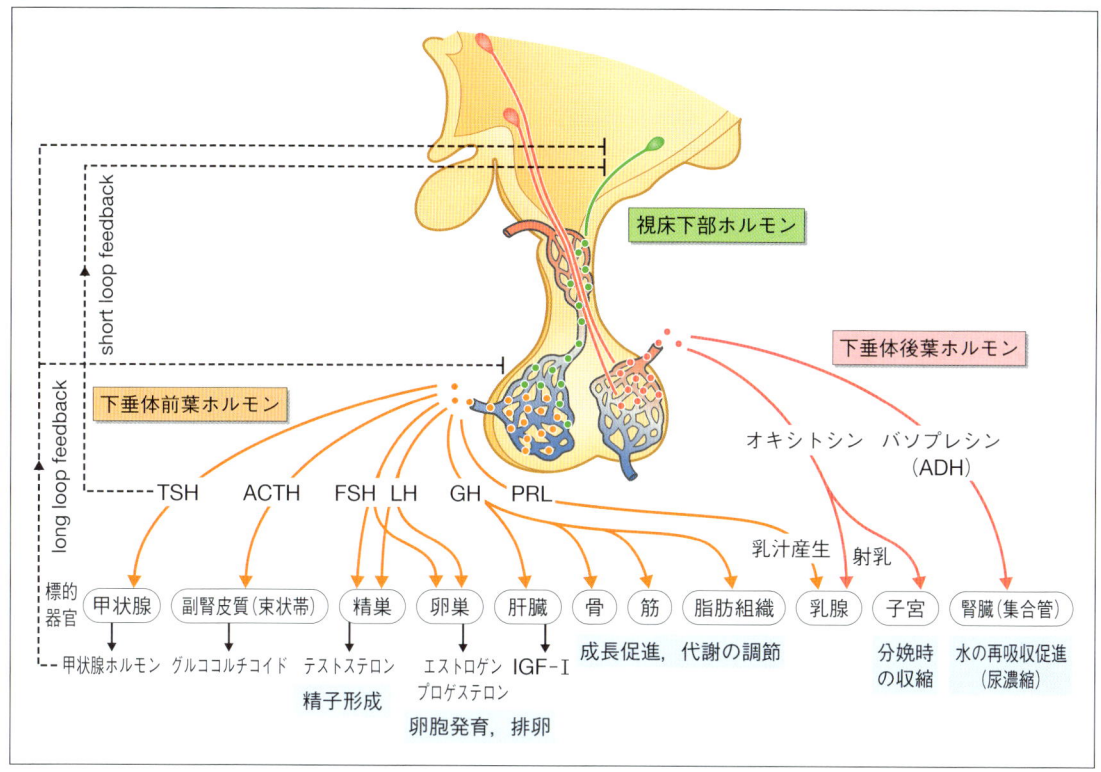

TSH：甲状腺刺激ホルモン，ACTH：副腎皮質刺激ホルモン，FSH：卵胞刺激ホルモン，LH：黄体形成ホルモン，GH：成長ホルモン，PRL：プロラクチン，ADH：抗利尿ホルモン，IGF-I：インスリン様成長因子I.

（山本一彦ほか．2012[3]）

ルモンとよぶ．ホルモンによる情報伝達をシグナル伝達機構と称する．シグナル伝達の機序としては，内分泌（endocrine）のほかに，ホルモンを産生した細胞自身に作用する自己分泌（autocrine），近傍の細胞に作用する傍分泌（paracrine）がある．

一例として下垂体ホルモンが血中に分泌され，標的の器官に作用する様式を❷に示す．

ホルモンの分類

ホルモンはその化学構造から，①ペプチドホルモン（下垂体ホルモン，膵島ホルモン，副甲状腺ホルモンなど），②ステロイドホルモン（副腎皮質ホルモン，精巣ホルモン，卵巣ホルモンなど），③生理活性アミン（チロシンの誘導体で，カテコールアミンや甲状腺ホルモン）の3群に大別される．

リガンド（いわば鍵）であるホルモンと受容体（いわば鍵穴）との関係を❸に示す．

ホルモンの作用機序

ペプチドホルモンやカテコールアミンといった水溶性ホルモンは，標的細胞の細胞膜受容体に結合し，受容体に共役したGタンパク質や，チロシンキナーゼを介して細胞内シグナル伝達系を始動させ，シグナルはさらにいくつかの経路をたどって標的タンパク質に到達し，細胞機能を調整することで生理作用を発揮する．

ステロイドホルモンや甲状腺ホルモンは脂溶性であるので細胞膜を通過して，核または細胞

❸ ホルモン受容体の種類

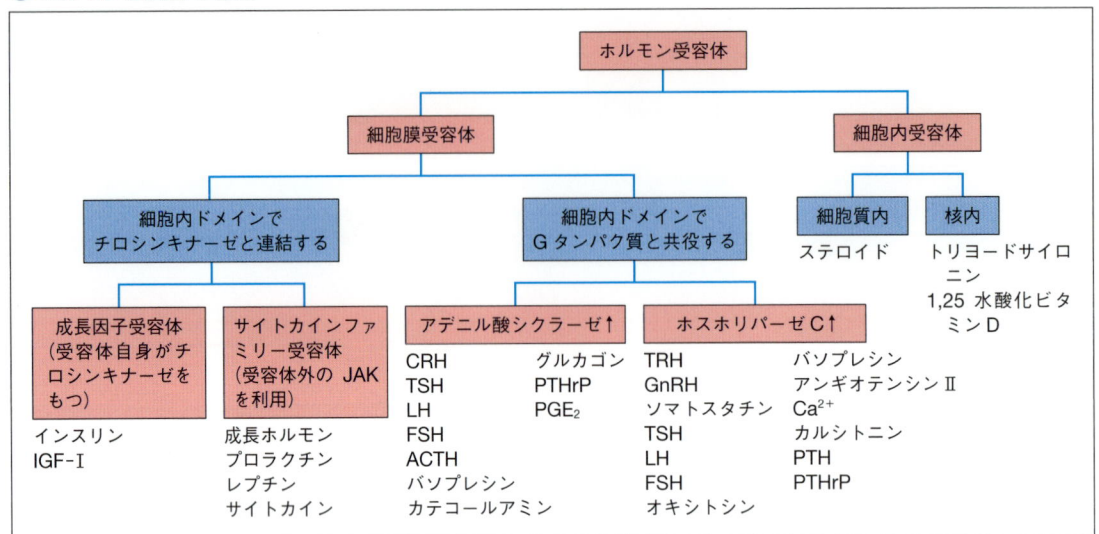

JAK：Janus kinase, IGF-I：インスリン様成長因子I, CRH：副腎皮質刺激ホルモン放出ホルモン, TRH：甲状腺刺激ホルモン放出ホルモン, GnRH：性腺刺激ホルモン放出ホルモン, PTH：副甲状腺ホルモン, PTHrP：副甲状腺ホルモン関連ペプチド, PGE$_2$：プロスタグランジンE$_2$.

❹ ホルモンが受容体に結合した後の細胞内シグナル伝達機構

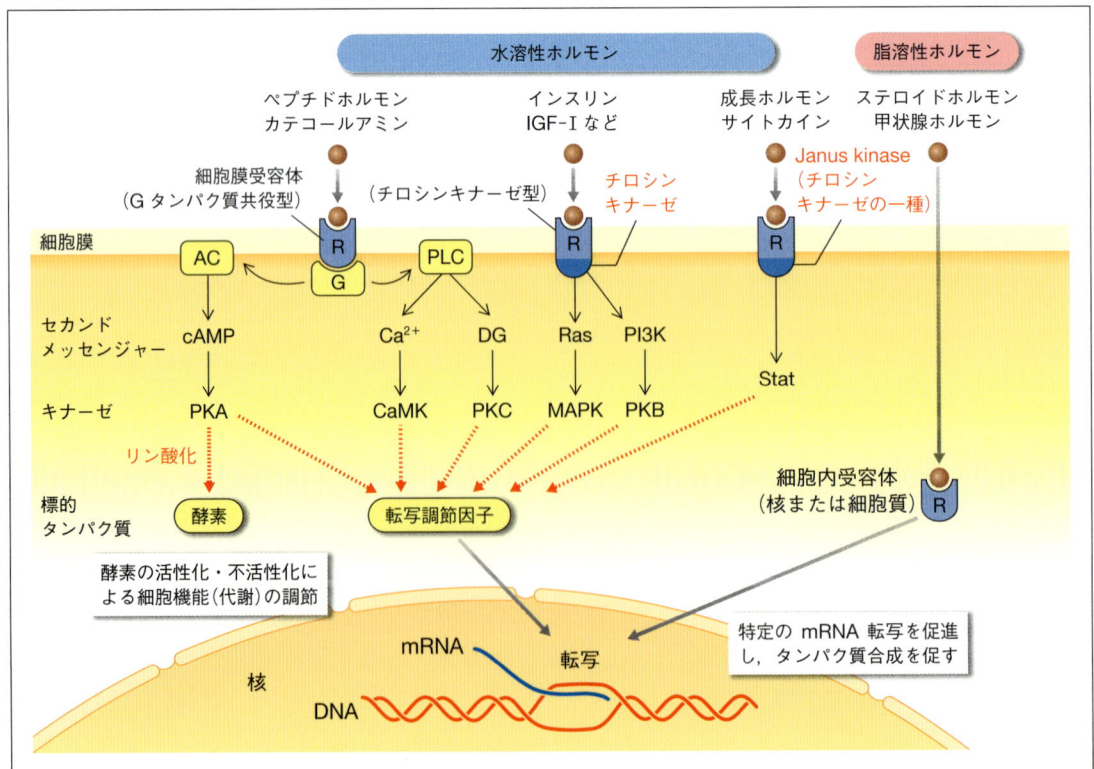

G：三量体Gタンパク質, AC：アデニル酸シクラーゼ, PLC：ホスホリパーゼC, DG：ジアシルグリセロール, Ras：低分子量Gタンパク質の一つで、細胞増殖や癌化に関係する, PI3K：ホスファチジルイノシトール3-キナーゼ, PKA：プロテインキナーゼA, CaMK：カルモジュリン依存性キナーゼ, MAPK：増殖因子活性化プロテインキナーゼ, PKC：プロテインキナーゼC, PKB：プロテインキナーゼB（Akt）, Stat：signal transducers and activators of transcription.

（神崎晋, 2009[2]）をもとに作成）

❺ Gタンパク質共役型受容体の作動機序

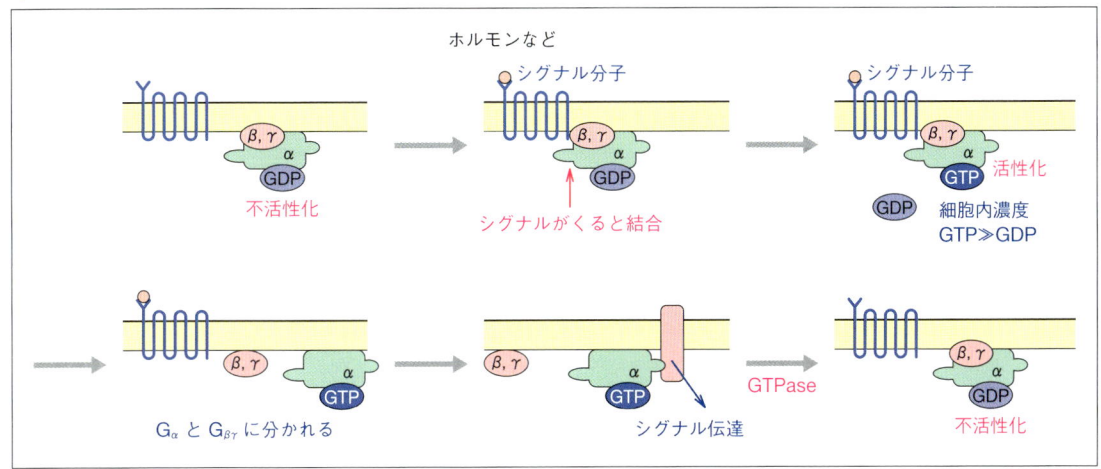

Gタンパク質共役型受容体は，7回膜貫通型の受容体である．三量体であるGタンパク質は，3つのサブユニットから構成されている．$G_β$と$G_γ$のサブユニットは二量体（$G_{βγ}$）を形成し，解離することはない．また，$G_α$サブユニットには，通常，GDPが結合している（不活性型であり作用を表さない．いわばスタンバイモード）．ホルモンなどのシグナルを受けると，GDPが遊離してGTPが結合するとGタンパク質は活性型となり，$G_{βγ}$と$G_α$が解離し，GTPが結合した$G_α$が効果器（アデニル酸シクラーゼやホスホリパーゼC）を活性化し，cAMPや，イノシトール三リン酸（IP3），ジアシルグリセロール（DG）などの細胞内シグナル伝達物質を産生する．

質に存在する受容体に結合する．ホルモンと受容体の複合体は転写調節因子として機能し，DNAに結合してmRNAの転写を促進する．アルドステロンなどの一部のステロイドホルモンには，細胞質受容体に結合せずにすみやかにその生理作用を発揮するための非ゲノム的（non-genomic）な作用機序もある．

ホルモンがリガンドとして受容体に結合した後の細胞内シグナル伝達機構を❹に示す[1-4]．

■ Gタンパク質共役型受容体（GPCR）

細胞膜受容体には，血液中のホルモンが細胞にシグナルを伝達するためにチロシンキナーゼの活性化を必要とするものと，Gタンパク質（guanine nucleotide-binding protein）を介して伝達するものがある（❸）．Gタンパク質との結合-解離を行うことによってシグナル伝達を行う受容体を総称してGタンパク質共役型受容体（G-protein-coupled receptor：GPCR）とよぶ．GPCRのリガンドの数はホルモンだけではなく，神経伝達物質や光などの感覚刺激も含まれるため1,000以上あると考えられている．GPCRの作動する機序を❺に示す．

内分泌疾患の原因として，GPCRの機能が恒常的に亢進あるいは低下する場合があり，その機序を❻に示す．たとえば，McCune-Albright症候群では，$G_sα$サブユニット遺伝子（GNAS）の変異によりGタンパク質の働きが異常に増加した（機能獲得）状態となり，受容体にリガンドが結合しなくてもホルモンが自律的に分泌される．一方，GNAS遺伝子の変異によりGタンパク質の機能喪失をきたした例として，副甲状腺ホルモンに対する不応性を示す偽性副甲状腺機能低下症（Ⅰa型）などがある（❶）[5,6]．

標的組織でのホルモン代謝障害

ある種のホルモンは，標的細胞内で代謝されてから受容体に結合する．しかし，酵素活性低下などによりこの代謝が障害されると，ホルモンは標的細胞内で正常に作用を発揮できなくなる（❼）[4]．

❻ Gタンパク質共役型受容体の機能が亢進あるいは低下する場合の機序

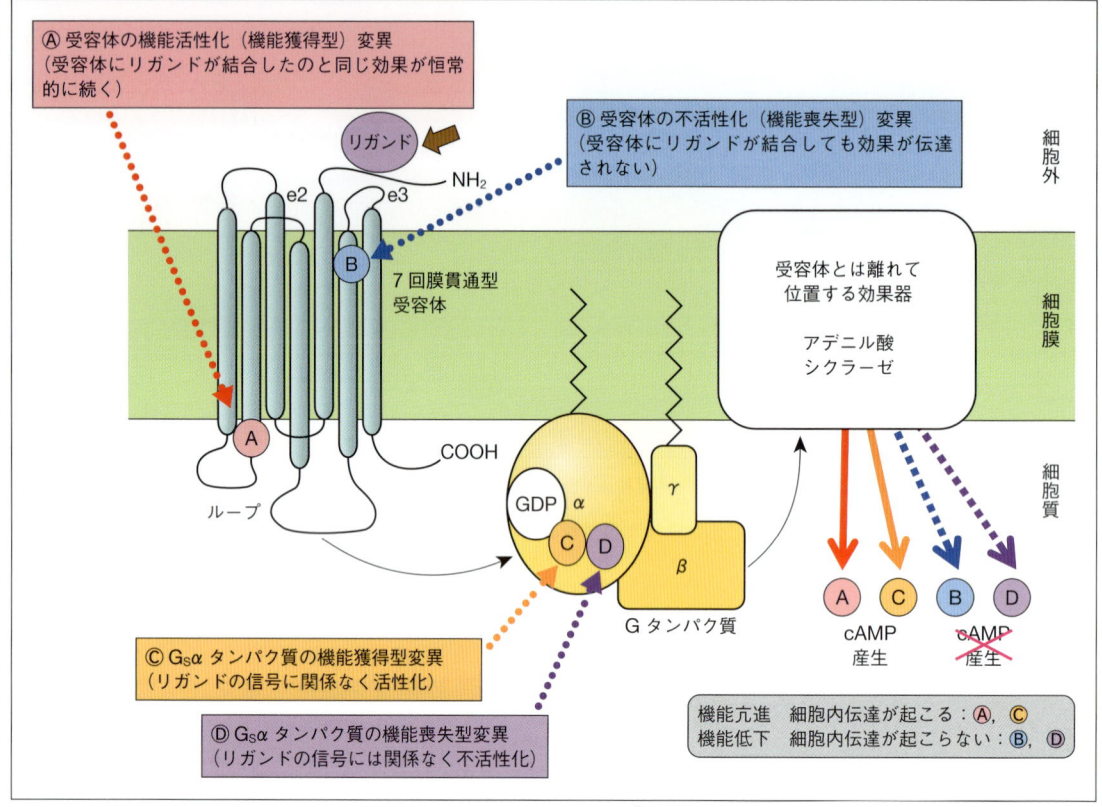

❼ ホルモン標的組織においてホルモンの代謝障害によって起こる症状

原因となる異常	障害される代謝過程	症状
5′-脱ヨード酵素の作用低下	T_4 から,核内受容体に結合できる T_3 への転換	甲状腺機能低下症
5α-還元酵素の作用低下	テストステロンから,アンドロゲン受容体に結合できるジヒドロテストステロンへの転換	男性化障害
1α-水酸化酵素の作用低下	25水酸化ビタミンDから,ビタミンD受容体に結合できる1,25水酸化ビタミンDへの転換	ビタミンD抵抗性 (ビタミンD依存症Ⅱ型)
11β-水酸化ステロイド脱水素酵素 (type 2) の作用低下	コルチゾールから,ミネラルコルチコイド受容体への結合親和性の低いコーチゾンへの転換	アルドステロン作用の増強 (apparent mineralocorticoid excess syndrome)

(Westwood M. 2009[4])

イオンチャネルと内分泌疾患

　イオンチャネルは細胞膜や細胞内小器官の膜に存在し,細胞膜電位や細胞内外のイオン濃度を調節することにより,ホルモンの分泌などの細胞機能の制御に関わっている.イオンチャネルには,Na^+, Cl^-, K^+, Ca^{2+},および水チャネル(アクアポリン)などがあり,それらの異常がさまざまな疾患の原因となるのでイオンチャネル病とよばれる.たとえば,ATP感受性 K^+ チャネルの機能喪失変異は新生児持続性高インスリン血性低血糖症を,機能獲得型変異は膵β細胞の脱分極障害による新生児糖尿病をきたす.

■ 文献

1) 安達昌功. 病態理解に必要なホルモンの作用機序の基本知識. 小児科診療 2007；70：1605-13.
2) 神崎晋. ホルモンの作用機序. 日本小児内分泌学会編. 小児内分泌学. 東京：診断と治療社；2009. p.4-8.
3) 山本一彦ほか. Ⅶ 血液・免疫・内分泌. 坂井建雄ほか編. 人体の正常構造と機能. 東京：日本医事新報社；2012. p.58-69.
4) Westwood M. Principles of hormone action. In：Brook C, et al, editors. Brook's Clinical Pediatric Edocrinology. 6th ed. Oxford：Wiley-Blackwell；2009. p.24-39.
5) Fuqua JS, Bethin K. General concepts and physiology. In：Kappy MS, et al, editors. Pediatric Practice Endocrinology. New York：McGraw-Hill；2010. p.1-21.
6) Nesbit MA, et al. Mutations affecting G-protein subunit α 11 in hypercalcemia and hypocalcemia. N Engl J Med 2013；360：2476-86.

（有阪　治）

Keyword

リガンド：特定の受容体に特異的に結合する物質のこと．
受容体機能獲得型変異：受容体遺伝子変異により受容体が常に機能亢進状態になること．
受容体機能喪失型変異：受容体遺伝子変異により受容体が常に機能低下状態になること．
G タンパク質共役型受容体（GPCR）：細胞膜を7回貫通する特徴的な構造から，7回膜貫通型受容体ともよばれる．2012年米国の2名の研究者がGPCRの研究でノーベル化学賞を受賞した．
チロシンキナーゼ：タンパク質のチロシン残基を特異的にリン酸化する酵素．リガンドが受容体に結合してチロシンキナーゼが活性化され，受容体自身の自己リン酸化が起こると，このリン酸化部位を認識するさまざまなシグナル伝達因子が受容体に結合し，そこから細胞内下流へシグナル伝達が開始される．

2 成長ホルモンと身長増加

成長ホルモンとは

成長ホルモン（growth hormone：GH）は，hGH-N 遺伝子にコードされるペプチドホルモンである（❶）．hGH-N 遺伝子は下垂体前葉の somatotroph 細胞でのみ発現するので，GH の合成場所は下垂体前葉に限られる．下垂体の細胞の約 40％ が somatotroph 細胞である．GH は 191 個のアミノ酸残基から成る 22 kDa の一本鎖ポリペプチドであるが，血中 GH の 10％ 程度は，alternative splicing により生じる，15 個のアミノ酸残基を欠く 20 kDa GH である．両者の成長促進効果は同等であるとされている．

成長ホルモンの分泌

GH の合成と放出は，成長ホルモン放出ホルモン（growth hormone releasing hormone：GHRH）やソマトスタチン，グレリン（Ghrelin），インスリン様成長因子 I（insulin-like growth factor I：IGF-I），甲状腺ホルモン，グルココルチコイドなどの調節を受けている[1]（❷）．

視床下部性の主要な調節因子は GHRH とソ

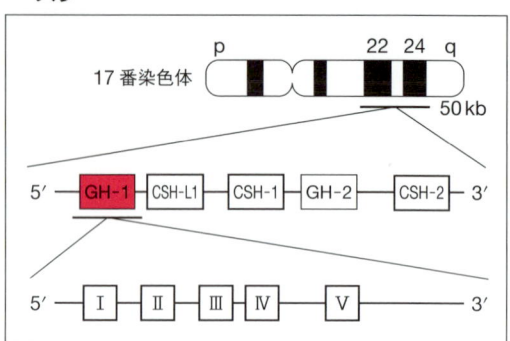

❶ 染色体 17q22-24 に位置する GH 遺伝子クラスター

おのおのの遺伝子は 90％ 以上の相同性があり，5 つのエクソンと 4 つのイントロンをもつ．
GH-1（または GH-N）：下垂体のみで発現．
GH-2（または GH-V）：胎盤 syncytiotrophoblast で発現．
CSH-1, 2 [chorionic somatomammotropin hormone-1, 2（または CSA, CSB）]：胎盤 trophoblast で発現．
CSH-L1 [CSH-like-1]：偽遺伝子．

マトスタチンである．GHRH を持続的に投与しても GH パルス（脈動的分泌）は維持されるので，ソマトスタチンがパルス生成に主要な役割を果たしていると考えられている．GHRH は，GH 遺伝子の転写と，GH の分泌を促進する．

グレリンは胃粘膜などの末梢組織，および一部は視床下部で合成されるペプチドで，視床下部からの GHRH 分泌と下垂体からの GH 分泌

> **Consideration points**
>
> 成長ホルモンは，骨の伸長以外にも多くの生理的役割をもつ
>
> ❶ 成長ホルモンの骨伸長には，IGF-I を介する機序と，GH の直接作用の両方が関与する．
> ❷ 成長ホルモンは，筋肉においては筋量増加・糖新生促進に働き，脂肪組織では脂肪分解を促進するなど，骨伸長以外にも重要な生理的役割をもつ．
> ❸ したがって，成長が終了した成人期であっても，重度の成長ホルモン不足は治療の対象となる．

❷ 視床下部−下垂体での GH 分泌調節と，末梢組織での GH, IGF-I の作用

下垂体からの GH 分泌は，主として GHRH とソマトスタチンにより規定されており，グレリンや性ホルモンなど多くの因子により修飾される．
IGF-I は，肝臓で合成される endocrine IGF-I と，末梢由来の autocrine/paracrine IGF-I に区分される．GH と IGF-I は，骨・筋の同化作用において共同的に働く一方で，一部では拮抗的に作用する．

を刺激する．この作用は，GHS（GH secretagogue）受容体を介して発揮される．GHRH 受容体と GHS 受容体とは，別個の細胞内情報伝達経路を利用しているので，飽和量の GHRH 投与後でも，GHS により GH 分泌はさらに増加する．GHS 受容体を刺激する人工ペプチドがいくつか合成され（GHPR-2 など），GH 分泌不全症の診断に用いられている．

❷以外にも，情動，睡眠，食事，肥満，血糖変動などの多彩な因子が GH 分泌に関与している．

成長ホルモンと IGF-I

GH の生理作用は，成長および代謝の調節である．GH 受容体（GHR）は肝臓に豊富に存在するほか，筋肉や脂肪組織などの末梢組織にも認められる．GH 受容体は，cytokine/hematopoietin 受容体スーパーファミリーに属し，主として JAL/STAT カスケード（とくに STAT-1, 3, 5）のリン酸化により細胞内情報伝達を行っている．

GH の成長促進作用は，軟骨細胞に対する GH の直接作用と，IGF-I が介在するものに大別される（❷）．さらに IGF-I は，肝臓で合成されて血液中を循環する endocrine IGF-I と，末梢組織で産生され局所で作用する autocrine/paracrine IGF-I に区分される．IGF-I 遺伝子を肝臓特異的に欠失したマウスでは，血中 IGF-I 濃度は対照の 25％に低下するが，成長は正常

であったことから，成長促進作用にはauto-crine/paracrine IGF-Iの関与が大きいと考えられている[2]．

❷に示すように，軟骨細胞増殖に対しては，GHとIGF-Iは共同的に作用するが，骨外での代謝作用では一部逆に作用することもある[3]．たとえば脂肪組織では，GHが脂肪分解を促進するのに対し，IGF-Iは脂肪合成に働く．筋組織でも，GHが糖新生促進に作用し，IGF-Iは糖新生抑制方向に働いている．

GH分泌不全を有する成人（adult GHD）では，除脂肪体重（lean body mass）の低下，体脂肪の増加，血中総コレステロールとLDLコレステロールの上昇，骨密度の低下などが認められる[4]．

血中での存在様式

GH

循環血中の22 kDa GHの約50％は，60 kDa high-affinity GHBP（GH結合タンパク）と結合している．このGHBPは，GH受容体の細胞外ドメインと同一である．20 kDa GHのほうは，20 kDa low-affinity GHBPと優先的に結合する．GHBPの生理的役割として，腎からの喪失の抑制による半減期の延長や，急激な血中濃度変動の防止などが想定されている．

IGF-I

血中では，IGF-IはIGF結合タンパク-3（IGFBP-3）およびacid-labile subunit（ALS）とともに三量体を形成している．このような形態をとることで，IGF-I半減期の延長，IGF受容

❸ 日本人小児における血清IGF-I濃度基準値（ng/mL）

年齢（歳）	男性					女性				
	−2 SD	−1 SD	中央値	+1 SD	+2 SD	−2 SD	−1 SD	中央値	+1 SD	+2 SD
0	11	35	67	105	149	15	38	69	107	154
1	14	38	69	106	148	23	49	85	130	186
2	18	42	74	111	154	32	60	99	150	213
3	24	50	82	120	164	40	69	108	161	227
4	32	60	93	132	176	48	77	116	169	238
5	44	73	108	148	193	56	86	126	181	252
6	55	86	124	166	215	69	102	147	207	287
7	63	99	142	192	247	89	129	183	257	357
8	72	114	165	225	292	111	159	224	314	438
9	84	134	195	267	350	133	188	264	370	517
10	99	159	233	321	423	155	217	302	422	588
11	113	184	272	377	499	175	241	333	460	638
12	125	203	301	419	557	188	255	348	476	654
13	133	214	315	436	579	193	259	349	473	643
14	138	217	315	433	570	193	257	344	463	625
15	141	217	310	422	552	192	256	341	456	614
16	142	216	307	416	543	192	255	340	455	611
17	142	216	306	414	540	191	252	335	447	599
18	142	214	301	405	526	188	247	326	431	574
19	143	210	292	389	501	182	238	311	408	539
20	142	204	280	368	470	175	226	293	381	499

（Isojima T, et al. 2012[5]）

体との結合の調節，IGF-Iの組織への浸透などに役立っているものと考えられる．

❸に日本人小児でのIGF-I基準値を示す[5]．

成長ホルモン-IGF-I系の疾患

低身長：Part 2「12 低身長」の項参照．

高身長：厳密な定義はないが，奇形症候群に伴う高身長を過成長症候群（overgrowth syndrome）とよび，奇形徴候や知的障害などの随伴症状を欠くものを高身長とよぶことが多い．過成長症候群では，多くは胎児期〜乳幼児期に成長促進を認めるが，最終的な身長はむしろ低くなることもある．いわゆる高身長の多くは，肥満に伴う高身長や家族性高身長などであるが，思春期早発症，下垂体性巨人症に代表される内分泌疾患も含まれる．過成長症候群および高身長を呈する疾患のリストを❹に示す．

❹ 過成長および高身長を呈する疾患

過成長症候群
- Beckwith-Wiedemann 症候群
- Sotos 症候群
- Weaver 徴候群
- Marshall-Smith 症候群
- Simpson-Golabi-Behmel 症候群
- Marfan 症候群

内分泌代謝疾患
- 思春期早発症
- 甲状腺機能亢進症
- 下垂体性巨人症
- アロマターゼ欠損症
- エストロゲン受容体欠損症
- 単純性肥満

その他
- 母体糖尿病
- 先天性高インスリン血症
- 家族性高身長
- Klinefelter 症候群
- XYY 症候群
- ホモシスチン尿症

■文献

1) Mazziotti G, et al. Glucocorticoids and the regulation of growth hormone secretion. Nat Rev Endocrinol 2013；9：265-76.
2) Yakar S, et al. Normal growth and development in the absence of hepatic insulin-like growth factor I. Proc Natl Acad Sci USA 1999；96：7324-9.
3) Kaplan SA, et al. The somatomedin hypothesis 2007：50 years later. J Clin Endocrinol Metab 2007；92：4529-35.
4) Molitch ME, et al. Evaluation and treatment of adult growth hormone deficiency：an Endocrine Society clinical practice guideline. J Clin Endocrinol Metab 2011；96：1587-609.
5) Isojima T, et al. Standardized centile curves and reference intervals of serum insulin-like growth factor-I (IGF-I) levels in a normal Japanese population using the LMS method. Endocr J 2012；59：771-80.
6) Elbornsson M, et al. Fifteen years of GH replacement improves body composition and cardiovascular risk factors. Eur J Endocrinol 2013；168：745-53.

（安達昌功）

⚙ Keyword

脈動的分泌：主に視床下部からのGHRHとソマトスタチンの作用により，成長ホルモンは下垂体前葉から脈動的に分泌される（pulsatility）．1日の分泌量の約70％が，入眠後の最初のサージで分泌される．

IGF-I（インスリン様成長因子I）：1950年代に，GHの骨伸長作用を介在する肝臓由来因子として同定され，sulfation factorやsomatomedinなどと呼称された．インスリンと類似したアミノ酸配列をもち，IGF-I型受容体だけでなく，インスリン受容体にも一部結合する．

adult GHD：成長が終了した後でも，重度のGH分泌不全はGH治療の対象である．50歳からGH治療を約15年実施した高齢の一群においても，体脂肪の減少やLDLコレステロール値の低下，骨密度の増加などが認められている[6]．

3 甲状腺ホルモンと発育

甲状腺とは

甲状腺は頸部前面に位置する内分泌器官で，甲状腺ホルモンやカルシトニンなどのホルモンを分泌する．H型あるいは蝶型で，左葉と右葉からできており，ヒトではほぼ輪状軟骨の高さで峡部によりつながっている（❶）．成人の甲状腺の重量は15〜20gである．甲状腺の側葉は，幅が2cm，縦の長さは4〜5cm，厚さ1〜2cmで，左右両葉の上極は輪状軟骨の上縁より約5mm頭側にあり，喉頭および気管上部の両側面に付着している．

嚥下時に甲状腺が喉頭とともに上に動くことは，触診する際に重要である．

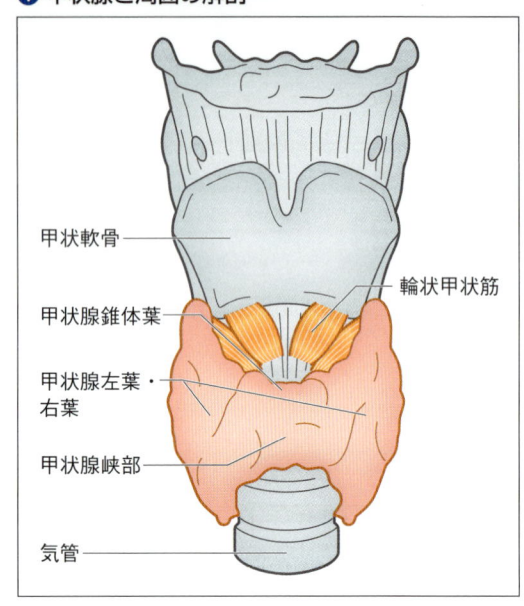

❶ 甲状腺と周囲の解剖

甲状軟骨
輪状甲状筋
甲状腺錐体葉
甲状腺左葉・右葉
甲状腺峡部
気管

甲状腺の発生と分化

甲状腺は，内胚葉由来で正中甲状腺原基と第4鰓嚢尾側の伸長に由来する1対の外側甲状腺原基の3つの原基が発達して形成されると考えられている．

ヒトでは甲状腺原基は胎生16〜17日に原始咽頭床の肥厚で始まり，膨隆して甲状腺憩室を形成する．憩室は胎生24日ごろより下降を始め，胎生40〜50日までに喉頭軟骨前の定位置に到達する．咽頭床とは甲状舌管によって舌底部でつながっている．甲状腺細胞の増殖が続き，左右に膨隆した本来の二葉の甲状腺の形態をとる．これらの甲状腺細胞の集団は，のちに周囲から血管に富む間葉組織の進入により上皮性索網に分割される．まもなく各細胞塊に腔が

Consideration points

甲状腺ホルモンは，正常な発育や脳の発達に重要な役割を演じている

❶ 甲状腺ホルモンは成長促進作用を有し，正常な発育に必須である．
❷ 成長期に甲状腺ホルモンが不足すると成長障害や骨年齢遅延をもたらす．
❸ 胎児・新生児期の中枢神経系発達に対する甲状腺ホルモンの作用は重要である．
❹ 甲状腺ホルモンはエネルギー代謝への作用も有しており，体内の臓器の代謝を活発にする．

❷ 甲状腺の発生と分化に関わる転写因子

	出芽	移動	前駆細胞の増殖	機能的分化	分化した細胞の増加
TTF1	→→→→→→→→→→→→→→→→→→→→→→→→→→
FOXE1	→→→→→→→→→→→→→→→→→→→→→→→→→→
PAX8	→→→→→→→→→→→→→→→→→→→→→→→→→→
HHEX	→→→→→→→→→→→→→→→→→→→→→→→→→→
TSHR			→→→→→→→→→→→→→→→→→→
Tg, TPO, NIS				→→→→→→→→→→

（Santisteban P, et al. 2005[1,2]）

形成され，細胞は腔を取り囲んで単層に配列するようになり，甲状腺濾胞が形成される[1]．

甲状腺の発生と分化に重要な転写因子

甲状腺の形成に関わる転写因子のうちでとくに重要なのは，TTF1（thyroid transcription factor 1），FOXE1（forkhead box protein E1），PAX8（paired box transcription factor-8）である[2]．また，HHEX（hematopoietically expressed homeobox）なども甲状腺の発生に重要な役割を演じている（❷）．TTF1はT/EBP（thyroid-specific enhancer-binding protein）あるいはNKX2.1ともいわれ，前頭腹側部，甲状腺，肺などの器官形成にとって必須である．さらに，サイログロブリン（thyroglobulin：Tg），甲状腺ペルオキシダーゼ（thyroid peroxidase：TPO），甲状腺刺激ホルモン受容体（thyroid stimulating hormone receptor：TSHR），Na^+/I^- シンポーター（共役輸送体）（NIS）を調節する甲状腺特異的遺伝子の発現制御にも関わっている．

FOXE1は以前TTF2（thyroid transcription factor 2）といわれていたが，主に甲状腺の下降に関与している可能性が推測されている．また，PAX8は甲状腺原基細胞が甲状腺濾胞細胞へ分化する過程に関与していると考えられる．一方，HHEXはTTF1，FOXE1，PAX8の発現の維持および甲状腺濾胞細胞の残存や分化に必須であると考えられている．

甲状腺の微細構造

甲状腺は，薄い被膜に覆われ，左右両葉はそれぞれ20～40の濾胞を有する小葉から構成されている（❸）．

濾胞は1層の濾胞細胞で囲まれた球状構造をしており，その大きさは同一の甲状腺内でも差

❸ ヒトの甲状腺組織

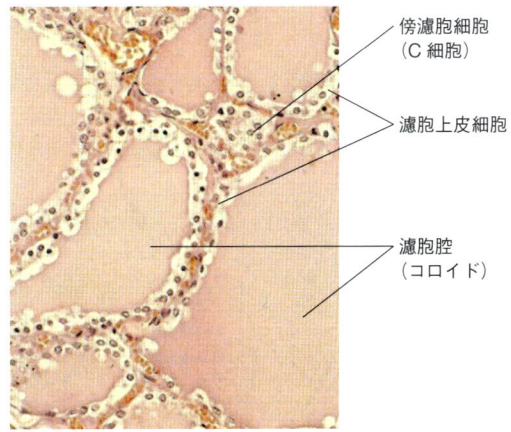

傍濾胞細胞（C細胞）

濾胞上皮細胞

濾胞腔（コロイド）

があり，直径は 50〜500 μm，平均約 200 μm である．濾胞間には血管を含む濾胞間結合組織が存在する．

濾胞壁の上皮は，単層立方あるいは低円柱細胞で，その高さは約 15 μm である．濾胞内にはサイログロブリンを主成分とするコロイドが充満している．濾胞上皮細胞内には，コロイドと同様に染まる 0.5〜2 μm の大きさの小滴（コロイド小滴）が存在する．この小滴は，ホルモン分泌と密接な関連を有する．なお，甲状腺濾胞上皮の間で，基底膜を共有する傍濾胞細胞（C 細胞）からはカルシトニンが分泌される．

甲状腺ホルモンの種類

甲状腺ホルモンはヨードを含む唯一のホルモンであり，チロシン（tyrosine）のヨード化されたものが縮合してできるヨード化アミノ酸である．血液中にはサイロキシン（thyroxine：T_4），トリヨードサイロニン（triiodothyronine：T_3）とリバース T_3（rT_3）が存在する（❹）．

T_4 は甲状腺のみで合成されるが，T_3 は甲状腺以外に肝，腎，筋肉，中枢神経系でも 5′脱ヨード酵素（D1，D2）により T_4 から産生され，T_4 の数倍の生理活性を有する．rT_3 も末梢組織で 5′脱ヨード酵素（D3）により T_4 から産生されるが，脱ヨード化の部位が T_3 の場合と異なり，生理的活性はもたない[3]．また，T_3，T_4 のごく一部は遊離型甲状腺ホルモンである free T_3（fT_3），free T_4（fT_4）として血中に存在する．

甲状腺ホルモンの合成・貯蔵・分泌

ヒト甲状腺は胎生 7 週ごろに出現し，胎生 12

❹ 甲状腺ホルモンの構造

脱ヨード酵素
D1：type 1 iodothyronine deiodinase
D2：type 2 iodothyronine deiodinase
D3：type 3 iodothyronine deiodinase

週ごろからヨードチロシンの合成が開始される．

血中無機ヨード（I）は，Na^+/I^- シンポーター（NIS）による能動輸送で甲状腺濾胞細胞に取り込まれる．取り込まれた無機ヨードは過酸化水素と甲状腺ペルオキシダーゼ（TPO）により酸化され，活性型のヨードとなる．この活性型ヨードは，サイログロブリン（Tg）に多く含まれるチロシン残基と結合（有機化）してモノヨードチロシン（MIT），ジヨードチロシン（DIT）を合成する．

MIT，DITはさらにTPOの作用によりTg内で2分子ずつ縮合してT_4，T_3となり，Tgに含まれた状態で甲状腺濾胞コロイド内に貯蔵される．TSHの刺激により，甲状腺上皮細胞はT_3，T_4を含んだTgを細胞内に取り込み，これを分解して遊離したT_3，T_4を血中に放出する[2]（❺）．

血中T_3，T_4の大部分は，サイロキシン結合グロブリン（thyroxine binding globulin：TBG）と，一部はサイロキシン結合プレアルブミン（thyroxine binding prealbumin：TBPA）と結合して存在し，T_3の0.3％，T_4の0.03％が遊離型甲状腺ホルモン（fT_3，fT_4）として存在する．甲状腺ホルモンとして作用を発揮するのは遊離型ホルモンである．

視床下部-下垂体-甲状腺系調節による甲状腺ホルモンの分泌調節

甲状腺の機能は，主に視床下部-下垂体-甲状腺系により定常状態に制御されている（❻）．

視床下部より分泌された甲状腺刺激ホルモン放出ホルモン（thyrotropin-releasing hormone：TRH）が，下垂体-門脈系を介して下垂体前葉の甲状腺刺激ホルモン（thyrotropin, thyroid stimulating hormone：TSH）産生細胞を刺激し，下垂体よりTSHが分泌される．そして，TSHは甲状腺を刺激し，甲状腺ホルモン（thyroid hormone〈T_4，T_3〉）が分泌される．TSH分泌調節にはステロイド，ドパミン，ソマトスタチンは抑制的に作用している．一方，甲状腺ホルモンであるT_3は，下垂体TSH産生細胞に対して直接的に作用し，視床下部に対してはTRHの低下を介し間接的にネガティブフィードバックをかけ，視床下部TRHや下垂体TSHの分泌合成を抑制している．

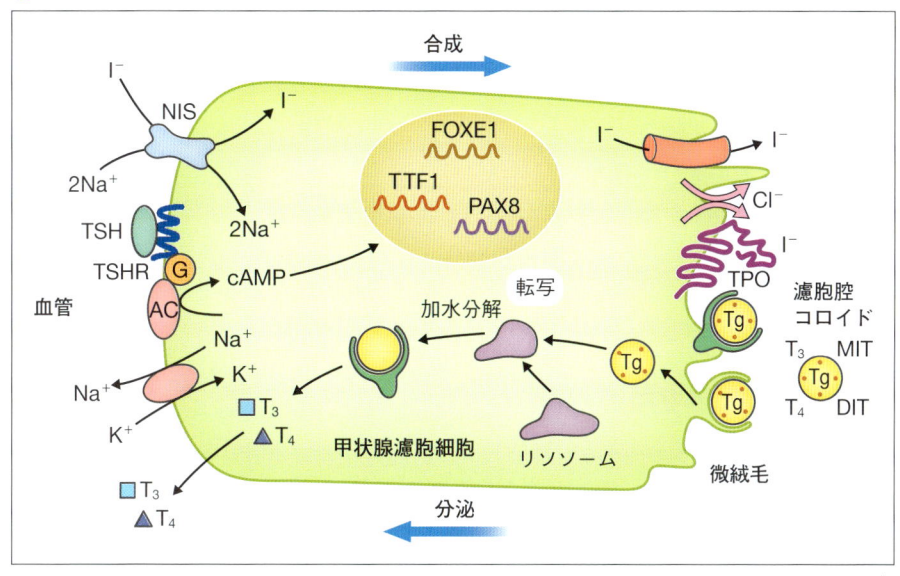

❺ 甲状腺ホルモンの合成・貯蔵・分泌

（Santisteban P, et al. 2005[2]）

❻ 視床下部-下垂体-甲状腺系の調節

甲状腺ホルモンの作用

作用機構

甲状腺ホルモンである T_4 は T_3 のプレホルモンと考えられ，T_3 に変換された後に作用が認められる．そして T_3 は細胞核内に入り，核内に存在する甲状腺ホルモン受容体（thyroid hormone receptor：TR）に結合し，レチノイド X 受容体（RXR）とヘテロ二量体を形成した後，T_3 応答配列（T_3 response element：TRE）に結合する[4]．これらの複合体は標的タンパク遺伝子の転写活性を調節し，標的タンパク合成を促進させて作用を発現する（❼）．

小児における甲状腺ホルモンの働き

小児における甲状腺ホルモンの作用としては，発育や成長への作用を中心に，脳の発達や機能維持に対する作用，代謝に対する作用などがあげられる．

発育・成長への作用

甲状腺ホルモンは成長促進作用を有し，正常な発育に必須である．成長期に甲状腺ホルモンは，軟骨内骨化・膜内骨化といった骨の形成や，骨端軟骨の形成促進による成長促進に主要な役割を果たす．したがって，成長期に甲状腺ホルモンが不足すると成長障害，骨年齢遅延をもたらす（後天性甲状腺機能低下症）．逆に，甲状腺ホルモンが過剰の場合は，成長率の促進や骨年齢の促進が認められる．

また，甲状腺ホルモンは胎児の発育，ことに骨格系の発育にも非常に重要である．胎児は胎生 12 週ごろから自身の甲状腺から合成されるホルモンに依存しているので，子宮内で甲状腺機能低下状態に陥ると，先天性甲状腺機能低下症になる．日本では先天性甲状腺機能低下症は新生児マススクリーニングの対象疾患であり，頻度は出生 3,000～4,000 人に 1 人の割合となっている．

われわれ小児科医にとっては，日常診療において小児の発育を成長曲線にプロットして見守

❼ 末梢組織での甲状腺ホルモンの作用機序

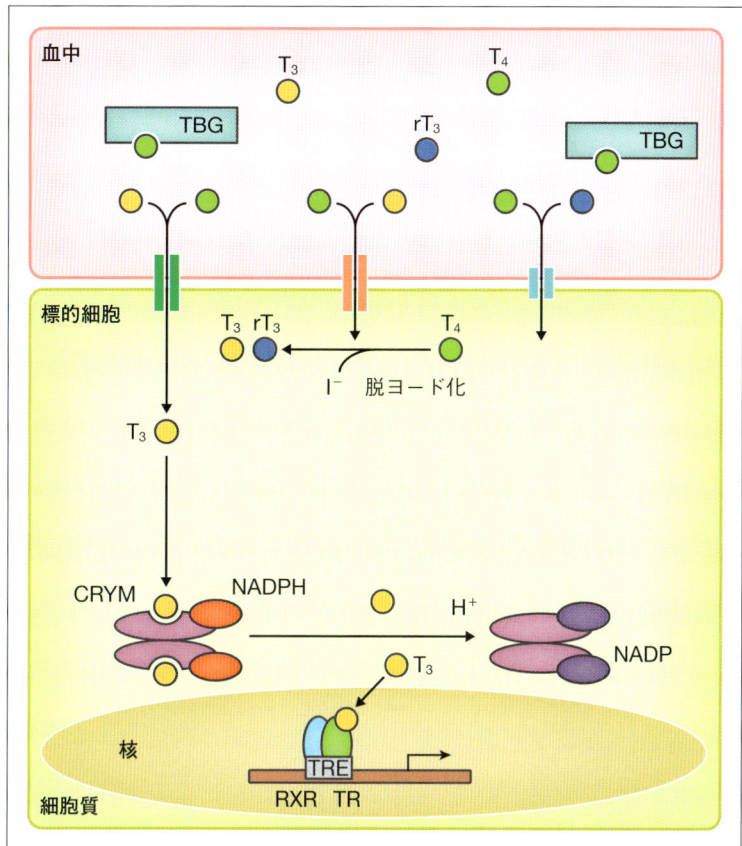

CRYM：細胞質甲状腺ホルモン結合タンパク（クリスタリンミュー），NADP：ニコチンアミドアデニンジヌクレオチドリン酸，NADPH：還元型NADP，RXR：レチノイドX受容体，TR：甲状腺ホルモン受容体，TRE：T_3応答配列．

❽ 脳内における甲状腺ホルモンの作用機序

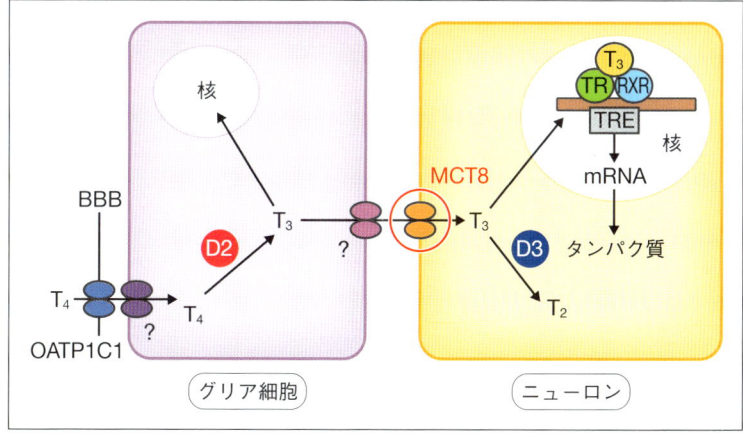

BBB：血液脳関門　　　　　　　　　　　　　　　　　　　　（Visser WE, et al. 2007[5]）

ることにより，萎縮性甲状腺炎，粘液水腫などの後天性甲状腺機能低下症を早期に発見することが大切である．

■ 脳の発達や機能維持に対する作用

T_4 は主に血液脳関門に存在する有機陰イオントランスポーター（organic anion transporting polypeptide 1C1：OATP1C1）を介してグリア細胞であるアストロサイトに取り込まれる．ここで iodothyronine deiodinase 2 型（D2）により T_3 に変換され，monocarboxylate transporter 8（MCT 8）によりニューロンに移行し，甲状腺ホルモン受容体（TR）に結合して中枢神経における作用が発揮される[5]（❽）．とくに胎児・新生児期の中枢神経系発達に対する作用は重要である．

■ 代謝に対する作用

エネルギー代謝における作用：甲状腺ホルモンは酸素消費を増加させてエネルギー代謝を亢進させる作用をもつ．

自律神経に対する作用：心臓のβアドレナリン受容体数を増加させることにより，心筋収縮時間の短縮と収縮力の増強を促す．

タンパク質代謝に対する作用：mRNAの転写を促進・抑制することにより細胞機能の調節を行う．

糖代謝に対する作用：消化管での糖の吸収を

🗝 Keyword

TTF 1（thyroid transcription factor 1）：甲状腺の器官形成に必須の転写因子である．甲状腺ホルモン合成に必要な Tg，TPO，甲状腺刺激ホルモン受容体（TSHR），Na^+/I^- シンポーター（NIS）を調節する甲状腺特異的遺伝子の発現制御にも関わっている．

FOXE 1（forkhead box protein E1）：甲状腺の下降に関与する転写因子と考えられている．

PAX 8（paired box transcription factor-8）：甲状腺原基細胞が甲状腺濾胞細胞へと分化する過程に関与する転写因子と考えられている．

5′脱ヨード酵素（iodothyronine deiodinase）：T_4 が標的組織で T_3 へ変換するのに必要な酵素である．この酵素には 1 型（D1）と 2 型（D2）が知られており，それぞれ肝・腎と下垂体-中枢神経系に発現している．また，甲状腺ホルモンの不活化に関わる酵素として 3 型（D3）があり，中枢神経，皮膚，胎盤などに存在して T_4 を rT_3 に，T_3 を T_2 に変換する．

遊離サイロキシン（fT_4）：サイロキシン（T_4）は甲状腺から合成・分泌される甲状腺ホルモンであり，血中では大部分が甲状腺ホルモン結合タンパク（TBP）と結合している．TBP と結合していない遊離型が fT_4 である．fT_4 は T_4 の約 0.03％ にすぎないが，実際の生物学的活性を有している．

遊離トリヨードサイロニン（fT_3）：T_3 はその約 20％ が甲状腺から直接分泌され，残りの 80％ は末梢組織で 5′脱ヨード酵素により T_4 から変換される．血中では T_4 と同様に大部分が TBP と結合している．fT_3 は TBP と結合していない遊離型甲状腺ホルモンであり，T_3 の約 0.3％ にすぎないが，生物活性を有している．

甲状腺ホルモン受容体（thyroid hormone receptor：TR）：細胞核内に存在する受容体で，核内に移行した T_3 と結合した後にレチノイド X 受容体（RXR）とヘテロ二量体を形成し，標的遺伝子のプロモーター上の特異的塩基配列である T_3 応答配列（T_3 response element：TRE）に結合する．これにより標的遺伝子の転写が開始される．

MCT 8（monocarboxylate transporter 8）：T_3 を神経細胞内に特異的に取り込む輸送タンパクであり，脳の発達に重要である．

促進させる.

脂質代謝に対する作用:肝臓での低比重リポタンパク受容体数を増加させることにより,中性脂肪を低下させる.また,脂肪分解を促進する作用も有する.

水・電解質代謝に対する作用:ヒト心房性ナトリウム利尿ペプチド(human atrial natriuretic peptide:hANP)の分泌を促進させることにより,Na^+ や K^+ 排泄を促し,利尿を促進する.

■文献

1) Santisteban P. Development and anatomy of the hypothalamic-pituitary-thyroid axis. In:Braverman LE, Utiger RD, editors. The Thyroid. 9th ed. Philadelphia:Lippincott;2005. p.8-25.
2) Santisteban P, Bernal J. Thyroid development and effect on the nervous system. Rev Endocr Metab Disord 2005;6:217-28.
3) Germain DL, et al. Minireview:defining the roles of the iodothyronine deiodinase:current concepts and challenge. Endocrinology 2009;150:1097-107.
4) Mahajan MA, et al. Nuclear hormone receptor coregulator:role in hormone action, metabolism, growth, and development. Endocr Rev 2005;26:583-97.
5) Visser WE, et al. Thyroid hormone transport by monocarboxylate transporters. Best Pract Res Clin Endocrinol Metab 2007;21:223-36.

〈宮田市郎〉

4 性ホルモンと成熟

　思春期は小児から成人へ移行する時期であり、生殖能力を獲得する時期である。その特徴は、視床下部-下垂体の成熟により、ゴナドトロピンの分泌が次第に亢進し、性腺が成熟することである。その結果、性ホルモンの分泌増加（エストロゲン、テストステロン）に伴う二次性徴が出現する。

　本項では、性ホルモンの役割、思春期の発来メカニズム、思春期の成長について概説する。

性ホルモンの作用

男性ホルモンの作用

　男性ホルモンは男性ホルモン（アンドロゲン）作用をもつステロイドホルモンの総称である[1,2]。精巣で主に産生されるが、副腎、卵巣でも産生される。男性においては精巣のLeydig（ライディッヒ）細胞から分泌されるテストステロンが主に男性ホルモンとしての作用を発揮する。女性での男性ホルモンは副腎由来がほとんどである。精巣の黄体形成ホルモン（luteinizing hormone：LH）の標的細胞はLeydig細胞であり、卵胞刺激ホルモン（follicle stimulating hormone：FSH）の標的細胞はSertoli（セルトリ）細胞である。テストステロンの作用を❶にまとめる。

　生殖器系の発達の促進、男児の二次性徴の発現、タンパク同化作用、骨格筋の発育と成長の促進、精子の形成、視床下部-下垂体へネガティブフィードバックなどの作用をもつ。❶に示したが、テストステロンは外陰部皮膚に存在する5α還元酵素によりジヒドロテストステロンに変換され、アンドロゲン受容体と結合し、外性器の男性化、成熟を引き起こす。たとえば、5

❶ 性ホルモンの主な作用

テストステロンの作用
・精子形成作用
・タンパク同化作用
・Wolff管の分化
・思春期の外性器の発達
・視床下部-下垂体へのネガティブフィードバック

ジヒドロテストステロンの作用
・精子形成作用
・毛根、皮脂腺刺激
・胎児期の外性器の男性化

エストロゲンの作用
・子宮内膜の成熟
・子宮頸部の成熟
・卵管の成熟
・乳腺導管の発達
・外性器の成熟
・視床下部-下垂体へのポジティブ・ネガティブフィードバック
・骨成熟の促進

Consideration points

視床下部-下垂体の成熟によりゴナドトロピン分泌が亢進し、性腺が成熟する

❶ 平均的健常小児の思春期開始年齢は女子で10.0歳、男子で10.8歳ごろである。
❷ 思春期の発来にはGnRHニューロンの活性化が必要である。
❸ 最終的な骨成熟は男女ともエストロゲンによって起こる。

α還元酵素欠損症では精巣は存在するが，外性器は女性型を示す46,XY性分化疾患を引き起こす[2]．骨格筋では5α還元酵素が存在していないため，テストステロンがアンドロゲン受容体と結合し，タンパク同化作用を示す．

精巣からのテストステロン分泌は胎児期の11〜17週には始まるが[2,3]，これはヒト絨毛性ゴナドトロピンにより刺激されるためである．精巣からのテストステロンによりWolff管が発達する．

テストステロンは視床下部の性腺刺激ホルモン放出ホルモン（gonadotropin releasing hormone：GnRH）ニューロンと下垂体（LH産生細胞）にネガティブフィードバック作用を起こしている（❷a）．また，Leydig細胞より分泌されたテストステロンは，精巣内のSertoli細胞に

❷ 視床下部-下垂体-性腺系のフィードバックシステム

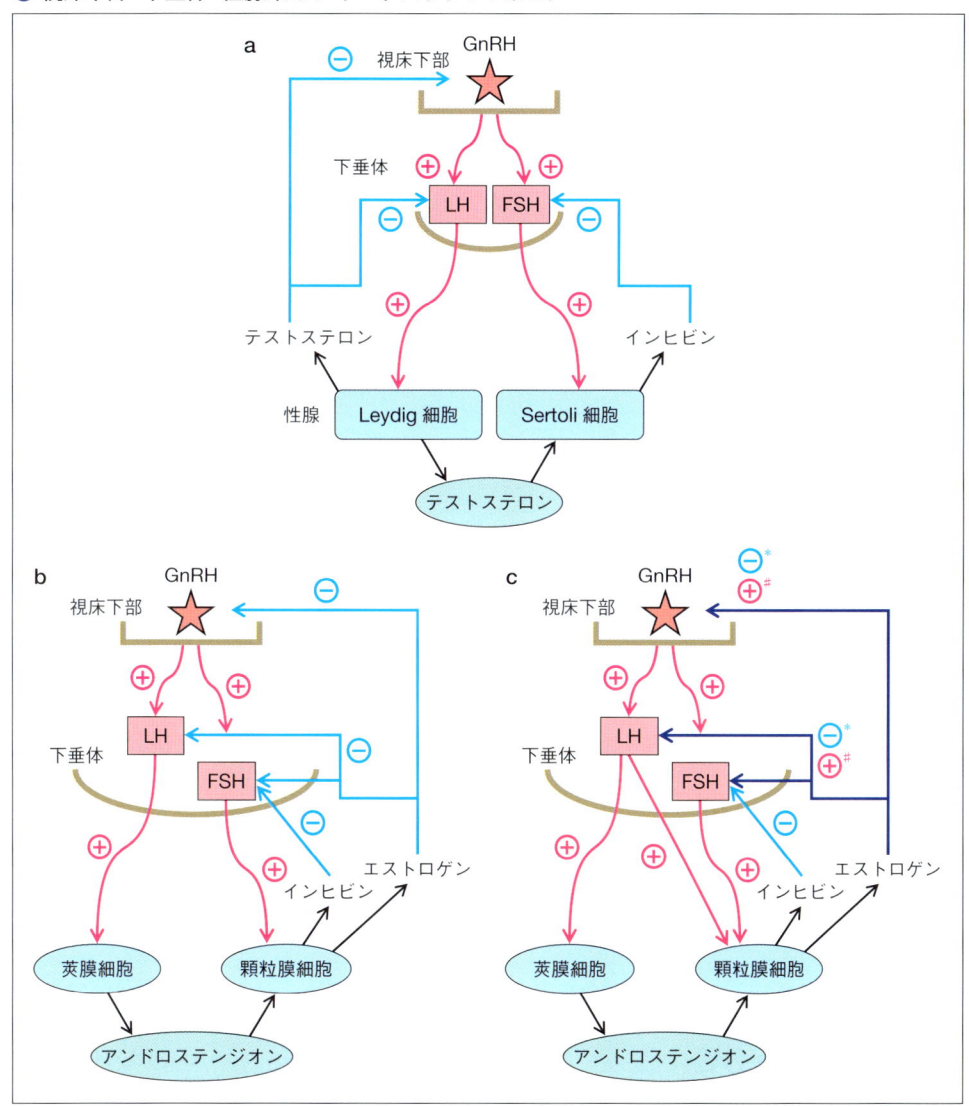

⊕は促進，⊖は抑制を示す．aはテストステロンによるフィードバック，bは思春期以前のエストロゲンのフィードバック，cは思春期以降のエストロゲンのフィードバック．莢膜細胞は顆粒膜細胞にエストラジオールの基質となるアンドロステンジオンを供給する．思春期以降は顆粒膜細胞もLHにより刺激を受ける．
＊エストロゲンは思春期以降，低濃度ではネガティブフィードバックによりGnRH，LH，FSHの分泌を抑制する．＃しかし高濃度ではポジティブフィードバックに働き，LHサージを起こす．

働き FSH 受容体の合成，精子形成を促進する．FSH は Sertoli 細胞を刺激し，精子形成機能維持，インヒビンの分泌を促進させる．その結果，血液中に分泌されたインヒビンは下垂体前葉に直接作用し，FSH の分泌を抑制する[2,3]．すなわち，下垂体-FSH 産生細胞（Sertoli 細胞）のフィードバック機構も存在することになる．

女性ホルモンの作用

エストロゲンは主に卵胞から分泌されるが，他に黄体や胎盤からも分泌される．天然に存在するエストロゲンは 17β-エストラジオール（E_2），エストロン（E_1），エストリオール（E_3）である[2,4]．エストロゲンの生合成にはアロマターゼが必要である．この酵素はテストステロンをエストラジオールに，アンドロステンジオンをエストロンにそれぞれ変換する[4]．アロマターゼは脂肪，肝臓，筋，脳にも存在する．この 3 種のエストロゲンのうち，エストラジオールが最も生理活性が強く，エストロン，エストリオールの生理活性はそれぞれ，エストラジオールの約 1/10，約 1/50 である[2,4]．

莢膜細胞には LH 受容体が存在し，LH の刺激によりコレステロールからアンドロステンジオンへの変換が促進される．莢膜細胞は顆粒膜細胞にアンドロステンジオンを供給し，このアンドロステンジオンからエストラジオールが産生される．顆粒膜細胞には FSH 受容体が存在し，FSH 刺激によりアロマターゼ活性が増強され，エストラジオールの産生を促進する[2,4]．

エストロゲンの主な作用を ❶ にまとめる．❶ に示したように，卵胞の発育，子宮の増大，子宮頸管粘液，腟上皮の周期的変化，乳腺導管の発達，皮下脂肪の蓄積，骨成熟を促進させ，骨端軟骨の閉鎖などの作用をもつ．

視床下部-下垂体-卵巣によるフィードバックシステムを ❷b，c に示す．循環血液中のエストロゲンは GnRH，LH，FSH の分泌を抑制する．卵巣の莢膜細胞のアンドロステンジオンの産生は LH によって制御されているが，顆粒膜細胞は成熟すると LH，FSH の両者に刺激を受ける．思春期以降の女性においては，卵胞期の初期のエストロゲンの上昇により，LH はネガティブフィードバックを受けるが，卵胞期の末期になり，著しくエストロゲン濃度が上昇した場合，LH 分泌にポジティブフィードバック作用を起こすようになり，LH サージを引き起こし，排卵を誘発する．

思春期発来のメカニズム

思春期の開始に関わる因子は非常に多様であり，遺伝・栄養などの環境因子，社会経済的因子などさまざまな因子が関連している[5-8]．現在でも，ヒトの思春期がなぜ適切時期に起こるのか未解明の部分もある．

GnRH ニューロンの活性と GnRH の分泌

思春期の開始・進行は，基本的には GnRH 分泌ニューロンの活性から始まる．GnRH の分泌が亢進し，LH，FSH の分泌が刺激される．その結果，性腺が刺激され，エストロゲン，テストステロンの分泌が起こる．

GnRH ニューロンの発生は嗅原基より起こり，嗅神経とともに脳に遊走し，最終的に視床下部領域に移動する．胎児期の GnRH ニューロンの遊走には anosimin 1，FGFR1 PROKR2/PROK2 などさまざまな因子が関与しており，これらの異常により低ゴナドトロピン性性腺機能低下症と嗅覚異常を伴う Kallmann 症候群が発症する[3]．

GnRH ニューロンからの GnRH の分泌は脈動的に起こることが知られている[2,5,6]．❸ に GnRH の分泌，LH，FSH の脈動的分泌の前思春期から思春期以降の変化を示す．GnRH の脈動的分泌は視床下部内側底部（おそらく弓状核）に存在するパルスジェネレーターの周期的興奮によって引き起こされると考えられている．

❸ GnRH，LH，FSH の分泌パターン

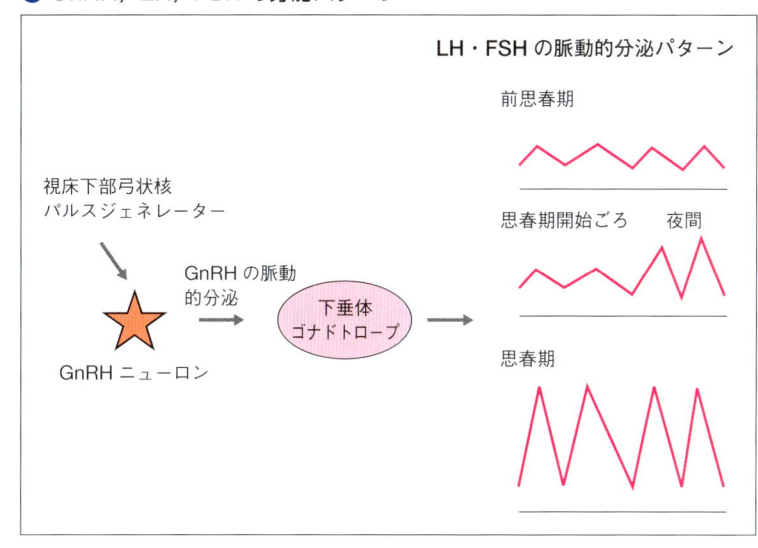

LH・FSH の脈動的分泌パターン

前思春期

思春期開始ごろ　夜間

思春期

視床下部弓状核
パルスジェネレーター

GnRH ニューロン

GnRH の脈動的分泌 → 下垂体ゴナドトロープ →

GnRH，LH，FSH は前思春期でも振幅は低いが脈動的分泌を行っている．GnRH の脈動的分泌は視床下部内側底部（おそらく弓状核）に存在するパルスジェネレーターの周期的興奮によって引き起こされると想定されている．思春期開始ごろには，まず睡眠初期から夜間にかけゴナドトロピンの分泌は高くなり，とくに血中 LH は早朝覚醒とともに，前思春期レベルに戻る．思春期が進行するとともに徐々に LH，FSH が夜間，日中も上昇し，日内変動は消失していく．

GnRH は下垂体門脈中に約 1 時間の間隔で脈動的に分泌し，下垂体前葉のゴナドトロピン産生細胞を間欠的に刺激している．GnRH のパルスと LH のパルスは 1：1 に対応しているが（LH の半減期は 20〜30 分），FSH は半減期が 2〜3 時間と長いため，脈動的分泌は LH に比較し，明確ではない．

視床下部-下垂体の門脈システムは胎生 20 週までには完成し，胎児においても GnRH の脈動的分泌が下垂体に達し，LH，FSH のレベルは妊娠中期にはかなり高いレベルまで上昇する[3]．しかし，その後は中枢神経の抑制系の発達，性ステロイドによる抑制が起こり，そのレベルは徐々に減少する．しかし，前思春期に比較すると高いレベルで推移する．出生直後には一過性に視床下部 GnRH の分泌は亢進し，思春期と同様に LH，FSH は高値を示し，生後 3〜6 か月まではテストステロン，エストロゲンの上昇が認められる[3,6]．

■ 思春期発来抑制，思春期開始

❹に思春期発来抑制，思春期開始のメカニズムについてまとめる．1 歳以降は GnRH のパルスジェネレーターは上位中枢から強く抑制される[7,8]．また下垂体の性ステロイドに対するネガティブフィードバック機構の感受性も亢進する．したがって，LH，FSH の分泌は抑制される．この上位中枢からの抑制機構は非常に強力である．たとえば，この抑制されている時期には Turner 女性のような原発性性腺機能不全があっても，LH，FSH の上昇は認められない．しかし❸に示すように，前思春期であっても GnRH の脈動的分泌に伴う LH，FSH の脈動的分泌は思春期に比較し振幅は低いが，認められている[3,5,7]．

思春期の開始には，まず GnRH の脈動的分泌の亢進が必要である．最近の研究では，GnRH の脈動的分泌を制御する因子としてキスペプチンが重要であることが示された[7,8]．キスペプチンの機能喪失異常やキスペプチンの受容体である KISS1R の機能喪失の異常により中枢性性腺機能低下症が起こること，KISS1R の機能獲得型の異常により中枢性思春期早発症が起こることから，キスペプチンが GnRH の思春期の脈動的分泌増加のキーとなると想定されている[3]．❹に，GnRH パルスジェネレーターの抑制に関与する因子，刺激因子を示す．

前思春期のキスペプチンニューロン，GnRH ニューロンの抑制と思春期発来のための刺激には多くの神経伝達物質が関与するが，とくに

❹ 思春期発来抑制，思春期発来のメカニズム

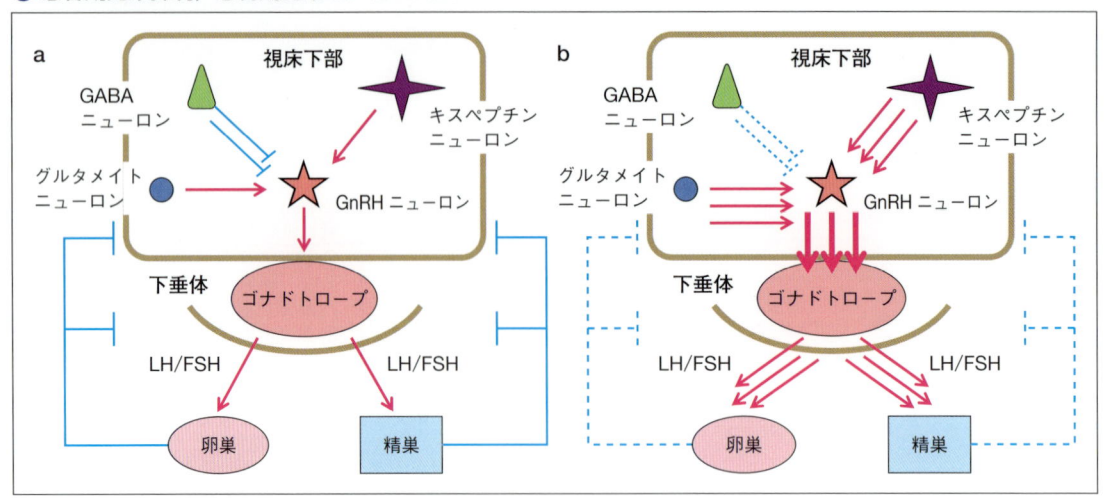

GnRHニューロンの抑制・刺激には多くの神経伝達物質が関与するが，とくにGABA（γ-amino butyric acid）ニューロンが抑制系に関与し，一方グルタメイトニューロンから放出されるグルタメイトはGnRHニューロンを刺激する．思春期（b）にかけて，GABAの抑制の解除，グルタメイト刺激の増加，そしてキスペプチンの分泌増加がまず引き金になり，GnRHの脈動的分泌が亢進する．性ステロイドによるネガティブフィードバックの感受性も低下する．
⊣は抑制系，→は刺激系を示す．破線はその抑制系が思春期にかけて減弱することを示す．性ステロイドによるフィードバックも前思春期（a）より低下する．

❺ LH，FSHの基礎値ならびに負荷試験頂値の前思春期，思春期での変化

男子

	前思春期		思春期	
	10歳未満	10歳以上	TannerⅡ～Ⅲ	TannerⅣ～Ⅴ
LH 前値 (mIU/mL)	0.02～0.15	0.04～0.25	0.44～1.63	1.61～3.53
LH 頂値 (mIU/mL)	1.70～3.77	2.03～11.8	10.9～20.6	21.7～39.5
FSH 前値 (mIU/mL)	0.38～1.11	0.01～0.25	1.73～4.27	1.21～8.22
FSH 前値 (mIU/mL)	1.38～9.18	5.69～16.6	1.68～10.8	11.2～17.3
基礎値 LH/FSH	0.03～0.24	0.03～0.08	0.16～0.63	0.24～0.70
頂値 LH/FSH	0.28～0.55	0.26～0.99	1.4～3.4	1.3～3.3

女子

	前思春期		思春期
	10歳未満	10歳以上	TannerⅡ～Ⅲ
LH 前値 (mIU/mL)	0.01～0.09	0.02～0.11	0.05～2.44
LH 頂値 (mIU/mL)	1.93～4.73	2.14～7.82	5.70～18.5
FSH 前値 (mIU/mL)	0.54～2.47	1.16～3.64	0.92～3.29
FSH 前値 (mIU/mL)	0.97～6.31	1.34～5.04	1.11～3.89
基礎値 LH/FSH	0.01～0.08	0.02～0.03	0.03～0.42
頂値 LH/FSH	0.09～0.25	0.15～0.41	0.74～1.4

各施設でLH，FSHの測定方法が異なるため，各施設での設定が必要であるが，実際の現場においては困難なことが多い．したがって，この表の値を参考して判断する場合もある．
（厚生労働科学研究費補助金難治性疾患克服研究事業 間脳下垂体機能障害に関する調査研究班 平成15年度総括・分担研究報告書．中枢性思春期早発症の診断の手引き）

GABA（γ-amino butyric acid）ニューロンが抑制系に関与する（❹）[7,8]．一方，グルタメイトニューロンから放出されるグルタメイトはGnRHニューロンを刺激することが知られている．思春期にかけて，GABAの抑制の解除，グルタメイト刺激の増加，そしてキスペプチンの分泌増加が引き金になりGnRHの脈動的分泌が亢進する．思春期開始早期には，睡眠初期から夜間に

かけゴナドトロピンの分泌は高くなり，とくに血中LHは早朝覚醒とともに，前思春期レベルに戻る．思春期が進行すると，徐々にLH, FSHが夜間，日中も上昇し，日内変動は消失していく（❸）．さらに，この時期には次第に下垂体ゴナドトロピン産生細胞でのGnRHに対する反応性も亢進する．とくにLHのGnRHへの反応性が亢進し，LHの濃度が次第に上昇し，LHの濃度がFSHに対して優位になる．このようにGnRHへのLHの反応性は思春期の変化を知る内分泌学的指標となる．

❺に，LH, FSHの年齢での変化を示す．血中LH, FSHの基礎値，負荷試験での結果は各施設で測定法が異なるため，その基準値が異なることに注意が必要である．正常範囲が各施設で設定されていない場合には，この数値を一応の目安と考え，思春期早発症や思春期遅発症の診断の目安に使用する．

思春期にかけては上位中枢の抑制の解除とともに，性ステロイドによるネガティブフィードバックの感受性も低下する（❹）．このように，GnRH分泌抑制系の解除と性ステロイドによるネガティブフィードバックの感受性低下により，GnRHの分泌は亢進し，思春期は進行する．そして女子においては，視床下部−下垂体−卵巣のポジティブフィードバック機構も発達し，上昇したエストロゲンがLHサージを起こすようになる（❷c）．

思春期の発来とその評価

■ 二次性徴

二次性徴の評価法としてTannerによる段階評価（1〜5度）が広く用いられている[6]．思春期の発来の時期は各人種によって異なっているが，日本人での正常思春期発来時期は，女子では乳房発育10.0歳，恥毛発育11.7歳，初経12.3歳，男子では精巣容量3mL以上10.8歳，恥毛発育12.5歳（SDはすべて1年）と報告されている[9]．

女子の二次性徴は乳房発育，陰毛，月経の順に出現するが，これらの成熟度は個人差がある．乳房発育は左右同時ではなく，数か月のずれをもって片側性に出現することもある．一見して乳房腫大が明らかで，乳房辺縁と胸部の境界が不明瞭な時期を3度としている．乳頭輪の二次隆起が出現すれば4度となる[6]．

男子では精巣容積の増大が最初の性早熟徴候である．精巣容積はPraderの考案した精巣容積計 orchidometer を用いて測定する．Praderの精巣容量測定器は3mLと4mLで色が変えてあり，4mL以上は思春期，3mL以下は前思春期とされている．日本での検討では精巣容積が3mL以上あるいは両側で6.5mL以上をもって思春期の始まりとされている[9,10]．

■ 身長スパート

思春期の身長スパートは男子・女子ともエストロゲンに依存している．エストロゲンは下垂体の成長ホルモン（growth hormone：GH）放出ホルモン受容体の感受性を増加させ，GH分泌を増加することにより，身長発育を促進させる．同時に，エストロゲンにより骨成熟が進行し，最終的には骨端線を閉鎖し，身長発育を停止させる．たとえば，ヒト男性におけるアロマターゼ欠損症，エストロゲン受容体α異常症の場合には男性ホルモン分泌が保たれているが，骨成熟は進行せず骨端の閉鎖は起こらないことからも，エストロゲンの骨成熟に果たす役割は明確である．女子のほうが身長発育が早く，思春期獲得身長が小さいことは，女性でエストロゲンの産生量がより多く，骨成熟がより促進するためである[6]．

■ 獲得身長

思春期のスパート開始後，成人身長に達するまでの獲得身長は思春期発来年齢が若いほど大きく，年長になるほど小さくなる[10]．平均的な身長の小児では身長スパート開始年齢を女子で

9.5歳，男子で11歳とすると，その後の獲得身長は女子25cm，男子30cmである．

女子は乳房の発達がみられたときはすでにエストロゲンの作用があるため，成長のスパートが始まっている[10]．

男子ではFSHの刺激により精巣がまず腫大する．男子での思春期の発来は精巣容量を目安にするため，これはFSHの作用によるものである．通常のLH作用によるテストステロン分泌は精巣容量が大きくなってから始まるため，男子の思春期開始時にはまだ成長のスパートがみられないことになる[6,10]．したがって，思春期の発来からしばらくして成長率のスパートが始まり，前思春期に徐々に低下していた成長率は急激な増加傾向をみせる．約2年後にピークに達したのちに低下し，変声を認め，ピークの3年後には年間成長率は1cm以下となる．

■ 文献

1) Guyton AC, Hall JE. Reproduction and hormonal function of the male. In：Guyton AC, et al, editors. The Textbook of Medical Physiology. 12th ed. Philadelphia：Elsevier/Saunders；2011. p.973-86.
2) 佐久間康夫．生殖．佐久間康夫編．内分泌生理学講義．東京：丸善；2004．p.123-58.
3) 緒方勤．視床下部-下垂体-性腺系の発生・分化．日本小児内分泌学会編．小児内分泌学．東京：診断と治療社；2009．p.265-8.
4) Guyton AC, Hall JE. Female physiology before puberty female hormone. In：Guyton AC, et al, editors. The Textbook of Medical Physiology. 12th ed. Philadelphia：Elsevier/Saunders；2011. p.987-99.
5) Styne DM. The physiology of puberty. In：Brook C, et al, editors. Clinical Pediatric Endocrinology. 4th ed. London：Blackwell Science；2004. p.140-64.
6) 大山建司．思春期の生理学．日本小児内分泌学会編．小児内分泌学．東京：診断と治療社；2009．p.268-72.
7) Plant TM. The role of KiSS-1 in the regulation of puberty in higher primates. Eur J Endocrinol 2006；155 Suppl 1：S11-6.
8) Terasawa E, et al. In：Fink G, et al, editors. In：Neuroendocrine Mechanism of Puberty Handbook of Neuroendocrinology. London：Academic Elsevier；2012. p.433-84.
9) Matsuo N, et al. Skeletal and sexual maturation in Japanese children. Clin Pediatr Endocrinol 1993；2（Suppl 1）：1-4.
10) 立花克彦．Auxology 小児の成長・思春期発達．藤枝憲二編．成長障害のマネジメント．東京：医薬ジャーナル社；2005．p.6-11.

（田島敏広）

Keyword

パルスジェネレーター：視床下部内側底部（おそらく弓状核）に存在すると想定されている．
キスペプチン：GnRHニューロンの上位に存在し，思春期開始のスイッチの役割を担う．
GPR54：キスペプチンの受容体．GnRHニューロンに発現する．
キスペプチン（Kisspeptin, KISS1）とキスペプチン受容体［KISS1R（GPR54）］：キスペプチン（kisspeptine（KISS1）-キスペプチン受容体［KISS1R（GPR54）］）が思春期の発来に重要なことは，2003年に特発性低ゴナドトロピン性性腺機能低下症の患者でKISS1R遺伝子の機能喪失型の異常が発見されたことによる．KISS1Rに結合するKISS1遺伝子は1996年にメラノーマの転移を抑制する物質メタスタチンの遺伝子として同定されていた．また独立に7回膜貫通型のリガンドが不明なオーファン受容体GPR54が1999年に同定されていた．2001年にKISS1遺伝子産物がこのGPR54と結合し，GPR54を活性化することが証明され，GPR54がKISS1の受容体，KISS1Rであることが判明した．そののち，予想外にKISS1-GPR54システムの思春期発来への重要な役割が特発性低ゴナドトロピン性性腺機能低下症患者解析により明らかにされた経緯がある．余談ではあるが，Kisspeptinの命名はその発見がペンシルベニア州立大学で行われ，地元の有名なチョコレート会社の商品名から考えられたものと推測される．

5 副腎皮質ホルモンと生命維持

副腎皮質の構造と発生・分化

副腎皮質の構造は胎児期と成人期で構造が大きく異なる．成人期では組織学的に3層構造を有しており，外側より球状層（zona glomerulosa），束状層（zona fasciculata），網状層（zona reticularis）により構成される．球状層はミネラル（鉱質）コルチコイド（主にアルドステロン）を，束状層はグルコ（糖質）コルチコイド（主にコルチゾール）を，網状層は副腎アンドロゲンを分泌している[1,2]．

副腎性腺共通原基は在胎4週に泌尿生殖隆起として現れ，胎生皮質を形成する．これらの発生・分化過程では，SF-1，DAX-1などの転写因子が関与している．また，8～9週ごろに副腎皮質刺激ホルモン（adrenocorticotropic hormone：ACTH）依存性にコルチゾールが産生されるため，先天性副腎皮質過形成症の児における男性化はこの時期に起こる．

胎児期では，外側より永久層，移行層，特有の胎児層から構成される．永久層は球状層に，移行層は束状層に相当する．胎児層は胎生6か月ごろから出生まで急激に増大していくが，出生後から退縮が始まり，生後1年までに消失する（❶）[3]．

副腎皮質ホルモンの働き（❷）

チトクロムP-450酵素と3β-水酸化ステロイド脱水素酵素（3β-hydroxysteroid dehydrogenase：3β-HSD）の触媒により，副腎皮質でコレステロールからステロイドの生合成が行われる（❸）（ステロイド合成経路とその代謝経路はPart 2「26 新生児マススクリーニング 17-OHP高値への対応」の項を参照）．

■ ミネラルコルチコイド

ミネラルコルチコイドの主体となるアルドステロンの主な標的臓器は腎臓で，他に腸管，汗腺，唾液腺，脳などである．主な作用はミネラル

Consideration points

副腎皮質ホルモンはグルココルチコイド，ミネラルコルチコイド，アンドロゲンから成る．副腎疾患で補充する場合は適切な量を投与することが必要である．

❶ コルチゾールなどのグルココルチコイドは肝臓での糖新生，筋肉でのタンパク質代謝，脂肪組織での脂質代謝などを行う生命維持に必須のホルモンである．アルドステロンなどのミネラルコルチコイドは尿細管管腔側のNa^+チャネルに作用し，Naの再吸収を促す．アンドロゲンは外性器の男性化に作用する．
❷ 先天性副腎皮質過形成症では必要十分な補充療法が不可欠であるが，投与量が多すぎれば成長障害などの副作用が発現するため，以前よりも投与量は少なめに設定されるようになってきた．
❸ 近年はステロイドプロファイル測定を用いた詳細な分析を行うことが可能になり，先天性副腎皮質過形成症において正確な診断を迅速に得られるようになってきた．

❶ 副腎の発生・分化・成熟

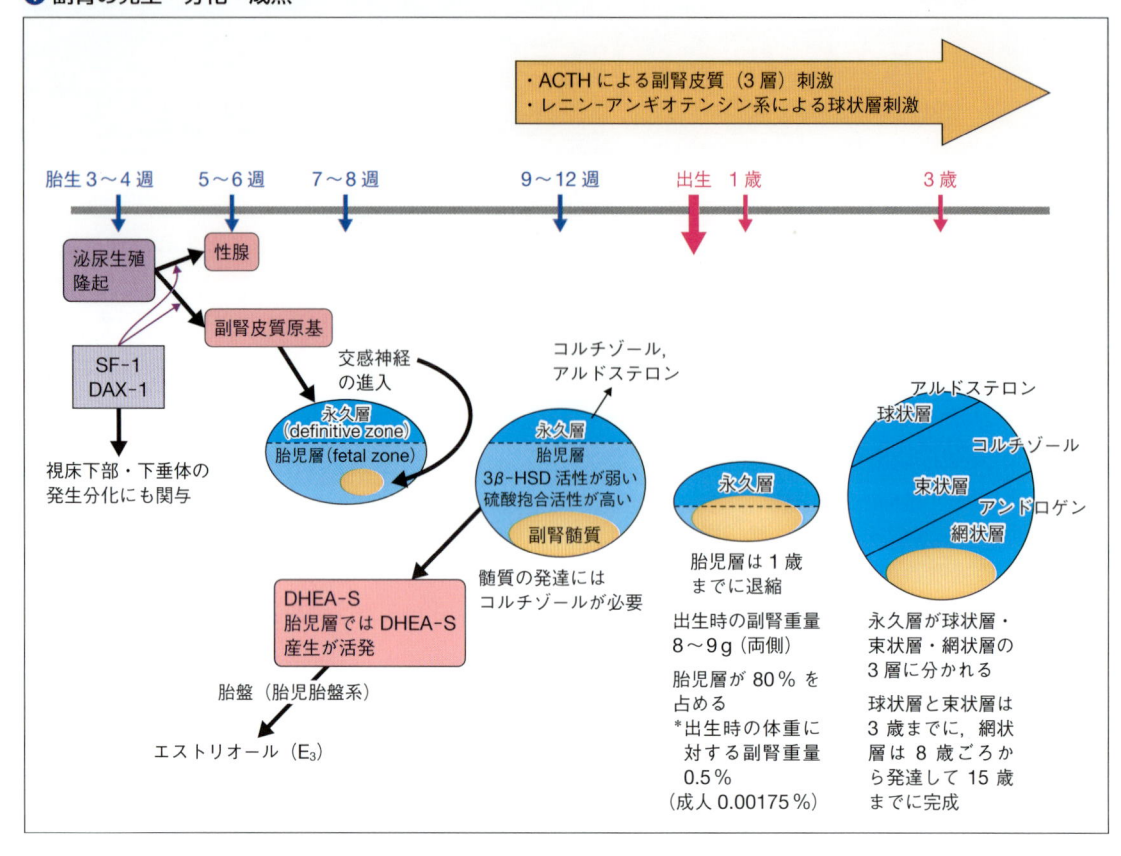

・ACTH による副腎皮質（3層）刺激
・レニン-アンギオテンシン系による球状層刺激

| 胎生3〜4週 | 5〜6週 | 7〜8週 | 9〜12週 | 出生 1歳 | 3歳 |

胎生3〜4週
泌尿生殖隆起
SF-1 / DAX-1
視床下部・下垂体の発生分化にも関与

5〜6週
性腺

7〜8週
副腎皮質原基
交感神経の進入
永久層 (definitive zone) / 胎児層 (fetal zone)

9〜12週
コルチゾール, アルドステロン
永久層 / 胎児層
3β-HSD 活性が弱い
硫酸抱合活性が高い
副腎髄質
髄質の発達にはコルチゾールが必要
DHEA-S
胎児層では DHEA-S 産生が活発
胎盤（胎児胎盤系）
エストリオール（E_3）

出生
永久層
胎児層は1歳までに退縮
出生時の副腎重量 8〜9 g（両側）
胎児層が 80％ を占める
＊出生時の体重に対する副腎重量 0.5％（成人 0.00175％）

3歳
アルドステロン / 球状層
コルチゾール / 束状層
アンドロゲン / 網状層
永久層が球状層・束状層・網状層の3層に分かれる
球状層と束状層は 3 歳までに，網状層は 8 歳ごろから発達して 15 歳までに完成

❷ 副腎から分泌されるホルモンとその作用，欠乏・過剰による症状

部位	分泌される主なホルモン	作用	欠乏時の症状	過剰時の症状
皮質球状層	ミネラル（鉱質）コルチコイド：アルドステロン	腎臓での Na^+ 再吸収と K^+ 排泄 H^+ 排泄	低 Na 血症（脳浮腫）高 K 血症（心室細動）アシドーシス	高 Na 血症（血圧上昇）低 K 血症（不整脈，筋力低下）アルカローシス
皮質束状層	グルコ（糖質）コルチコイド：コルチゾール	生命維持 血糖・血圧維持 抗ストレス	ショック症状（血圧低下，低血糖）死亡	肥満，血圧上昇，痤瘡，多毛，成長障害，骨密度低下，耐糖能異常，精神異常
皮質網状層	副腎アンドロゲン（性ステロイド）：DHEA	弱い男性ホルモン作用	出生前：男性外性器低形成 出生後：更年期症状	多毛，陰毛増加，陰核肥大など女児の男性化 仮性思春期早発症
髄質	カテコールアミン：アドレナリン	血圧上昇 心拍数増加 血糖維持	血圧低下	交感神経緊張症状（発汗，震え，血圧上昇など）

コルチコイド受容体を介して腎遠位尿細管における Na^+ の再吸収を促進し，K^+ や H^+ の排泄を促進する．その結果，Cl^-，水分の貯留を促す．

アルドステロン合成はレニン-アンギオテンシン系で調節されている．アルドステロンは新生児期・乳幼児期では高値を示し，その後は低下するが，水分バランスや姿勢，採血などのストレスでも変動するため，評価が難しい．

グルココルチコイド

グルココルチコイドはコルチゾールが主体となり，ストレスから生体を防御するなど，生命

❸ ステロイド合成酵素とその代謝経路

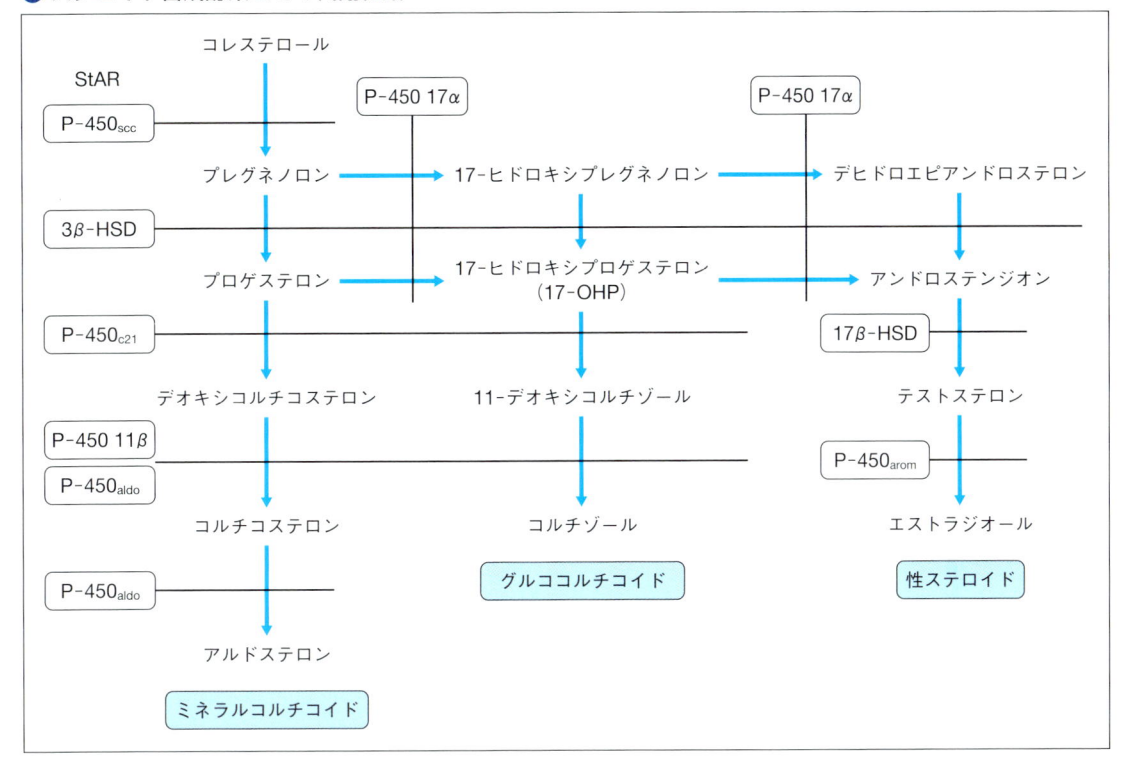

```
                        コレステロール
    StAR                    │
   ┌──────┐              ┌──────────┐              ┌──────────┐
   │P-450sec│             │ P-450 17α │             │ P-450 17α │
   └──────┘              └──────────┘              └──────────┘
              プレグネノロン ──→ 17-ヒドロキシプレグネノロン ──→ デヒドロエピアンドロステロン
   ┌──────┐
   │3β-HSD│
   └──────┘
              プロゲステロン ──→ 17-ヒドロキシプロゲステロン ──→ アンドロステンジオン
                                      (17-OHP)
   ┌──────┐                                              ┌──────┐
   │P-450c21│                                            │17β-HSD│
   └──────┘                                              └──────┘
           デオキシコルチコステロン    11-デオキシコルチゾール     テストステロン
   ┌──────┐                                              ┌──────┐
   │P-450 11β│                                           │P-450arom│
   ├──────┤
   │P-450aldo│
   └──────┘
              コルチコステロン         コルチゾール          エストラジオール
   ┌──────┐                        ┌──────────┐         ┌──────────┐
   │P-450aldo│                     │グルココルチコイド│    │ 性ステロイド │
   └──────┘                        └──────────┘         └──────────┘
              アルドステロン
           ┌──────────────┐
           │ミネラルコルチコイド│
           └──────────────┘
```

維持に必須の最重要ホルモンであり，枯渇すると致命的である．糖質，タンパク質，脂質の代謝作用，免疫機能作用，水・電解質，血圧調節作用，骨・中枢神経・Ca作用に対して多彩な作用を有する．糖代謝では糖新生を促進する．タンパク異化の促進，脂質を分解し，脂肪酸グリセロールの産生亢進に関与する．

コルチゾールの分泌調節はACTHによって調節される．ACTHは副腎皮質刺激ホルモン放出ホルモン（corticotropin releasing hormone：CRH）によって正の，コルチゾールによって負のフィードバックを受ける．ACTHとコルチゾールはともに朝6時ごろにピークを迎え，夜間には低下するといった日内変動を有する．

■ 副腎アンドロゲン

副腎アンドロゲンは弱い男性ホルモン作用を有し，陰毛の発現に関与する．

副腎アンドロゲンは主にACTHにより分泌調節されているため，後述する21-水酸化酵素欠損症では女児における男性化をきたす．

また，まれではあるがアンドロゲン産生腫瘍などで後天的に副腎アンドロゲン分泌が亢進することがある．アンドロゲン分泌亢進による思春期早発傾向（仮性思春期早発症），女児における後天的な外性器男性化徴候を認めた場合は，アンドロゲン産生腫瘍を鑑別すべきである．

なお，副腎髄質は主にクロム親和性細胞から成り，カテコールアミンを分泌する．その約80％はアドレナリンであり，約20％がノルアドレナリン，残りわずかがドパミンである．カテコールアミンの受容体は自律神経で支配される全身に存在しており，身体・精神状態を興奮させ，主に血管収縮による血圧上昇，心拍数増加，糖新生を行う．

副腎皮質腫瘍

小児では男性化腫瘍が多い．陰核肥大や陰毛

❹ 先天性副腎皮質過形成症

	主な症状
21-水酸化酵素欠損症（古典型）	低 Na 血症・高 K 血症，ショック，低血糖，外陰部色素沈着，46,XX で男性化徴候
リポイド過形成症（古典型）	低 Na 血症・高 K 血症，ショック，低血糖，外陰部色素沈着，46,XY で正常女性型外性器
11β-水酸化酵素欠損症	高血圧，46,XX で男性化徴候
17α-水酸化酵素欠損症	高血圧，46,XY で未熟な男性化による外性器異常，46,XX で原発性無月経，乳房発育不全などの二次性徴の欠落
3β-水酸化ステロイド脱水素酵素欠損症	低 Na 血症・高 K 血症，ショック，低血糖，外陰部色素沈着，46,XY で未熟な男性化による外性器異常，46,XX で男性化徴候
POR 異常症	46,XY で外性器異常，二次性徴の欠落，46,XX で男性化徴候，原発性無月経，乳房発育不全などの二次性徴の欠落 一部の症例で，副腎不全や頭蓋骨早期癒合や橈骨上腕骨癒合などの骨病変を伴う

出現などの男性化徴候で気づかれるが，副腎性アンドロゲンとともにコルチゾール分泌も増加する例では，肥満，痤瘡，多毛などの Cushing 徴候も出現する．副腎癌の場合があるので外科切除を行う．

先天性副腎皮質低形成症

1～1.5 万人に 1 人の頻度でみられる．副腎皮質と下垂体の発生に関わる DAX-1 や SF-1 遺伝子異常などが原因で，多くは新生児期に急性副腎不全症状で発症するが，幼児期や学童期に発症する例もある．低ゴナドトロピン性性腺機能低下症を合併する．治療は先天性副腎皮質過形成症に準ずる．

21-水酸化酵素欠損症

代謝に関わる遺伝子変異のためにコルチゾールが産生されないことにより，下垂体前葉からの ACTH が過剰産生され，副腎が過形成をきたす疾患群が先天性副腎皮質過形成症である[4]．そのうちの約 90% を 21-水酸化酵素欠損症が占める．それ以外の疾患としては，StAR（steroidogenic acute regulatory protein）異常症（リポイド過形成症），11-水酸化酵素欠損症，17-水酸化酵素欠損症，18-水酸化酵素欠損症，3-水酸化ステロイド脱水素酵素欠損症のほかに，近年，疾患単位が明確になり注目されている疾患として，21-水酸化酵素および 17-水酸化酵素の機能低下によって引き起こされる POR 異常症（P-450 oxidoreductase 欠損症）などがあげられる（❹）．

本項では，頻度の高い 21-水酸化酵素欠損症の症状と治療を記載し，次に頻度の高いリポイド過形成症は症例提示に記載する．

症状，対応

古典型 21-水酸化酵素欠損症は，常染色体劣性遺伝を示す 21-水酸化酵素（$P\text{-}450_{c21}$）が欠損する疾患であり，塩喪失型，単純男性型に分類される．ミネラルコルチコイド，グルココルチコイドの欠乏およびアンドロゲンの過剰分泌を呈する．

具体的な症状としては，哺乳力低下・体重減少・嘔吐など副腎皮質機能不全症状のほかに，低 Na 血症や高 K 血症，代謝性アシドーシス，血漿レニン活性の異常高値，皮膚の色素沈着などがある[5]．

性の概念には染色体，性腺，内性器，外性器，法律上，gender identity の 6 種類あるが，本疾患で染色体上の性が女児（46,XX）の症例では，男性化徴候のためにあいまいな外性器を呈する．完全男性型を呈する場合もあり，性分化疾

患としての対応が必要となる．精巣様の構造が触知可能かどうかを慎重に診察しなければならない．Part 2「21 非典型的外性器（外性器異常）」，「26 新生児マススクリーニング 17-OHP 高値への対応」も参考に，両親に十分な配慮をしたうえで初期対応にあたる必要がある．

マススクリーニング結果，電解質，内分泌基礎値に加えて，液体クロマトグラフ-タンデム質量分析計（LC-MS/MS）によるステロイドプロファイル測定を行うことが診断にとくに有用である．

治療

治療は初期治療，維持療法，そして男性化を伴った女児例には外科的手術が行われる．近年，日本でも出生前治療および診断が行われるようになってきているが，現在はまだ一般的ではない．

初期治療

現在，日本小児内分泌学会マススクリーニング委員会が 2013 年改訂版の 21-水酸化酵素欠損症の診断・治療のガイドラインを作成しており，ヒドロコルチゾンの投与量は以前よりも少ない量が推奨されている[6]．それによると，初期治療としてはヒドロコルチゾン（コートリル®）25〜100 mg/m²/日を分 3 で経口投与開始し，その後漸減していくことが勧められている．

単独治療中に塩喪失症状が出現した場合には，酢酸フルドロコルチゾン（フロリネフ®）0.025〜0.02 mg/日を分 3 で経口開始する．さらに塩喪失症状が出現した場合には，NaCl 0.1〜0.2 g/kg/日をミルクごとに経口投与し，食事からの摂取が確立する 1 歳ごろまで行う．

初診時にショックなどの重篤な症状を認めた場合には，補液，電解質補正のほかにコハク酸コルチゾール Na（ソル・コーテフ®）またはリン酸コルチゾール Na（ハイドロコートン®）10〜20 mg/kg（最大 100 mg）をまず 1 回静脈内投与し，以後持続もしくは 3 回に分割して静脈内投与し，漸減していく．静脈内投与をしている間，酢酸フルドロコルチゾンは投与不要である．著しい高 K 血症など重篤な症状を認めた場合は陽イオン交換樹脂，重炭酸 Na，グルコース-インスリン療法などが適応となるが，そのような状況の際には，小児内分泌専門医にすみやかにコンサルトすべきである．

維持療法

維持療法は個人差が大きく，症例ごとの検討が必要であるため，小児内分泌科の専門医がフォローアップすることが望ましい．一般的には乳児期 10〜20 mg/m²，幼児期・学童期は 10〜15 mg/m² のヒドロコルチゾンを分 3 で投与する．ヒドロコルチゾンの投与量が過少であった場合は，副腎不全の惹起や ACTH 過剰に伴うアンドロゲン過剰による思春期早発傾向のため骨成熟の促進をきたすことがある．逆に過剰であった場合は，満月様顔貌，食欲亢進，肥満，成長抑制がみられるため，注意を要する．

長期的には，成長曲線を用いて身体発育を評価していくことが投与量の調整に重要である．半減期の長い合成ステロイド製剤（デキサメタゾンなど）は成長抑制が強いため，成人期には使用可能であるが，思春期前の症例には用いない．

維持療法中に高熱を伴う感染症，大きな外傷などのストレス下では，維持量の 2〜3 倍のヒドロコルチゾンを投与する．もし嘔吐などで経口摂取困難の場合は，維持量の 3 倍のヒドロコルチゾンを経静脈的に投与し，経口摂取が可能になれば投与量を 3〜5 日程度で漸減し，維持量に戻す．外科的治療の場合は術前に 10 mg/kg（最高 100 mg）のヒドロコルチゾンを経静脈的に投与し，同様に漸減していく．

本疾患罹患児は感染症により副腎不全が惹起される可能性があるため，予防接種は積極的に行うべきである．副反応で発熱がみられた場合は，ヒドロコルチゾンを増量して対応する．

外科的手術

女児例では陰核肥大，陰唇の陰嚢様変化，共通泌尿生殖洞などのいわゆる男性化徴候をきた

すため，外科的矯正手術を行う必要がある．肉体的，精神的な負担も大きいため，熟練した施設で行うべきである．

> **症例提示**

21-水酸化酵素欠損症（46,XX 症例）

本症例は日齢 8 に外性器異常を主訴に産院より紹介された．家族歴に特記事項なく，血族結婚もなし．自然妊娠にて妊娠成立，妊娠分娩経過には異常を認めなかった．出生時に外性器異常を認めたが，判断に苦慮したため経過観察されていた．出生 1 週間後に当院に連絡あり，同日転院となった．

当院初診時に活気不良，体重減少のほかに，❺a に示すような陰核肥大，陰唇の陰嚢様変化，共通泌尿生殖洞を伴う外性器異常を認めた．超音波検査にて副腎腫大あり，精巣様の構造は認めなかった．血液検査にて K 高値，ACTH 高値，PRA 高値，17-OHP 高値，SRY-FISH 陰性，G-banding にて 46,XX（正常女性核型），および尿中ステロイドプロファイル結果より 21-水酸化酵素欠損症と診断した．

入院中には小児外科，児童精神科医，そして小児看護専門看護師も含めて，チーム医療で対応にあたった．当院入院が日齢 8 であったため，出生届の提出を遅らせざるをえなかったが，十分な時間をかけて結果説明をしたところ，両親は納得したうえで法律上の性として女性を選択した．

治療はコハク酸コルチゾール Na を経静脈的に投与し，全身状態改善後にヒドロコルチゾン，酢酸フルドロコルチゾン，NaCl の内服に変更した．治療により皮膚の色素沈着は軽減し，活気も良好となった．❺b に示すように，陰核肥大などは軽減したものの，外尿道口と腟口は一致しており，外性器異常は残存したため外科的な治療が必要であった．

❺ 21-水酸化酵素欠損症（46,XX 症例）の外性器所見

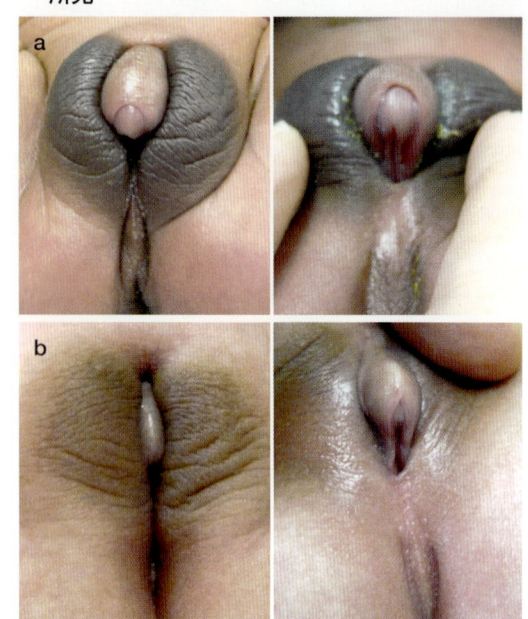

a：初診時，b：治療後．

出生時に完全男性型の外性器を呈する症例もあるため，新生児の診察に際しては，外性器異常のみに注目することなく，色素沈着の有無や両側陰嚢内に性腺が触知できるかどうかを確認する必要がある．

StAR 異常症（リポイド過形成症）（46,XY 症例）

本症例は，生後 5 か月時に繰り返す嘔吐と体重減少を主訴に近医小児科より紹介された．家族歴に特記事項なく，血族結婚なし．妊娠分娩経過には異常を認めず，新生児マススクリーニングも正常であった．外陰部は完全女性型であり，女児として出生届を提出した．

出生直後より全身の色素沈着を指摘されていたが精査はされなかった．生後 3 か月時に両側鼠径ヘルニアを指摘されたが，経過観察となった．生後 4 か月時に上気道炎に罹患後，嘔吐が頻回となった．

当院初診時，全身の色素沈着，体重減少のほかに，血液検査にて K 高値，ACTH 高値，PRA 高値，17-OHP 低値，SRY-FISH 陽性，G-band-

❻ StAR異常症（リポイド過形成症）（46,XY症例）の外性器所見

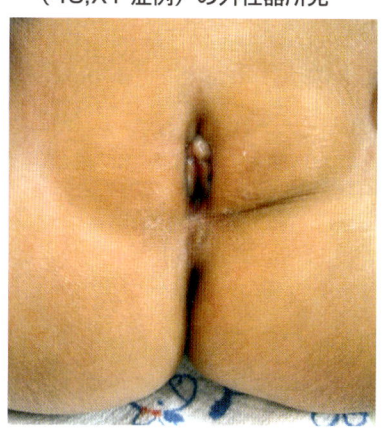

ingにて46,XY（正常男性核型）であった．外性器は❻に示すように完全女性型であった．尿中ステロイドプロファイルにてすべてのステロイド代謝産物低値，腹部超音波・CT・MRIにて両側の精巣および腫大した副腎を認め，子宮などの女性内性器を認めなかった．その後施行した遺伝子解析にて，StAR遺伝子異常を認め，確定診断に至った．

治療は21-水酸化酵素欠損症と同様にヒドロコルチゾン，酢酸フルドロコルチゾン投与にて，内分泌基礎値は正常化した．

46,XYのStAR異常症は女児として養育すべき疾患である．本症例はそのまま女児として養育するが，将来的にはエストロゲン補充療法が必要となる．また，本症例のように女児で両側鼠径ヘルニアを認めた場合は，その腫瘤が精巣である可能性を念頭におく必要がある．

■ 文献

1）石井智弘．内分泌機能の発達とその異常 副腎．日本小児内分泌学会編．小児内分泌学．東京：診断と治療社；2009. p.126-31.
2）藤枝憲二．副腎の発生・分化，副腎ホルモン産生・作用．日本小児内分泌学会編．小児内分泌学．東京：診断と治療社；2009. p.333-8.
3）藤枝憲二．副腎の発生．副腎ホルモン産生異常に関する調査研究 平成19年度．厚生労働科学研究費補助金難治性疾患克服に関する調査研究，2008. http://www.pediatric-world.com/asahikawa/fukujin/p03.html
4）田島敏広．先天性副腎皮質過形成症．日本小児内分泌学会編．小児内分泌学．東京：診断と治療社；2009. p.342-58.
5）税所純敬ほか．先天性副腎皮質過形成症（21-水酸化酵素欠損症）新生児マススクリーニング陽性者の取り扱い基準—診断の手引き．日児誌 1999；103：695-7.
6）日本小児内分泌学会マススクリーニング委員会，日本マススクリーニング学会．21-水酸化酵素欠損症の診断・治療のガイドライン（2013年改訂版）．2013.

（春名英典）

🔑 Keyword

性分化疾患：染色体，性腺および解剖学的な性（内性器，外性器）が非定型的な先天的状態のことをいう．法律上の性，gender identityを含めて性の概念を考える必要がある．

尿中ステロイドプロファイル測定：液体クロマトグラフ-タンデム質量分析計（LC-MS/MS）法により正確なステロイドホルモン測定が可能となっている．二次検査として再検査率の低下と陽性的中率の上昇が期待できる．

SRY-FISH：sex-determining region Y-fluorescent *in situ* hybridizationの略．通常100個の細胞を調べて，性決定遺伝子であるSRYを検出する方法．G-bandingよりも結果が迅速に判明するため，G-bandingとともに検査することが多い．通常の外注検査業者で検査可能である．

6 副甲状腺ホルモン，ビタミンDとカルシウム代謝・骨発育

腸管からのCa吸収機構，腎におけるCa再吸収機構

　腸管におけるCa吸収，腎におけるCa再吸収は，いずれも上皮細胞の管腔側から血管側にCaを能動輸送する機構を介したものであり，そのメカニズムの大部分は共通である．上皮一般におけるCa吸収・再吸収機構を❷に示す．

　カルシウムイオン（Ca^{2+}）は，まず管腔側上皮に存在する特異的なCaチャネルTRPV5（腎遠位尿細管），TRPV6（小腸）を介して細胞内に取り込まれる．取り込まれたCa^{2+}は細胞内Ca^{2+}濃度の過度な上昇を防ぐため，カルビンジン（calbindin）-D28k（腎遠位尿細管），-D9k（小腸）に結合・隔離された後，細胞質内を血管側近傍まで輸送される．基底膜にまで到達したCa^{2+}はNa・Ca交換輸送体1（NCX1），細胞膜Ca^{2+}-ATPアーゼ1b（PMCA1b）を介して血流中に放出される[1]．これらの分子は主に副甲状腺ホルモン（PTH），$1,25(OH)_2D$，Ca感知受容体（CaSR）などにより発現・機能が制御されていると考えられている．

　また，能動的Ca輸送（transcellular pathway）以外に受動的Ca輸送（paracellular pathway）が存在する．主に濃度勾配によりCa^{2+}再吸収量が決定され，この濃度勾配は間接的にCaSRなどにより制御されている．

副甲状腺の発生と分化

　副甲状腺は胚発生の過程で認められる咽頭嚢から発生する．咽頭嚢は魚類においては鰓裂に相当する．副甲状腺の原基は咽頭嚢内胚葉細胞および神経堤細胞由来であり，神経堤細胞が第三・第四鰓弓に遊走し，形成が開始される．このときに必須の転写因子がGCM2であり，*GCM2*欠損症では副甲状腺が発生しない．また，GCM2はCaSR，PTHの発現も誘導する．副甲状腺原基は胸腺原基と連続しているが，胎児成長ととも

Consideration points

副甲状腺ホルモンは血中のCa濃度を維持している．Ca・P代謝異常症の理解の基本は，Ca代謝に関連する諸因子を生理学的に知ること

❶ Caは生体内で細胞内シグナリング，神経興奮，筋肉収縮，骨形成などの重要な生理作用を有し，細胞外Ca^{2+}濃度の恒常性は厳密に維持されている．

❷ Caは腸管から吸収され，骨に蓄積され，一定量が腎から排泄される（❶）．したがって，Caは食後に上昇し，骨への沈着，腎排泄により，食前には低下する．このとき，Caが低下しすぎないように，副甲状腺ホルモン（parathyroid hormone：PTH），活性型ビタミンD（$1,25(OH)_2D$）により骨からCaが動員される．

❸ Ca・ビタミンD欠乏症を除けば，小児期にCa・P代謝異常を呈する疾患の多くは遺伝性であり，Ca恒常性維持機構に関わる諸因子とその生理的理解が病態の把握，鑑別診断に重要である．

❶ 生体の Ca バランス

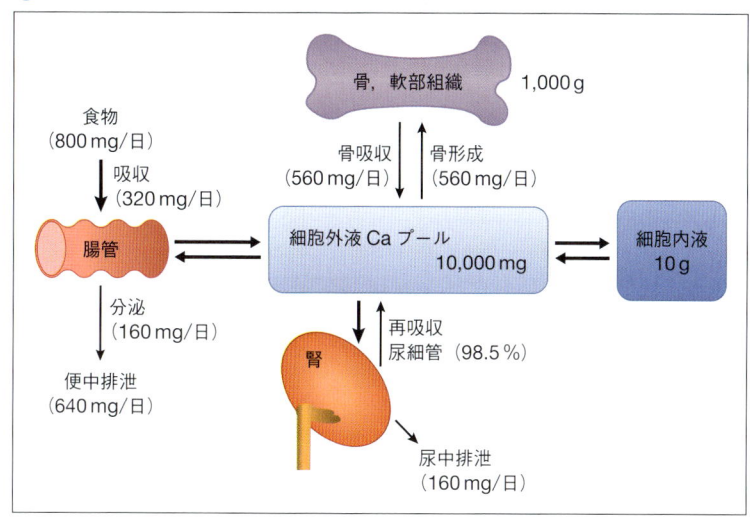

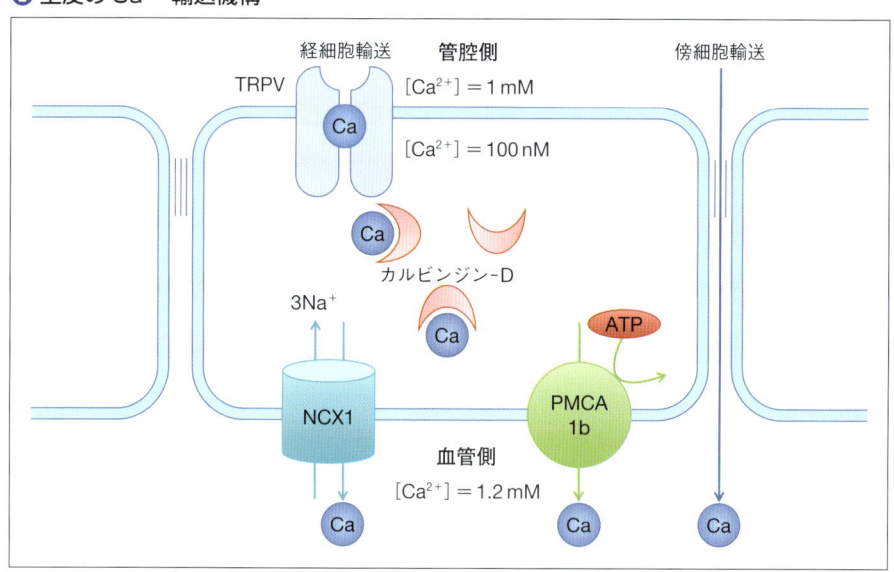

❷ 上皮の Ca^{2+} 輸送機構

もに咽頭部から尾側へ移動する過程で分離され，最終的に副甲状腺は甲状腺内に認められるようになる．大きさは4～5 mmで，通常4つある．

GCM2 のほかにも，副甲状腺発生異常を伴う種々の症候群の原因遺伝子から副甲状腺の発生に必要な遺伝子がいくつか同定されている．

22q11.2 欠失症候群は隣接遺伝子症候群であり，この領域に存在する TBX1 のハプロ不全により 22q11.2 欠失症候群の主要症状である特徴的顔貌，口蓋裂，心奇形，胸腺低形成，副甲状腺機能低下症などを生じる．TBX1 は T-box 転写因子をコードする遺伝子で，発現部位は 2q11.2 欠失症候群の表現型と一致し，咽頭嚢の非神経堤細胞，頭蓋間葉系細胞に広範に認められる．そして幹細胞の静止期から増殖期への移行を制御することが知られている．

HDR症候群は副甲状腺機能低下症（hypoparathyroidism），難聴（deafness），腎異形成（renal dysplasia）を三主徴とする症候群であり，GATA3

遺伝子のハプロ不全により発症する．GATA3はZnフィンガーDNA結合領域を有する転写因子であり，T細胞に特異的な遺伝子の発現制御に関与すると考えられているが，生理機能はまだ十分明らかにされていない[2]．

Ca・P代謝調節機構

❶に示すように，成人では約160 mg/日のCaが腸管より吸収され，同量が尿中に排泄される．これは1日の総和であり，食間には腸管からCaの供給はないため，体内のCaの99％以上が貯蔵されている骨からCa動員，食後に蓄積を繰り返すことにより血清Caの恒常性が保たれる．このように，骨の最も重要な働きの一つは，血清Ca濃度の恒常性維持のためのCaバッファーとしての働きである．骨はさらに生体支持機能を有し，I型コラーゲンなどの基質にCaおよびPが沈着することにより骨強度が付与される．骨石灰化のためにも骨近傍でCa・P濃度が維持される必要がある（❸）．

このように，Ca・P代謝は骨代謝と密接に関連しており，血清Ca濃度，P濃度はPTH，1,25(OH)$_2$D，線維芽細胞増殖因子23（fibroblast growth factor 23：FGF23）などの諸因子により調節されている[2]．

血清Ca値の調節機構

血清総Caの約40％は主としてアルブミンなどのタンパクと結合しており，約50％はイオン化Caである．生体の恒常性維持に重要なのは血清イオン化Ca濃度であり，PTHおよび1,25(OH)$_2$Dにより厳密に制御されている（❹）．

副甲状腺主細胞に発現するCaSRにより血清イオン化Ca濃度の低下が感知されると，PTH分泌が促進される．PTHは骨からCaの動員を促進し，腎におけるCa再吸収を増加させることで血清イオン化Caを上昇させる．また，腎近位尿細管における1α-水酸化酵素の発現を増加させ，1,25(OH)$_2$D合成を促進することにより，間接的にも血清Ca上昇に寄与する．1,25(OH)$_2$Dは腸管におけるCa吸収亢進，および骨吸収亢進を介して血清イオン化Caを増加さ

❸ 骨の石灰化機構

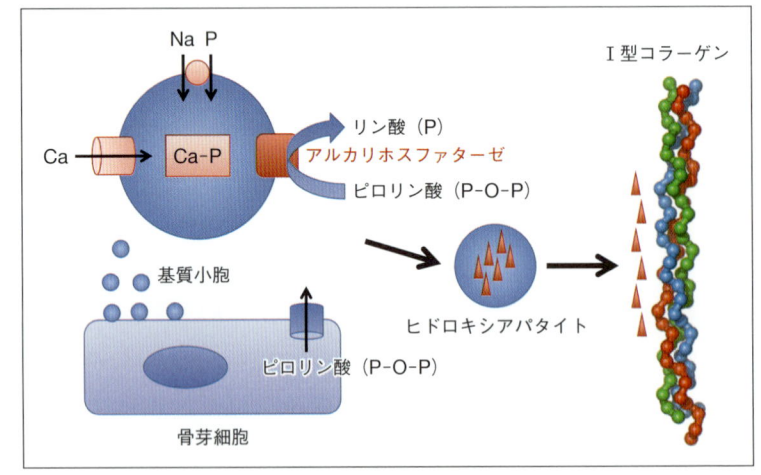

骨はI型コラーゲンなどの基質にCa・P（ヒドロキシアパタイト）が沈着することにより石灰化される．骨芽細胞は骨基質とともに基質小胞を放出し，小胞内でCa・Pが濃縮され，ヒドロキシアパタイトが形成される．また，適切な骨石灰化には，石灰化抑制に働く細胞外ピロリン酸の濃度が重要である．アルカリホスファターゼはピロリン酸を分解し，ピロリン酸濃度を下げる一方で，1,25(OH)$_2$Dはピロリン酸合成酵素ENPP1，ピロリン酸チャネルANKの転写を促進することが知られている．

❹ PTH，1,25(OH)$_2$DによるCa^{2+}調節機構

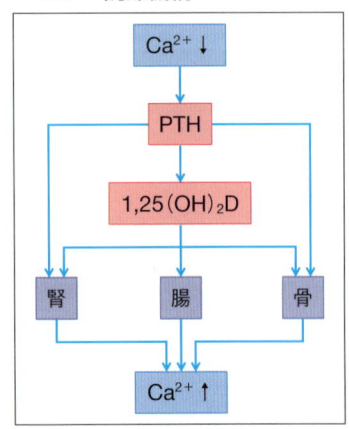

❺ PTH，1,25(OH)₂D が血清 Ca 値，P 値に及ぼす作用

	PTH	1,25(OH)₂D
血清 Ca 値	↑	↑
血清 P 値	↓	↑

せる．

このように，PTH と 1,25(OH)₂D はいずれも血清 Ca を上昇させるが，血清 P 値に対する作用は逆であり，注意を要する（❺）[2]．

■ CaSR と下流のシグナル伝達機構

CaSR は 7 回膜貫通型の G タンパク質共役受容体であり，CaSR にイオン化 Ca が結合すると受容体の立体構造が変化し，$G_α$，$G_{βγ}$ 三量体が受容体に結合する．この結合により，$G_α$ サブユニットに結合している GDP は GTP に置換され，$G_α$ サブユニットの立体構造が変化する．$G_α$ サブユニットは受容体および $G_{βγ}$ サブユニットから遊離し，下流のシグナル伝達系を活性化する．その後，$G_α$ サブユニットの GTPase 活性により，GTP は数分で GDP に加水分解され，G タンパク質は定常状態にもどる．CaSR で活性化される G タンパク質は $G_{αq/11}$ と $G_{αi}$ だが，重要とされる $G_{αq/11}$ の下流での PTH 分泌制御機構の詳細についてはまだ十分に明らかにされていない（❻）[3]．

■ PTH-PTH 受容体（PTH1R）と下流のシグナル伝達機構

PTH は 84 アミノ酸から成るペプチドホルモンであり，その生理活性に必須なのは N 端の 1 ～ 34 番のアミノ酸である．PTH 分泌は血清イオン化 Ca，1,25(OH)₂D，FGF23 により負に，血清 P により正に制御されている．分泌された PTH は PTH1R に結合し，血清イオン化 Ca の恒常性を維持する．PTH1R も 7 回膜貫通型の G タンパク質共役受容体であり，下流で $G_{αs}$ および $G_{αq}$ が活性化される．Ca の恒常性維持，骨吸収・骨形成促進作用には $G_{αs}$ とその下流のシグナルが重要と考えられている（❼）[4]．

■ ビタミン D の活性化機構と作用機序

ビタミン D は ❽ に示すように，ケラチノサイト細胞膜に存在するコレステロール生合成の中間代謝物 7-デヒドロコレステロールから紫外線エネルギー依存性に産生される．その後，ビタミン D は肝臓で 25 位が水酸化され，いったん糸球体から濾過後，腎近位尿細管からメガリン依存性エンドサイトーシスにより取り込まれ，尿細管細胞内で 1 位が水酸化され，1,25(OH)₂D となってはじめて生理活性をもつ．そして，1,25(OH)₂D は細胞内でビタミン D 受容体（VDR）に結合することにより作用を発揮する．VDR はレチノイド X 受容体（RXR）と二量体を形成しており，1,25(OH)₂D-VDR-RXR 複

❻ CaSR のシグナル伝達機構

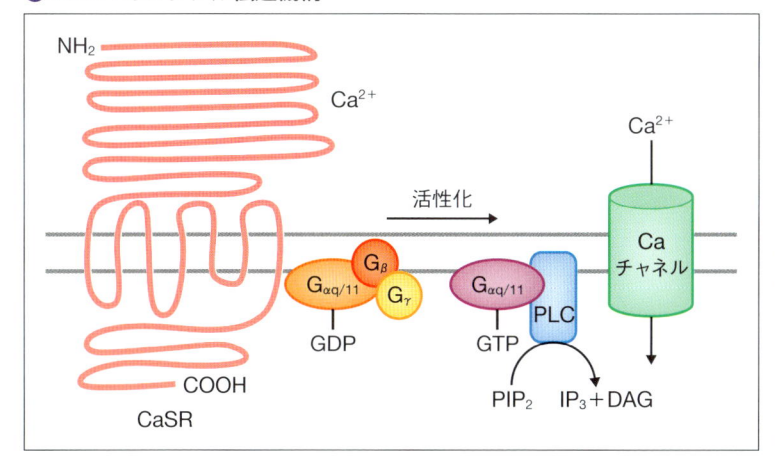

GDP：グアノシン 5′-二リン酸
GTP：グアノシン 5′-三リン酸
PLC：ホスホリパーゼ C
PIP₂：ホスファチジルイノシトール 4,5-ビスリン酸
IP₃：イノシトール 1,4,5-トリスリン酸
DAG：ジアシルグリセロール

❼ PTH1Rのシグナル伝達機構

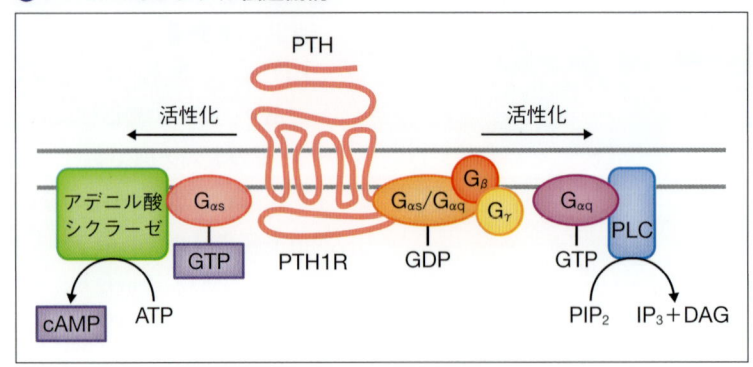

❽ ビタミンDの代謝

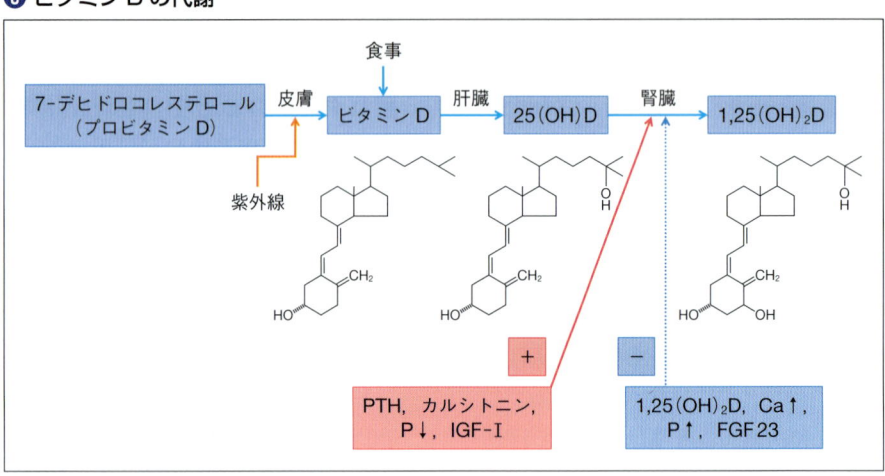

合体は標的遺伝子のプロモーター上のビタミンD応答配列（VDRE）に結合し，標的遺伝子の転写を制御する[5]．

血清P値の調節機構

血清P濃度は❾に示すように，主に腸管からの吸収，腎からの排泄で調節されている．さらに，細胞内取り込み，細胞からの放出による急性の変化も重要である．

腸管においてP吸収を担うNa・リン酸共輸送体（NaPi）としてNaPi-Ⅱb，腎近位尿細管においてP再吸収を担うものとしてはNaPi-Ⅱa，NaPi-Ⅱcが重要と考えられている．とくにヒトにおいてはP恒常性維持にNaPi-Ⅱcが必須である．NaPiはいずれも管腔側に発現しているが，血管側でPを血流中に放出する機構は現在のところ不明である．$1,25(OH)_2D$は主として腸管におけるPの吸収を促進することにより血清P値を上昇させる．

一方，腎におけるP再吸収は主に近位尿細管で行われ，低P食，成長ホルモンにより促進され，高P食，PTH，FGF23，グルココルチコイドにより抑制される．PTHのP利尿作用は，近位尿細管の管腔側細胞表面に発現しているNaPi-Ⅱa，NaPi-Ⅱcをエンドサイトーシスにより細胞内に取り込むことにより発揮される．

最近同定されたP利尿因子FGF23は，NaPi-Ⅱa，NaPi-Ⅱcの発現を抑制することによりPの再吸収を抑制する．FGF23はさらに，腎近位尿細管においてビタミンDの活性化酵素である1α-水酸化酵素の発現を抑制すると同時に，不活性化酵素である24-水酸化酵素の発現

❾ 生体のPバランス

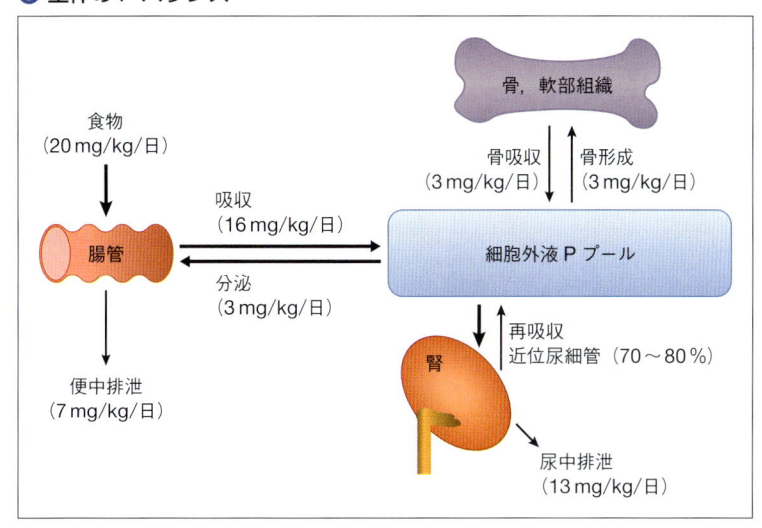

食物（20 mg/kg/日）→ 腸管
腸管 →吸収（16 mg/kg/日）→ 細胞外液Pプール
細胞外液Pプール →分泌（3 mg/kg/日）→ 腸管
腸管 → 便中排泄（7 mg/kg/日）
骨, 軟部組織 ⇄ 細胞外液Pプール（骨吸収 3 mg/kg/日, 骨形成 3 mg/kg/日）
細胞外液Pプール ⇄ 腎（再吸収 近位尿細管 70〜80%）→ 尿中排泄（13 mg/kg/日）

❿ FGF23の作用

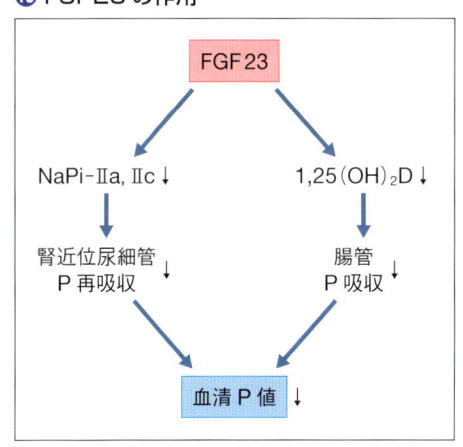

FGF23 → NaPi-Ⅱa, Ⅱc↓ → 腎近位尿細管 P再吸収↓ → 血清P値↓
FGF23 → 1,25(OH)$_2$D↓ → 腸管 P吸収↓ → 血清P値↓

⓫ FGF23の構造と不活化機構

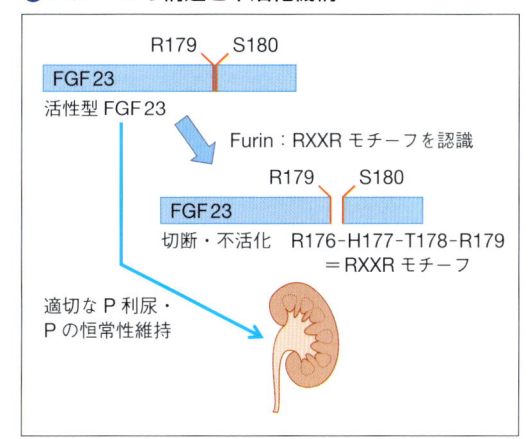

活性型 FGF23：R179　S180
Furin：RXXR モチーフを認識
切断・不活化　R176-H177-T178-R179 ＝RXXRモチーフ
適切なP利尿・Pの恒常性維持

を誘導し, 1,25(OH)$_2$D 濃度を低下させ, 間接的に腸管における P 吸収を抑制する（❿）[6]．

■FGF23 の構造, 受容体

　FGF23 は主として骨細胞で産生される 251 アミノ酸から成る分泌タンパクであり, N 端側の 24 アミノ酸はシグナルペプチドと考えられている. 血中では Furin などの RXXR モチーフを認識するタンパク質前駆体コンバターゼ（転換酵素）により切断され, すみやかに不活化される（⓫）. この不活化機構は, 骨の石灰化のために適切な血清 P 濃度を維持するための, P 恒常性維持機構の一つである.

　また, FGF23 が生理活性を発揮するためには線維芽細胞増殖因子受容体（FGFR）に加えてクロトー（Klotho）という補助受容体も必要である. FGFR の発現は比較的広範に認められるが, クロトーが発現する組織は限局されているため, FGF23 がホルモン作用を発揮する組織はクロトーの発現の有無により規定される[6]．

骨の発生と分化

　骨は, 膜性骨化により発生するものと, 内軟骨性骨化により発生するものとに分類される. 頭蓋骨では膜性骨化により間葉系幹細胞が直接

⓬ 成長板の構造と軟骨増殖・分化制御因子

```
                                    SOX 9
                                    WNT
                        静止軟骨層
                           ↓
                                    BMPs, IGF-I, IHH
                                    FGFR ← FGF 18
                        増殖軟骨層
                           ↓
                                    BMPs, CNP
                                    WNT/β-catenin, RUNX 2
                                    PTHrP ← IHH
                                    SOX 9
                        肥大軟骨層
                           ↓
                        石灰化軟骨層
                           ↓           VEGF, MMP
                        一次骨化中心 ← SP 7 ← RUNX 2
```

成長板において軟骨細胞は静止軟骨細胞から増殖軟骨細胞，肥大軟骨細胞へと規則正しく分化し，アポトーシス・石灰化軟骨を経て骨に置換される．このプロセスのおのおののステップは種々の因子により制御されている．

骨芽細胞に分化し，骨が形成される．一方，その他のほとんどの骨では，軟骨の型を骨で置換する内軟骨性骨化により骨が形成される．そして生後も引き続き，同様のプロセスにより最終身長に達するまで，成長板において骨形成・骨成長が進行する．間葉系幹細胞から軟骨細胞への分化のマスターレギュレーターとして作用するのが転写因子 SOX9 であり，*SOX9* ハプロ不全により屈曲肢異形成症を発症する．

静止軟骨層から肥大軟骨層までの軟骨細胞増殖・分化は，主としてインディアンヘッジホッグ（Indian hedgehog：IHH），副甲状腺ホルモン関連ペプチド（parathyroid hormone related peptide：PTHrP）によるネガティブフィードバックループにより制御されている．PTHrP は軟骨膜および長管骨末端の軟骨細胞より分泌され，増殖軟骨細胞に発現する PTH1R に作用し，肥大軟骨細胞への分化，IHH の分泌を抑制する．軟骨細胞の増殖が続き，PTHrP 産生源からの距離が離れ，PTHrP シグナルが減弱すると IHH の産生が開始される．IHH は増殖軟骨細胞に発現する受容体 Patched と結合して細胞増殖を促進し，さらなる PTHrP シグナルの減弱，その結果として肥大軟骨細胞への分化を招く．IHH はまた長管骨末端における PTHrP の産生も促進する．このシステムにより成長板厚は正常に保たれ，成長は正常に進行する．

PTH1R の機能獲得型変異により Jansen 型骨幹端異形成症，機能喪失により Blomstrand 骨異形成症，IHH の機能低下により短指症 A1 型，先端大腿骨頭異形成症を発症する[7-9]．

これらの因子のほかにも ⓬ に示すような種々の因子が成長板・骨形成の制御に関与しており，これらの因子の異常は成長障害，骨系統疾患，Ca・P 代謝異常症の原因となる[9,10]．

■ **文献**

1）Hoenderop JG, et al. Calcium absorption across epithelia. Physiol Rev 2005；85：373-422.
2）大薗恵一ほか．カルシウムとビタミン D 関連疾患．日本小児内分泌学会編．小児内分泌学．東京：診断と治療社；2009．p.419-51.
3）Magno AL, et al. The calcium-sensing receptor：a molecular perspective. Endocr Rev 2011；32：3-

4) Nissenson RA, Jüppner H. Parathyroid hormone. In：Rosen CJ, editor. Primer on the Metabolic Bone Diseases and Disorders of Mineral Metabolism. Washington, DC：American Society for Bone and Mineral Research；2008. p.123-7.
5) Bikle DD, et al. Vitamin D：production, metabolism, mechanism of action, and clinical requirements. In：Rosen CJ, editor. Primer on the Metabolic Bone Diseases and Disorders of Mineral Metabolism. Washington, DC：American Society for Bone and Mineral Research；2008. p.141-9.
6) Martin A, et al. Regulation and function of the FGF 23/klotho endocrine pathways. Physiol Rev 2012；92：131-55.
7) Kronenberg HM. Developmental regulation of the growth plate. Nature 2003；423：332-6.
8) Mackie EJ, et al. The skeleton：a multi-functional complex organ：the growth plate chondrocyte and endochondral ossification. J Endocrinol 2011；211：109-21.
9) Warman ML, et al. Nosology and Classification of Genetic Skeletal Disorders：2010 Revision. Am J Med Genet A 2011；155A：943-68.
10) Ozono K, et al. Pediatric aspects of skeletal dysplasia. Pediatr Endocrinol Rev 2012；10 Suppl 1：35-43.

（難波範行）

Keyword

副甲状腺ホルモン（PTH）：血清イオン化 Ca 濃度により分泌が制御され，血清 Ca 値上昇，血清 P 値低下作用をもつホルモン．

活性型ビタミン D（1,25(OH)$_2$D）：血清 Ca，P 値上昇作用をもつホルモン．血中濃度は 25(OH)D の約 1/1,000 であり，体内のビタミン D の充足状態は反映しない点に注意．

線維芽細胞増殖因子 23（FGF23）：P 利尿作用，P 吸収抑制作用をもつホルモン．

内軟骨性骨化：体の大部分の骨の骨化様式．制御機構の異常は成長障害，Ca・P 代謝異常の原因となる．

7 抗利尿ホルモンと水電解質バランス

水分の出入りと電解質の調節機構

　水分および電解質の恒常性は、主に①抗利尿ホルモン（antidiuretic hormone：ADH）による腎での水分排泄、②呼吸器、皮膚、消化管からの喪失、③渇中枢による飲水のバランスにより成り立っている。そこにレニン-アンギオテンシン系、および心房性ナトリウム利尿ホルモンなどのNa利尿ペプチドがNaの出入りを制御し、細胞外液量を調節している。

ADHの構造・分泌

　抗利尿ホルモン（ADH）は9個のアミノ酸から成るペプチドである。視床下部にある視索上核と室傍核の神経細胞で合成され、軸索輸送により下垂体後葉の神経終末まで輸送され、後葉の軸索末端に貯蔵される（❶）[1]。貯蔵されたADHは浸透圧刺激などで開口放出され、血管内へ分泌される。

❶ ADH産生と軸索輸送

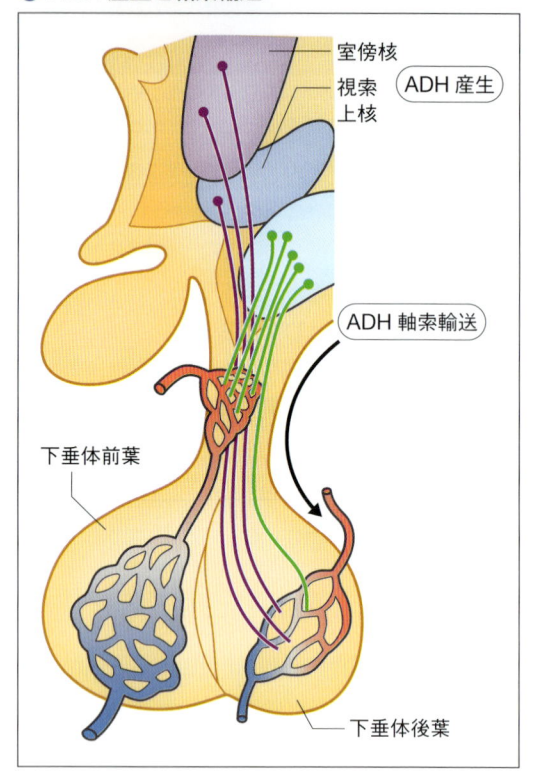

（室傍核／視索上核／ADH産生／ADH軸索輸送／下垂体前葉／下垂体後葉）

Consideration points

水電解質バランスは、主に抗利尿ホルモン分泌と口渇感による飲水で調節されている

❶ 生体の水分バランスは、主に抗利尿ホルモンと渇中枢による飲水のバランスにより成り立っている。
❷ 日常的に重要なのは、血漿浸透圧の上昇により浸透圧受容体が刺激されADH分泌が亢進することで、体水分を保持する体液浸透圧性調節である。
❸ 口渇を感じて飲水する時点では、抗利尿ホルモンが強く分泌され尿が最大限に濃縮された状態である。

❷ 血漿浸透圧と血漿 ADH の関係

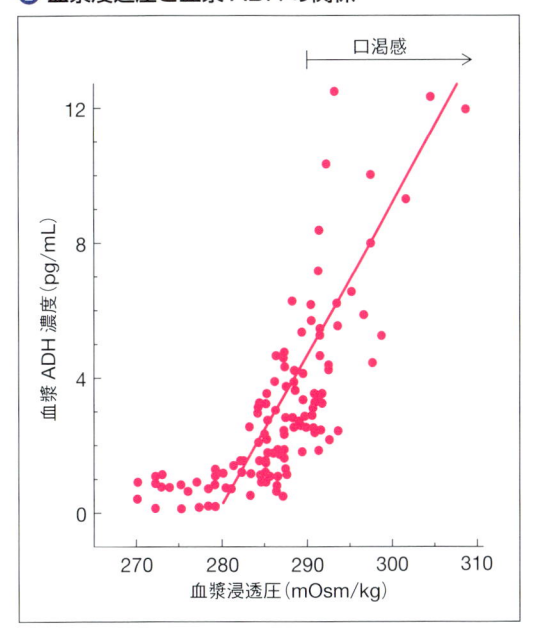

❸ 浸透圧刺激と非浸透圧刺激による
　ADH 分泌調節

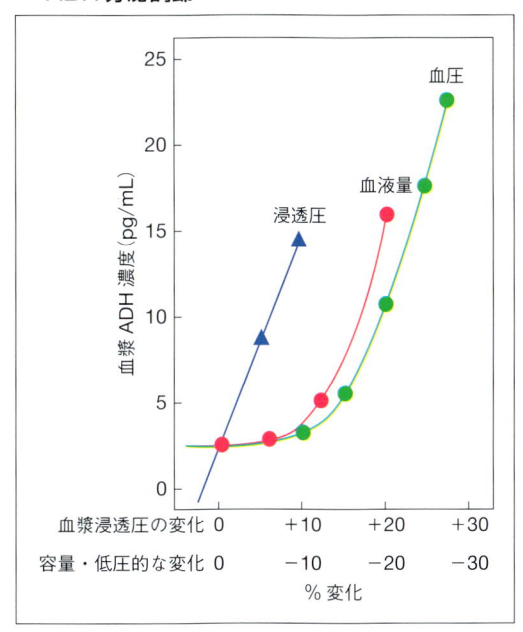

浸透圧刺激による ADH 分泌調節

血漿浸透圧が高まる（280〜285 mOsm/kg 以上）と，前視床下部の終板脈絡器官，脳弓下器官にある浸透圧受容体（osmoreceptor）が刺激され，その情報が視索上核，室傍核の大細胞ニューロンへ伝達され，ADH 分泌が亢進する（❷）[2,3]．ADH 分泌に関して，日常的に作動し，最も重要に働いているのは，この浸透圧性の調節である．

圧受容体を介する ADH 分泌調節

高圧受容体は頸動脈洞，大動脈弓に，低圧受容体（容量受容体）は主に左房に存在する．体液量，血圧，左房圧の増減に反応して，ADH 分泌を非浸透圧性に調節している．

循環血液量の減少あるいは血圧の低下が 10％以内では ADH 分泌は起こらず，さらに減少すると低圧系の容量受容器や動脈圧の圧受容体に感知され，視床下部に伝わり ADH 分泌が上昇する（❸）[4]．さらに，循環血液量・血圧の低下が起きると浸透圧受容体の閾値が低下して，ADH 分泌の反応性が上がり，体液喪失を防ぐ方向に働く．

嘔気，ストレスなどによる ADH 分泌調節

嘔吐刺激，ストレス，疼痛，低酸素症，運動，低血糖などによっても ADH 分泌が刺激される[5]．また，アンギオテンシンⅡは脳室周囲器官を介して視床下部を刺激し，ADH 分泌を増加させる．

腎集合管での ADH による尿濃縮

ADH が腎臓の血管側細胞膜に存在するバソプレシン V_2 受容体に結合すると Gs タンパクを介するアデニル酸シクラーゼが活性化して cAMP が産生される．この cAMP がプロテインキナーゼ A（PKA）を介して，細胞質内に存在するアクアポリン 2（AQP2）粒子を尿細管の管腔側細胞膜上へ移動させることで，管腔内から細胞質への水の移動を促し，尿濃縮を行っている（❹）[6]．

❹ 腎集合管での ADH の作用

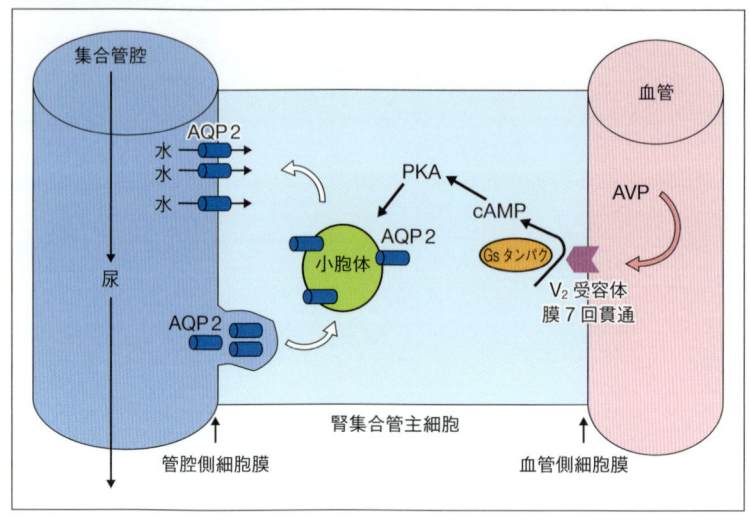

AQP2：アクアポリン2，AVP：アルギニンバソプレシン，PKA：プロテインキナーゼ A.

❺ 血漿 ADH と尿浸透圧の関係

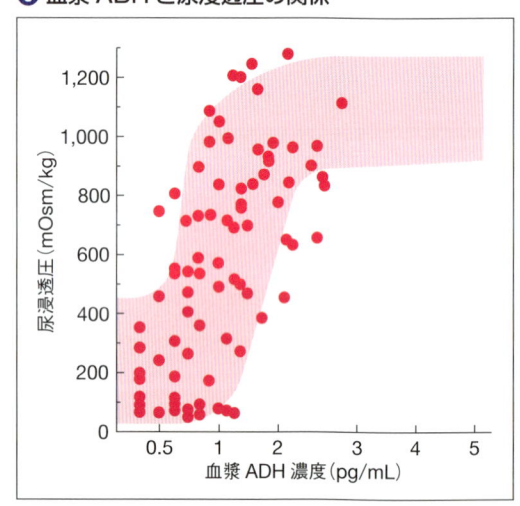

ADH と尿濃縮・尿量との関係

尿濃縮の程度は血漿 ADH 濃度によって変化する（❺）[4]．ADH が 0.5 pg/mL 増加することにより尿浸透圧は 150〜250 mOsm/kg 程度上昇し，5 pg/mL で最大の尿濃縮力（約 1,200 mOsm/kg）が得られる．

尿濃縮の程度と尿量の関係は，尿浸透圧が 50〜300 mOsm/kg の範囲では，尿量が鋭敏に調節される．

渇感による飲水量の調節

浸透圧受容体細胞は，血漿浸透圧の上昇を鋭敏に感知し，視床下部に存在する渇中枢へ神経線維を介してその情報を投射し，その結果，飲水量が増加する．渇感を起こす血漿浸透圧は ADH 分泌の閾値より 10 mOsm/kg 程度高い[2]．

血漿浸透圧上昇が起きると，まず ADH が分泌され，尿が濃縮され体水分が保持される．そこで，さらに血漿浸透圧が上昇すると渇中枢が刺激されて飲水行動が起き，水分摂取することによって血漿浸透圧は正常化する（❻）．すなわち，口渇を感じて飲水する時点では ADH が分泌され，尿が最大限に濃縮された状態ということになる．

Na 利尿ペプチド

Na 利尿ペプチドには，心房性ナトリウム利尿ペプチド（atrial natriuretic peptide：ANP）[7]，

❻ 体液の恒常性を保つメカニズム

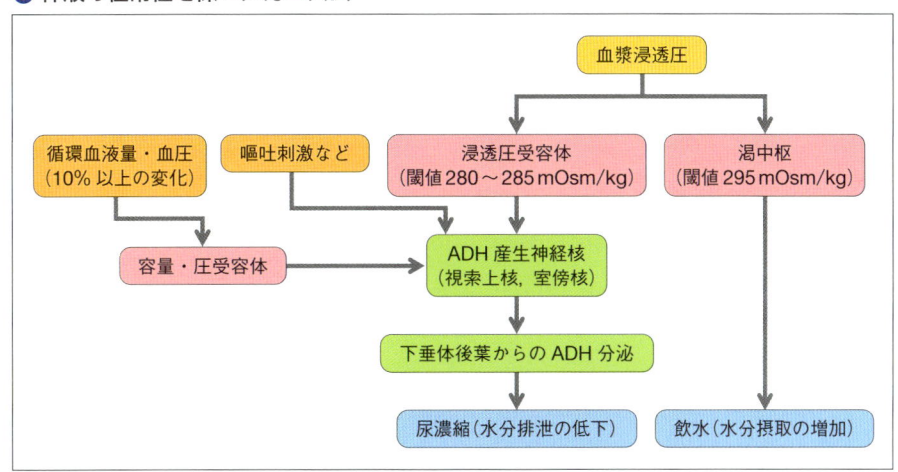

❼ アルドステロンの作用機序

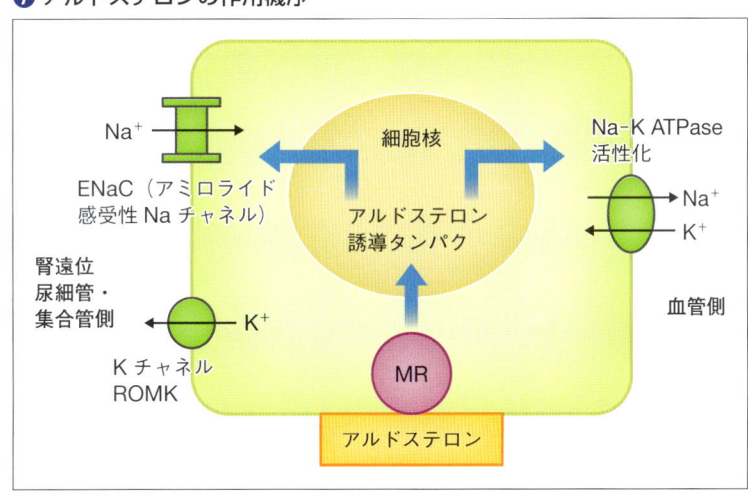

脳性（B型）ナトリウム利尿ペプチド（brain〈B-type〉natriuretic peptide：BNP）[8]，C型ナトリウム利尿ペプチド（C-type natriuretic peptide：CNP）[9]があり，腎でのNa排泄，ADH分泌に関与し，Naと水のバランスに関連している．

ANPは，アミノ酸28個から成るホルモンで，主に心房で合成・貯蔵され，血中に分泌される．またANPは，腎臓に働き利尿を促進すると同時に，末梢血管を拡張し血圧降下作用物質としても働く．

BNPは主として心室から分泌され，腎，副腎に対してはANPと類似し，利尿・血管拡張作用をもち，体液量や血圧の調節に重要な役割を果たしている．

レニン-アンギオテンシン系による調節

腎の傍糸球体細胞より分泌されるレニンは，腎動脈血圧の低下，尿細管腔内Na濃度の低下，交感神経の亢進の刺激により調節されている．

レニンは肝臓でアンギオテンシンを基質としてアンギオテンシンIを切り出し，肺や末梢組織で産生されるアンギオテンシン変換酵素の作用でアンギオテンシンⅡ（AⅡ）に変換される．さらにペプチダーゼの作用によりアンギオテン

シンⅢ（AⅢ）を生成，AⅡとAⅢは副腎皮質の球状層細胞膜でアルドステロン合成酵素転写を亢進させ，アルドステロン産生を促進する．

アルドステロンの生理作用

アルドステロンは，腎遠位尿細管・集合管の細胞質でミネラルコルチコイド受容体（mineralocorticoid receptor：MR）と結合後，核内に移動して転写因子として作用し，管腔内側のアミロライド感受性Naチャネル（epithelial sodium channel：ENaC）を活性化し，またATP産生増加を介して基底膜側のNa-K-ATPaseを活性化して，Naの再吸収を促進し体液保持に作用する．このNa-K-ATPaseによってNaと交換に血管内から流入したKは，同時にアルドステロン感受性であるKチャネル（renal outer medullary potassium ion channel：ROMK）と一部はK-Cl共輸送体を通して管腔内に排泄される（❼）．

■文献

1) Roberts MM, et al. Vasopressin transport regulation is coupled to the synthesis rate. Neuroendocrinology 1991；53：416-22.
2) Robertson GL, et al. Development and clinical application of a new method for the radioimmunoassay of arginine vasopressin in human plasma. J Clin Invest 1973；52：2340-52.
3) Robertson GL, Berl T. Water metabolism. In：Brenner B, Rector F Jr, editors. The Kidney. 3rd ed. Philadelphia：Saunders；1986. p.385-432.
4) Carter DA, Lightman SL. Neuroendocrine control of vasopressin secretion. In：Baylis PH, Padfield PL, editors. The Posterior Pituitary. Hormone Secretion in Health and Disease. New York：Marcel Dekker；1985. p.53-118.
5) 大磯ユタカ．バゾプレシン．鎮目和夫，宮地幸隆編．図解ホルモンのすべて—分子生物学的観点から．ホルモンと臨床 1998；46春季増刊号：128-36.
6) Majzoub JA, Srivatsa A. Diabetes insipidus：clinical and basic aspects. Pediatr Endocrinol Rev 2006；4 Suppl 1：60-5.
7) Kitakaze M, et al. J-WIND investigators. Human atrial natriuretic peptide and nicorandil as adjuncts to reperfusion treatment for acute myocardial infarction（J-WIND）：two randomised trials. Lancet 2007；370：1483-93.
8) Horii M, et al. Prognostic value of B-type natriuretic peptide and its amino-terminal proBNP fragment for cardiovascular events with stratification by renal function. J Cardiol 2013；6：410-6.
9) Del Ry S, et al. Plasma C-type natriuretic peptide levels in healthy children. Peptides 2012；33：83-6.

（水野晴夫）

🔑 Keyword

血漿浸透圧：浸透圧性調節によるADH分泌に加え，渇感による飲水行動にも関与し，血漿浸透圧の変動が体液恒常性維持のため最も重要に働いている．

Na利尿ペプチド：複数のナトリウム利尿ペプチドが存在し，利尿・血管拡張作用などを介して，体液量の調整に関与している．

アルドステロン：レニン-アンギオテンシン系が活性化すると，アルドステロン合成酵素転写が亢進し，アルドステロン産生が促進する．腎遠位尿細管・集合管でNa再吸収を促進し，体液保持に作用する．

8 インスリンと糖代謝

インスリンは数多くのペプチドホルモンのうちの一つであるが，薬剤としてヒトに投与され糖尿病患者の命を救うことができたことにより，人類にとって特別な存在となっている．

1921 年に，カナダの整形外科医 Frederick Banting と医学生 Charles Best がインスリンの抽出に成功したことはよく知られている．そして当時 14 歳であった 1 型糖尿病患者に世界で初めてインスリンの投与が行われた．インスリンが特別な存在である証拠として，インスリンを発見した Banting と Macleod をはじめとして，インスリンに関連して 5 人の研究者がノーベル賞を受賞している．

インスリンの構造

インスリンは，膵臓に存在する Langerhans 島（膵島）の β 細胞から分泌されるペプチドホルモンの一種である．名称はラテン語の insula（島）に由来する．

21 アミノ酸残基の A 鎖と，30 アミノ酸残基の B 鎖が 2 つのジスルフィド（–S-S–）結合を介してつながったものである．❶ に A 鎖，B 鎖，C ペプチド，シグナルペプチドから構成されるプレプロインスリンのアミノ酸配列を示す．C ペプチドは，インスリン生成の際，プロインスリンから切り放さる部分である．したがって，インスリンと C ペプチドは等モル濃度で分泌される．

インスリン遺伝子に異常が生じ，アミノ酸が置換されるとインスリンの作用不全や分泌障害，β 細胞の障害などが起こりうる．すなわち，インスリン遺伝子異常によって糖尿病が起こりうる．❶ ではさらに，最近発見されたインスリン遺伝子異常による小児糖尿病患者で認められ

Consideration points

インスリンの重要な生理作用は，血糖値を下げることである

❶ インスリンは薬剤としてヒトに投与され，糖尿病患者の命を救うことができたことにより，人類にとって特別な存在となっている．
❷ 血糖値を下げるホルモンは，インスリンと IGF-I のみである．血糖値を上げるホルモン（インスリン拮抗ホルモン）は，グルカゴン，カテコールアミン，グルココルチコイド，成長ホルモンなど多数ある．
❸ 血糖値は狭い範囲に調節・維持されている．血糖値を調節する因子として，肝臓での糖新生，グリコーゲン分解，筋や脂肪組織での糖取り込みなどがあげられる．
❹ 消化管ホルモンのインクレチンによりインスリン分泌が促進され，脂肪細胞から分泌されるアディポサイトカインによりインスリン作用が影響を受ける．
❺ インスリンは細胞膜にあるインスリン受容体に結合して，グルコーストランスポーター（Glut）を細胞表面に動員し，細胞内へのグルコース取り込みを促進する．
❻ インスリンのシグナル伝達経路の分子について，多くの研究がなされている．

❶ プレプロインスリン分子のアミノ酸配列

矢印部位は，インスリン遺伝子異常による小児糖尿病患者に認められた4か所の変異部位を示す．
（Moritani M, et al. 2013[1]）

たインスリン分子の4か所の変異部位が示されている[1]．

血糖値とその調節因子

　血糖値とは，血液内のグルコースの濃度である．健常なヒトの場合，空腹時血糖値はおおよそ80〜100 mg/dLであり，食後は若干高い値（〜140 mg/dL）を示すが，常に狭い範囲に調節維持されている（❷）．

　血糖値を調節する因子としては，肝臓での糖新生，グリコーゲン分解，その結果としての肝糖放出，筋や脂肪組織での糖取り込み，さらに血糖値やインスリンに影響を受けない脳・中枢神経系の糖取り込みがあげられる（❸）[2]．これらの総和が血糖値となる．

　食事摂取後には，炭水化物の吸収による急激

❷ 健常者における血糖値の変動とインスリン分泌

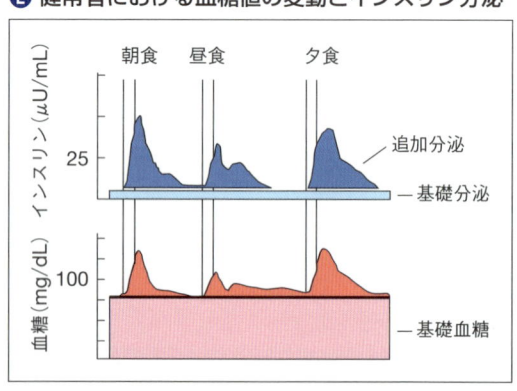

な血糖値の上昇に対してインスリンの分泌が亢進し，インスリンの門脈内レベルが上昇して，肝糖放出率が低下し肝での糖取り込み率が亢進する．肝を通り抜けたグルコースにより末梢血血糖値が上昇し，その結果，筋・脂肪組織での糖取り込み率が上昇して，血糖値が前値へ戻る．すなわち，インスリン分泌とその作用を受

❸ 血糖調節機構

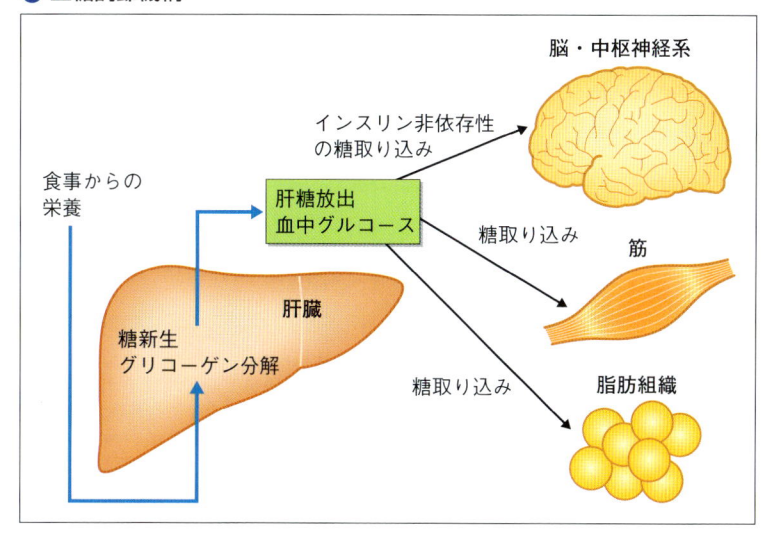

肝臓での糖新生，グリコーゲン分解，その結果としての肝糖放出，筋や脂肪組織での糖取り込み，さらにインスリンに影響を受けない脳・中枢神経系の糖取り込みが血糖調節機構としてあげられる．これらの総和が血糖値となる．
インスリンは肝臓で，糖新生とグリコーゲン分解の双方を抑制する．骨格筋や脂肪組織では，グルコースの取り込みと利用の促進を行う．

ける臓器，とくに肝，筋，脂肪組織の見事な協調作用によって血糖値が調節されているわけである（❸）．

血糖値を調節するホルモン

血糖値を下げるホルモンは，インスリンとインスリン様成長因子Ⅰ（insulin growth factor Ⅰ：IGF-Ⅰ）のみである．インスリンには，夜間空腹時にも存在する基礎分泌と食事に伴って急激に増加する追加分泌がある（❷）．

血糖値を上げるホルモンは，グルカゴン，カテコールアミン，グルココルチコイド，成長ホルモンなど多数ある．これらは，インスリン拮抗ホルモンとよばれる．

食事に伴う血糖調節には，インスリンとグルカゴンが主な役割を担う．

インスリン拮抗ホルモンは，インスリン作用に拮抗し，肝糖放出率の亢進，筋・脂肪組織の糖取り込み率の抑制に働き，結果として血糖値を上昇させる（❸）．感染症などのストレス時，薬物としてのグルココルチコイド（ステロイド剤）投与時などにはインスリン拮抗ホルモン優位の状態となり，血糖値が上昇する．慢性的な高血糖となる糖尿病では，インスリン作用不足からグルカゴン分泌過剰状態となっている．

インスリンの作用

インスリンの生理作用として最も重要なものは，血糖値を下げることである．インスリンは骨格筋や脂肪組織の細胞表面のインスリンレセプターに結合し，その結果，グルコーストランスポーター（Glut）を細胞表面に動員し，骨格筋と脂肪組織でのグルコース取り込みを促進する．

インスリンは肝臓で，グリコーゲン合成を促進し，糖新生とグリコーゲン分解の双方を抑制する（❸）．骨格筋でグルコース，アミノ酸，カリウムの取り込みを促進し，タンパク質の合成を促進する．脂肪組織では，グルコースの取り込みと利用促進，中性脂肪の合成促進・分解抑制などを行う．また，インスリンは膵α細胞に入って直接グルカゴンの産生を抑制する．

インスリンは，腎尿細管におけるNa^+再吸収促進作用もある．その結果，体内のNa^+量と水分量が増加して，高血圧や浮腫をきたす．

❹ 膵β細胞のインスリン分泌機序

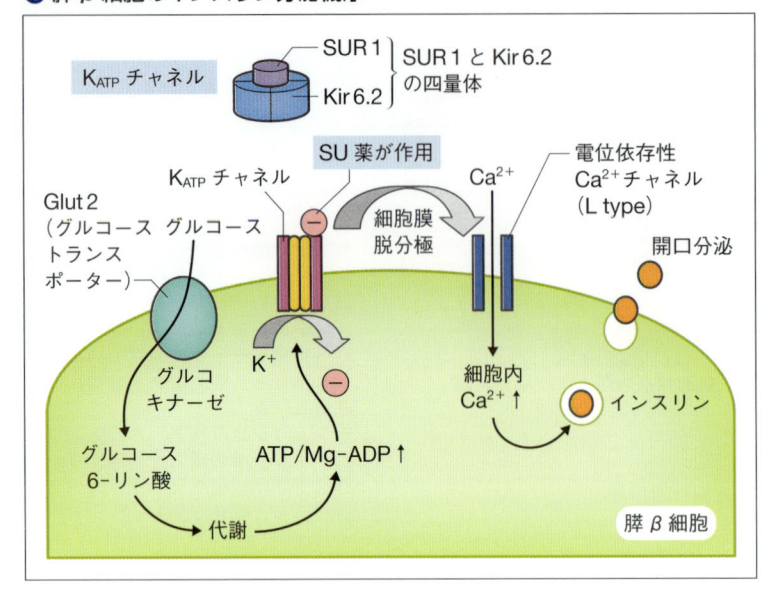

K_{ATP} チャネルはスルホニルウレア受容体（SUR）とKチャネルの一種であるKir 6.2により構成される。K_{ATP} チャネルが閉じることにより膜の脱分極が起こり、電位依存性CaチャネN（VDCC）を介して細胞内Ca濃度が上昇する。その結果、インスリン顆粒の細胞外への分泌が刺激される。

（Gloyn AL, et al. 2004[4]）をもとに作成）

インスリンの分泌機構

食事摂取後に血糖値が上昇すると、グルコースはGlut 2またはGlut 1を通って膵臓のLangerhans島β細胞に流入する。グルコキナーゼ（GCK）の作用によりグルコースがグルコース6-リン酸になると、β細胞内のグルコース濃度上昇によりATP産生が刺激され、その結果、ATP感受性K（K_{ATP}）チャネルが閉じる。K_{ATP} チャネルは、スルホニルウレア受容体（SUR）とKチャネルの一種であるKir 6.2により構成される。K_{ATP} チャネルが閉じることにより膜の脱分極が起こり、電位依存性Caチャネル（voltage-dependent calcium channel：VDCC）を介して細胞内Ca濃度が上昇する。その結果、インスリン顆粒の細胞外への分泌が刺激される（❹）[3,4]。

β細胞でのグルコース刺激によるインスリン分泌には、K_{ATP} チャネルを介する経路とは別に、CD38-cyclic ADP-ribose（cADPR）シグナルシステムも報告されている。炎症や毒素などさまざまな原因でフリーラジカルによるDNA損傷が起き、PARP（poly〈ADP-ribose〉) synthetase/polymerase）の活性が亢進してNAD$^+$が減少すると、インスリン分泌が減少する。さらに、この機序によってβ細胞の壊死が起こる（岡本モデル）。

インクレチンによるインスリン分泌刺激

腸管からブドウ糖が投与された場合は、ブドウ糖が直接静脈内に投与された場合に比べて血中インスリン濃度が増加する。これは、小腸粘膜に局在する細胞から分泌されインスリンの分泌を促進する作用をもつペプチドホルモン（インクレチン）の作用による。グルカゴン様ペプチド-1（glucagon-like peptide-1：GLP-1）とグルコース依存性インスリン分泌刺激ポリペプチド（glucose-dependent insulinotropic polypeptide：GIP）が主要なインクレチンある。

GLP-1は、小腸下部のL細胞から分泌される。グルコース濃度依存性のインスリン分泌促進作用、膵β細胞増殖作用、膵α細胞からのグルカゴン分泌抑制作用、胃排泄能抑制作用、中枢性食欲抑制作用をもっている。

GIPは、食後に上部小腸に存在するK細胞か

❺ インクレチンによるインスリン分泌促進作用

GLP-1 と GIP が膵β細胞上の受容体に結合すると，Gs タンパク質を介してアデニル酸シクラーゼが活性化し，細胞内の cAMP を上昇させる．

（原田範雄，稲垣暢也．2011[5]）

ら分泌される．グルコース濃度依存性に膵臓のβ細胞からのインスリン分泌を促進する．

分泌された GLP-1，GIP は，門脈から肝臓を経て体循環を経由して膵β細胞上のそれぞれの受容体（レセプター）に結合し，β細胞に直接作用する．GLP-1 と GIP がβ細胞上の受容体に結合すると，Gs タンパク質を介してアデニル酸シクラーゼが活性化し，細胞内の cAMP を上昇させる．この細胞内 cAMP の上昇により，プロテインキナーゼ A（PKA）や Epac2（cAMP-GEFII）を活性化させ，膵β細胞内でのグルコース代謝の結果，細胞内 Ca が増加してインスリン分泌の開口放出を増加させ，インスリン分泌を促進させる（❺）[5]．

また，インクレチンは迷走神経のネットワークを介して間接的にもインスリン分泌に作用している．

GLP-1，GIP ともに分泌後数分以内にタンパク分解酵素の一つである DPP-4（dipeptidyl peptidase-4）によって不活化される．

インクレチン関連薬（GLP-1 レセプターアゴニストと DPP-4 阻害薬）が，新たな糖尿病治療薬として，最近注目を集めている．これら薬剤によりインスリン分泌促進とグルカゴン分泌抑制のほか，ソマトスタチン分泌促進，β細胞数の増加とα細胞数の減少が引き起こされる．

アディポサイトカインによるインスリン抵抗性の誘導

インスリン抵抗性は，肝や骨格筋細胞などのインスリンの感受性が低下し，血糖の恒常性を維持するために，より多くのインスリンを必要とする状態と定義される（「9 肥満とインスリン抵抗性，代謝」の項参照）．

脂肪細胞は，tumor necrosis factor-α（TNF-α），レプチン，アディポネクチン，PAI-1（plasminogen activator inhibitor-1），レジスチン，ビスファチンなど，さまざまなアディポサイトカインを分泌する．なかでも，内臓脂肪の増加に伴う TNF-α の増加やアディポネクチンの低下は，インスリン抵抗性を引き起こす主要な因子である．

インスリンのシグナル伝達の分子機構

インスリンは細胞膜にあるインスリン受容体に結合する．その後どのような経路でシグナルが伝達されるか，どのような分子が関与するか，について多くの研究がなされてきた．特定の遺伝子をノックアウトしたマウスを用いて，シグナルカスケード，シグナルネットワークが明らかにされている．何百もの分子がインスリンシグナルに関与することが示されているが，そのなかで重要な分子，および分子群（nodes）がKahnらにより提示されている[6]．

インスリン受容体は，インスリンが結合するとチロシンキナーゼとして活性化し，細胞質内のIRS-1（insulin receptor substrate-1）をリン酸化する．IRSのリン酸化により，PI3-キナーゼ（ホスファチジルイノシトール3-キナーゼ）とAKT・PKB（プロテインキナーゼB）にシグナルが伝達される．その結果，インスリンの代謝作用のほとんどが誘導される．すなわち，グルコースの取り込み（glucose uptake），グルコース合成（glucose synthesis），糖新生（gluconeogenesis），タンパク合成（protein synthesis），細胞増殖と分化（cell growth, differentiation）が誘導される[6]．

TNF-α，IL-6，レプチンのようなサイトカインによるシグナルは相互作用によってインスリンのシグナルを抑制し，インスリン抵抗性を引き起こす．

インスリン作用の異常による糖代謝異常

糖尿病

糖尿病は，インスリンの分泌不全，インスリン抵抗性，あるいはその両者による慢性的な高血糖によって特徴づけられる代謝異常と定義される．空腹時血糖値が126 mg/dL以上，随時血糖値が200 mg/dL以上の高血糖が続けば糖尿病である．1型，2型，その他の特異的なタイプに分類される（「19 高血糖」の項参照）．

体内におけるグルコースはエネルギー源として非常に重要であるが，一方，高濃度のグルコースは，そのアルデヒド基の反応性の高さのため生体内のタンパク質と反応して糖化反応を起こし，生体に有害な作用をもたらす．高血糖が長期間続けば，網膜症，腎症，神経障害といった細小血管障害が引き起こされる．その結果，失明，腎不全による透析治療，壊疽による四肢切断といった事態が生じる．

新生児糖尿病の患者でSUR1（*ABCC8*）やKir 6.2（*KCNJ11*）の遺伝子異常によるインスリンの分泌不全が報告されている（❹）．

低血糖症

血糖値50 mg/dL以下で低血糖に伴う症状（発汗，頻脈，けいれん，など）が存在するものを低血糖症とよぶ．

インスリンの過剰分泌により低血糖が起こる．新生児期では，新生児持続性高インスリン血性低血糖症（persistent hyperinsulinemic hypoglycemia of infancy：PHHI）がある．PHHIの患者でSUR1（*ABCC8*）やKir 6.2（*KCNJ11*）の遺伝子異常によるインスリンの過剰分泌が報告されている（❹）．

インスリン産生腫瘍（インスリノーマ）は，女性に多く，年齢的には各年齢層に分布しているが，10歳未満ではまれである．

高インスリン血症に伴い，抗インスリン抗体が陽性であれば，インスリン自己免疫症候群である．インスリン自己抗体はインスリンに結合するが，この結合は弱く，インスリンと自己抗体が解離して血漿中の遊離インスリン濃度が上昇すると，空腹時に低血糖を起こす．しかし一方，食後に分泌されたインスリンが，抗体に結合してただちには働かないと耐糖能異常をきたす．

■文献

1) Moritani M, et al. Identification of INS and KCNJ11 gene mutations in type 1B diabetes in Japanese children with onset of diabetes before 5 yr of age. Pediatr Diabetes 2013；14：112-20.
2) 日本糖尿病学会編. 糖尿病の疾患概念. 糖尿病専門医研修ガイドブック. 改訂第5版. 東京：診断と治療社；2012. p.1-7.
3) 杉原茂孝. 第10章A. 糖代謝に関与する臓器の発生・分化生理学. 日本小児内分泌学会編. 小児内分泌学. 東京：診断と治療社；2009. p.453-5.
4) Gloyn AL, et al. Activating mutations in the gene encoding the ATP-sensitive potassium-channel subunit Kir6.2 and permanent neonatal diabetes. N Engl J Med 2004；350：1838-49.
5) 原田範雄, 稲垣暢也. インクレチンとは. 荒木栄一編. ヴィジュアル糖尿病臨床のすべて―スマートな糖尿病診断と治療の進め方. 東京：中山書店；2011. p.208-13.
6) Taniguchi CM, et al. Critical nodes in signalling pathways：insights into insulin action. Nat Rev Mol Cell Biol 2006；7：85-96.

（杉原茂孝）

Keyword

糖新生（gluconeogenesis）：糖新生とは，飢餓状態に陥った動物が，ピルビン酸，乳酸，糖原性アミノ酸，プロピオン酸，グリセロールなどの糖質以外の物質から，グルコースを産生する経路である．糖新生はインスリンによって抑制され，グルカゴンによって促進される．

グルコーストランスポーター（Glut）：グルコーストランスポーターには13種類のアイソフォームがある．それぞれ，グルコース代謝において，組織発現のパターン，基質特異性などについて特徴をもっている．Glut 2は，膵β細胞のほか，肝細胞，腎の尿細管上皮細胞，小腸の上皮細胞に発現している．Glut 4は主に脂肪細胞と骨格筋・心筋に認められる．これらのGlutは，インスリンがないとき細胞内に沈んでいるが，インスリンにより細胞膜上へと浮上してグルコースを取り込む．一方，Glut 1は，インスリンの有無にかかわらず細胞膜上に存在してグルコースを細胞内に取り込む．とくに血中のグルコースを脳内に取り込むのに重要である．

9 肥満とインスリン抵抗性，代謝

体脂肪蓄積とエネルギーバランス

　過剰な脂肪の蓄積は，エネルギー摂取とエネルギー消費のバランスが崩れた場合に起こる（❶）．ヒトが1日に消費するエネルギーには，基礎代謝（70％），生活活動代謝（20％），食事誘導性熱産生（10％）がある．基礎代謝量は，除脂肪成分である筋肉量が多いほど高い．ヒトでは，加齢とともに余剰エネルギーを熱として放出する褐色細胞組織が減少することが，体脂肪蓄積に影響する．

脂肪細胞由来のレプチンの働き

　レプチンは脂肪細胞から分泌されるさまざまな生理活性物質（アディポサイトカイン）の一つであり，視床下部のレプチン受容体に作用して，強力な摂食抑制とエネルギー消費亢進をもたらす抗肥満ホルモンである．肥満に関連したさまざまな病態のみならず，視床下部を介して性腺機能（促進）にも関連している．肥満者は

❶ エネルギーバランス

エネルギー摂取	エネルギー消費
・食事摂取（食欲） ・消化管からの吸収	・基礎代謝（除脂肪量に比例） ・活動性 ・熱産生（食後，寒冷刺激）

高脂肪食や身体活動の低下といった生活習慣は，エネルギー過剰をきたし肥満を発症させる．

レプチン抵抗性状態にあり，血中レプチン濃度は上昇しているが，食欲は抑制されない．

食欲の調節

　食欲調節の中枢は視床下部にあり，さまざまな神経ペプチドが発現し，摂食行動を調節する神経回路網を形成している．視床下部には末梢（消化管，肝臓，膵臓，脂肪組織，筋肉）からの情報が，液性または神経性に伝達されるとともに，上位中枢からの情報も入力され，すべての情報が統合されて最終的に食べるか，食べないかが決定される．グレリンは空腹状態で胃から

Consideration points

肥満によるインスリン抵抗性の増大は，全身に影響を及ぼす

❶ 肥満は過剰な脂肪蓄積と過栄養に起因する病態であり，糖・脂質代謝のみならず，内分泌系，循環器系，消化器系，運動器系などにも障害をもたらす．
❷ 肥満と健康障害の関係を理解するには，体脂肪が蓄積される機序，インスリン抵抗性が形成される機序，インスリン抵抗性の組織・臓器への影響を理解する必要がある．
❸ 肥満に伴うレプチン増加やインスリン抵抗性は，性ホルモンの分泌や作用を高めることにより性成熟を早める．

の分泌が亢進し，食欲を増進する[1]．

遺伝的因子と環境因子

　肥満への遺伝子の影響は 25％，環境の影響は 75％ とされる．高度な肥満をきたし，常染色体優性あるいは劣性の遺伝形式をとる，単一遺伝子病としての肥満は非常にまれである（❷）．それに対して，それのみで肥満をきたすほどでもないが，過食や運動不足などの環境要因が加わった場合に肥満をきたしやすい，多因子病としての肥満遺伝子（遺伝子多型が基礎代謝量や食欲調節に関与する）は，現在までに 100 種類以上が知られている[2]．

体脂肪の年齢による変化

　体脂肪は胎生 30 週から急速に増加しはじめ，出生時には体脂肪率が 12～15％ となる．出生後さらに増加して生後 6 か月には約 25％ となるが（この時期に乳児肥満をきたしやすい），その後は減少して 5～6 歳で最低値となり，そこから再び増加して思春期に至る．女子は思春期に体脂肪率は増加するが，男子は除脂肪量（主に筋肉）が増加して，逆に体脂肪率は低下する．

体脂肪が蓄積される機序（❸）

　エネルギーの過剰摂取は，インスリン増加と成長ホルモン低下を介して脂肪の合成促進と脂肪分解抑制をきたし，その結果，体脂肪を増加させる．摂取する栄養素自体も体脂肪を増加させる作用をもち，飽和脂肪酸は脂肪分解を阻害し，グルコースとフルクトース（果糖）の過剰摂取は脂肪合成を促進する．

体脂肪蓄積とインスリン抵抗性の関係

　肥満に伴う医学的異常の大部分が，インスリン抵抗性増加により説明される（p.108 ❷）．インスリン抵抗性を最も正確に評価することができるグルコースクランプ法を用いて測定された，BMI（body mass index）とインスリン抵抗性との関係を ❹[3] に示す．
　グルコースクランプ法は，インスリン持続注入により人工的につくられた高インスリン状態で，血糖を一定に保つために必要なグルコース注入量をインスリン感受性の指標とする．グル

❷ 遺伝因子と環境因子の肥満発症への影響の程度

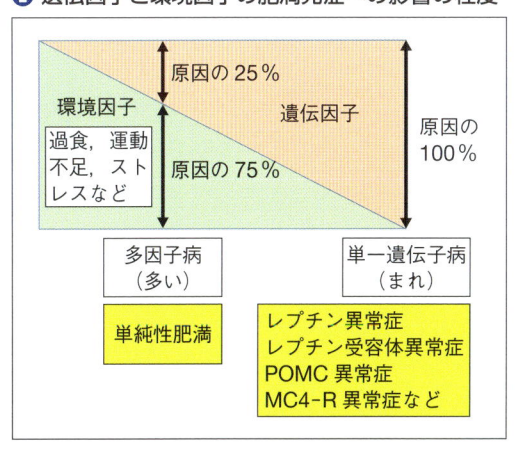

POMC：proopiomelanocortin，MC4-R：melanocortin 4 receptor.

❸ 体脂肪が蓄積されて肥満をきたす機序

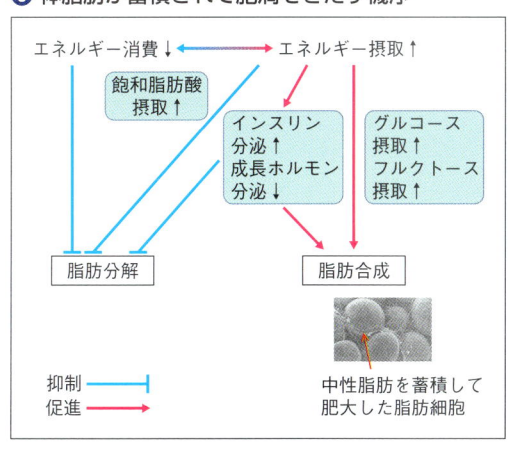

インスリンには脂肪合成作用が，成長ホルモンには脂肪分解作用がある．

❹ グルコースクランプ法で測定したインスリン抵抗性とBMIとの関係

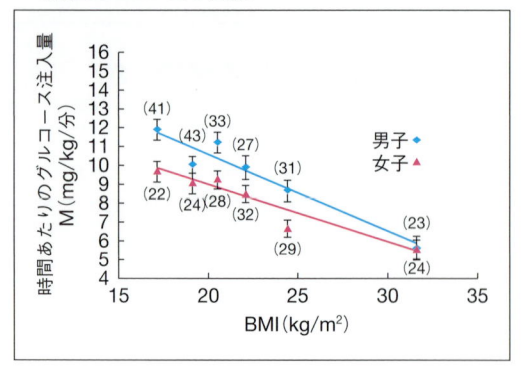

BMIが高くなるほど血糖を一定に維持するために必要なグルコース注入量が少ない（→BMIが高くなるほどインスリン感受性が低くなり，グルコースの細胞内への取り込みが低下している）ことがわかる．
（ ）内は該当者数
(Moran A, et al. 1999[3])

❺ 脂肪細胞から分泌されるさまざまなアディポサイトカインと関連物質

インスリン抵抗性を改善する善玉アディポサイトカイン
・レプチン：インスリン感受性を高める作用をもつが，レプチン抵抗性になる
・アディポネクチン：インスリン感受性を高める
インスリン抵抗性を高めたりメタボリックシンドローム病態を進行させる悪玉サイトカイン
・IL-6（interleukin-6） ・PAI-1（plasminogen activator inhibitor type-1） ・MCP-1（monocyte chemoattractant protein-1） ・TNF-α（tumor necrosis factor-α） ・レジスチン ・遊離脂肪酸：インスリンシグナル伝達を阻害 ・高感度C反応タンパク：メタボリックシンドローム，動脈硬化病変（炎症）の指標

コース必要量が多ければインスリン抵抗性は低く（インスリン感受性が高く），逆に必要量が少なければインスリン抵抗性が高い（感受性が低い）と判断される．インスリン抵抗性を評価する簡便な指標としては，HOMA-IR［homeostasis model assessment-insulin resistance＝空腹時インスリン値（μU/mL）×空腹時血糖値（mg/dL）÷405（3〜4以上で抵抗性あり）］が用いられるが，小児ではグルコースクランプ法との相関は0.5程度と低い．

アディポサイトカイン

脂肪細胞はさまざまな生理活性物質を分泌し，内分泌器官の一つとして重要な作用を担っている．これらの生理活性物質は総称してアディポサイトカインとよばれる（❺）．なかでもアディポネクチンは，インスリン抵抗性を改善する作用，動脈硬化の進展を予防する作用，炎症を抑える作用など，肥満に関連する病態を改善する重要な働きをもち，血中に5〜10μg/dL存在するが，肥満すると低下する．

内臓肥満によりインスリン抵抗性が形成される機序

腸間膜や大網などに存在する内臓脂肪は，皮下脂肪に比べて脂肪の合成と分解が活発であり代謝活性が高い．また，肥大した腹部内臓脂肪細胞からはインスリン感受性を低下させるようなアディポサイトカインが血中に分泌され，同時にインスリン感受性を増加させるアディポネクチンの分泌が低下することにより，インスリン抵抗性が形成される（❻）．その結果，高インスリン血症も出現してインスリン抵抗性に伴う多様な病態に関与する．

主なアディポサイトカインの種類と作用を❺に示す[4,5]．

肥満と脂肪肝

脂肪肝とは，脂質が肝臓重量の5%以上に蓄積した状態をいう．内臓脂肪蓄積に伴うインスリン抵抗性により，肝細胞内に過剰な中性脂肪が蓄積（❻）した段階が脂肪肝（non-alcoholic fatty liver disease：NAFLD）であり，一般に良性の経過をたどる．肥満小児の10〜20%に肝機能検査で血中トランスアミナーゼの上昇（ALT＞AST）を認める．さらに，内臓脂肪から分泌され門脈から流入するIL-6，TNF-α，遊離脂肪酸の作用で，肝細胞内に酸化ストレスや過酸化脂質が増加して，肝細胞の炎症・線維化・壊死などを伴った段階が非アルコール性脂肪性肝

肥満とインスリン抵抗性，代謝

❻ 内臓肥満によりインスリン抵抗性が形成される機序および（インスリン抵抗性の）代謝の影響

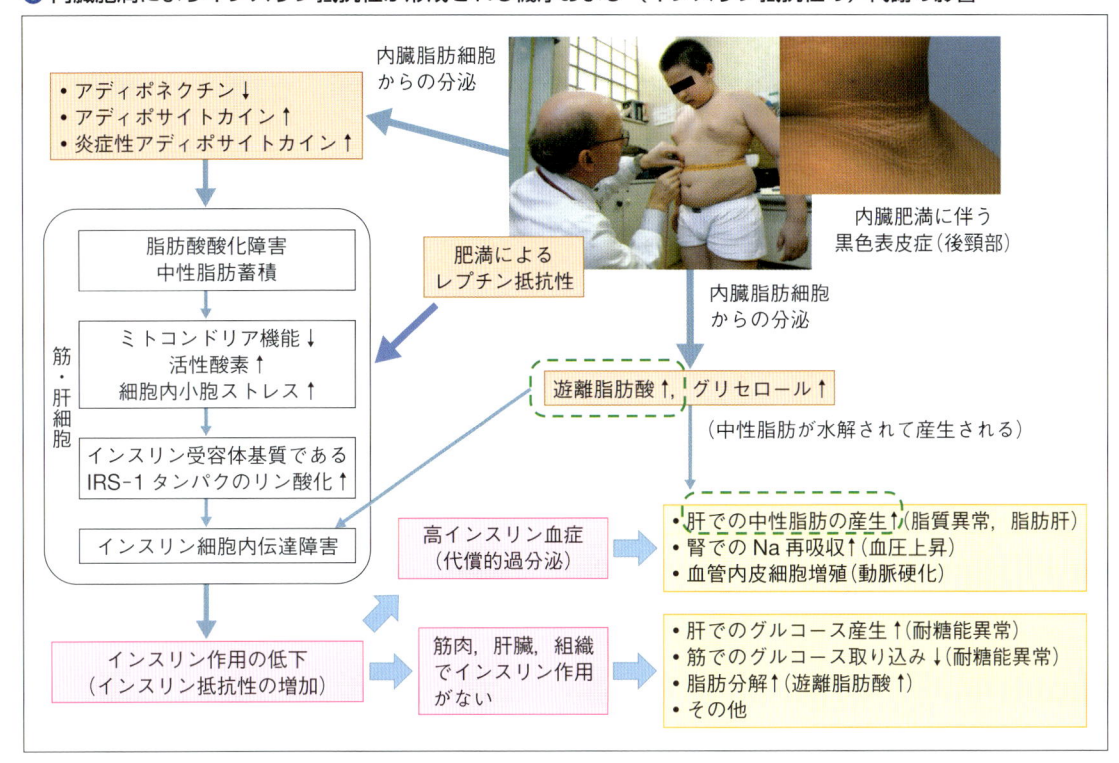

- アディポネクチン↓
- アディポサイトカイン↑
- 炎症性アディポサイトカイン↑

内臓脂肪細胞からの分泌

内臓肥満に伴う黒色表皮症（後頸部）

筋・肝細胞
- 脂肪酸酸化障害 中性脂肪蓄積
- ミトコンドリア機能↓ 活性酸素↑ 細胞内小胞ストレス↑
- インスリン受容体基質であるIRS-1タンパクのリン酸化↑
- インスリン細胞内伝達障害

肥満によるレプチン抵抗性

内臓脂肪細胞からの分泌

遊離脂肪酸↑，グリセロール↑
（中性脂肪が水解されて産生される）

- 肝での中性脂肪の産生↑（脂質異常，脂肪肝）
- 腎でのNa再吸収↑（血圧上昇）
- 血管内皮細胞増殖（動脈硬化）

高インスリン血症（代償的過分泌）

インスリン作用の低下（インスリン抵抗性の増加）

筋肉，肝臓，組織でインスリン作用がない

- 肝でのグルコース産生↑（耐糖能異常）
- 筋でのグルコース取り込み↓（耐糖能異常）
- 脂肪分解↑（遊離脂肪酸↑）
- その他

IRS-1：insulin receptor substrate-1

❼ 肥満度と血清脂質との関係

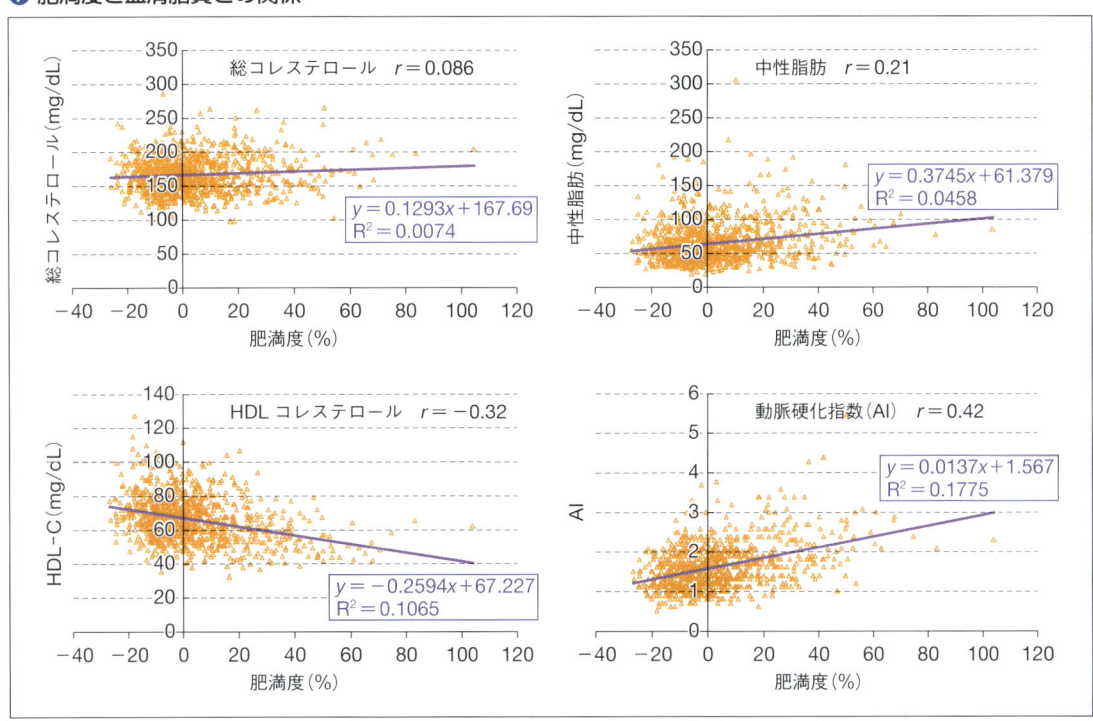

総コレステロール　$r=0.086$
$y=0.1293x+167.69$
$R^2=0.0074$

中性脂肪　$r=0.21$
$y=0.3745x+61.379$
$R^2=0.0458$

HDLコレステロール　$r=-0.32$
$y=-0.2594x+67.227$
$R^2=0.1065$

動脈硬化指数（AI）　$r=0.42$
$y=0.0137x+1.567$
$R^2=0.1775$

中学1年生男女990人（自験データ，空腹時採血による）
AI：atherogenic index.

炎（non-alcoholic steatohepatitis：NASH）である．肝臓はインスリン抵抗性の影響が最初に出現する臓器とされる．

肥満と脂質異常

肥満により脂質代謝は活発になるが，肥満に伴う血清脂質値異常の頻度は 20〜30％である．総コレステロールは正常あるいは若干増加する程度であるが，中性脂肪高値・低比重リポタンパクコレステロール（HDL-C）低下の頻度が高い．これはインスリン抵抗性によるリポタンパクリパーゼの作用不全を反映しており，中性脂肪増加あるいは HDL-C 低下はメタボリックシンドロームの診断基準に含まれる．

肥満度と各種脂質，動脈硬化指数との関係を ❼ に示す．

肥満と高血圧

肥満小児の約 10％が正常高血圧とされる．肥満小児における血圧上昇には，成人と同様に，交感神経の活動亢進，レニン-アンギオテンシン系の亢進，インスリン抵抗性，血管機能の異

❽ 肥満で血圧が上昇する機序

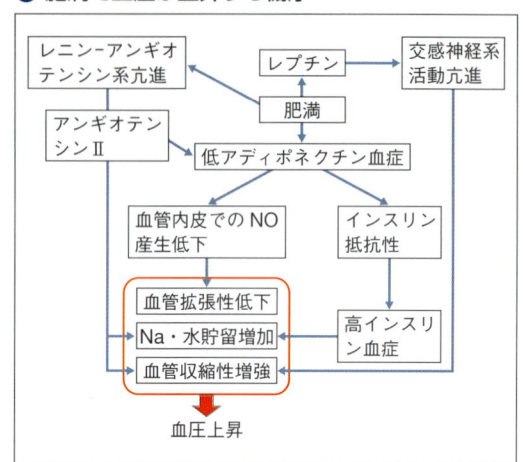

❾ 肥満と成長・成熟との関係

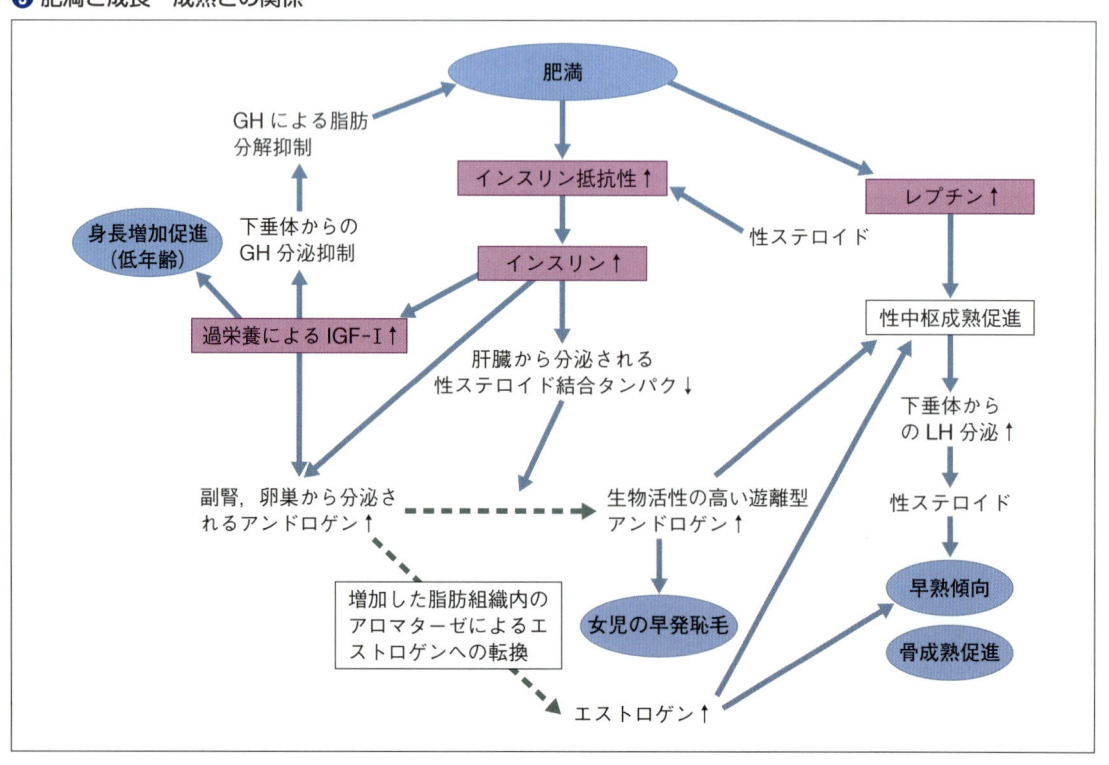

常などが関係している（❽）．血管内皮細胞で産生される一酸化窒素（NO）には，血管拡張作用がある．

肥満と成長，成熟との関係

肥満児童は低年齢群では標準体型の児に比べて高身長の傾向であるが，高年齢群では骨成熟促進により骨端線が早く閉鎖して身長はむしろ低くなる傾向にある．レプチンには，食欲抑制やエネルギー産生を高める作用のほかに，視床下部性中枢に作用して，思春期発来を早める作用もある．また，高インスリン血症により肝臓からの性ステロイド結合タンパクの分泌が低下すると，生物活性の高い遊離型性ステロイドが増加するために，恥毛出現などの性発達を促進することになる（❾）．続発性無月経をきたす多嚢胞性卵巣症候群（PCOS）もインスリン抵抗性の表現形とされる[6]．

■文献

1) Freemark M. Child obesity. In：Brook C, et al, editors. Brook's Clinical Pediatric Endocrinology. 6th ed. Oxford：Wiley-Blackwell；2009. p.530-53.
2) 吉田俊秀．肥満の遺伝子と環境因子．診断と治療 2012；100：1789-801．
3) Moran A, et al. Insulin resistance during puberty：results from clamp studies in 357 children. Diabetes 1999；48：2039-44.
4) Sinaiko AR, Caprio S. Insulin resistance. J Pediatr 2012；161：11-5.
5) 雨宮伸．肥満の生理学．日本小児内分泌学会編．小児内分泌学．東京：診断と治療社；2009. p.497-500．
6) 有阪治．症候からみる臨床検査のすすめかた―過体重，肥満．小児科診療 2011；74（増刊）：41-8．

（有阪　治）

🗝 Keyword

インスリン抵抗性：インスリンが効きにくい状態であり，糖尿病，高血圧，脂質異常などの生活習慣病の根本的な背景メカニズムの一つである．
内臓肥満：内臓周囲に蓄積した脂肪細胞からは，インスリン抵抗性を増大させるアディポサイトカインや遊離脂肪酸が過剰に分泌され，糖尿病や動脈硬化を促進する．
アディポネクチン：脂肪細胞から分泌されるインスリン感受性を高める作用をもつアディポサイトカインであるが，内臓肥満では分泌が低下する．
子どもの動脈硬化病変：動脈硬化の初期病変は10歳代でも認められることが，米国のボガルサ心臓調査（Bogalusa Heart Study）における剖検所見から明らかになっている．

10 栄養の成長への影響

子どもの特徴

子どもの特徴，すなわち成人との違いは成長，発達することであり，栄養障害から成長障害を起こし発達障害に至る可能性がある．また，起こる疾患は成人と同じでも「成長中」「受動的」という意味で成人とは違う．すなわち，親へのアプローチが重要である．ヒトは出生後1〜2年という長い授乳期・離乳期をもっている．その間は親（保護者）から食物を与えられなければ生存できない生物である．「受動的」の意味は大きい．

ヒトの神経系の発達と栄養

神経系の発育には受抗期（vulnerable period）がある．ラット体発育のピークは生後3週間にあり，それまでの栄養障害はその後いくら食べてもキャッチアップしない．発展途上国チリにおけるフィールドワークから，ヒトの乳児の低栄養が永続的な成長障害（脳DNAと頭囲の減少）と知能低下を招くことが示された．脳成長の急進期における成長障害が脳の構造と機能に永続的な障害を残し，ヒトではその受抗期は胎生後期から生後18か月までである．

最近の大阪府立母子保健総合医療センター新生児科のデータでも，1,000g未満の超低出生時において周産期の栄養が良い群（cBUNが10mg/dLより大きい）が1歳6か月において認知適応が有意に高かった（❶）[1]．また，子どもの知能と頭囲は正の相関をすることも示されており[2]，成長障害をみたときに頭囲も測定することが大切であり，逆に言えば，頭囲の成長が阻害されている成長障害は治療を急ぐ必要がある．

Consideration points

栄養は，先進国においても子どもの成長・発達に強くかかわる

❶ ヒトの乳児の低栄養が永続的な成長障害（脳DNAと頭囲の減少）と知能低下を招くことが示され，その受抗期は胎生後期から生後18か月までである．また子どもの知能と頭囲は正の相関を示す．
❷ 乳児期には栄養，幼児・学童期には成長ホルモン，思春期には性ホルモンが身長増加にかかわる．
❸ IGF-Iは栄養指標であり，栄養障害によりGH/IGF-I系が変化し，食事組成とくに炭水化物の摂取量にIGFタンパクが関係する．
❹ 生活リズムも成長に影響を与える．文部科学省が「早寝早起き朝ごはん」を推奨している．
❺ 低身長児は慢性栄養障害に陥っている可能性がある．
❻ 子宮内環境に対する胎児の適応（Barker仮説）と子宮内から乳児早期までの栄養障害，その後の急速な環境改善によるミスマッチにより，将来メタボリックシンドロームになりやすい（DOHaD）．日本ではやせ妊婦が増加しそれに伴い出生体重が減少しており，次世代のメタボリックシンドロームを招く懸念がある．
❼ 正しい食育により，栄養障害の次世代への影響を断ち切る必要がある．

栄養不良（malnutrition）は除脂肪組織（lean body mass：LBM）が減少することによって起こってくるが，進行するなかでまず，筋肉量の減少（骨格筋，心筋，平滑筋），次に内臓タンパクの減少（アルブミン，トランスフェリンなど），免疫系の破綻（リンパ球，補体，抗体，rapid turnover proteins〈RTP〉などの減少）が起こり，進行すると創傷治癒の遅延が生じ，さらに臓器の機能不全（消化管，肝臓，心臓）が起こり栄養障害への適応ができなくなり，70％までLBMが減少すると死に至る．これは成人で示された数値であるが，小児ではさらに栄養障害が成長・発達に与える影響は大きくなる．

❶ 周産期の栄養と1歳6か月でのDQ

	cBUN>10mg/dL	<10mg/dL	p
症例数	14	29	
体重（kg）	9.1	9.4	NS
身長（cm）	77.5	79.8	NS
頭囲（cm）	47.6	47.0	NS
発達指数			
認知・適応	97.7	87.3	<0.02
全領域	95.7	88.6	NS

在胎28週未満，1,000g未満．
NS：有意差なし．
cBUN：corrected BUN
（長屋建ほか．2002[1]）

子どもの成長とそれを規定する要素

ICPモデル（❷）[3]

Karlbergが身長発育パターンを数学的分析し，3期に分かれることを示した．

Infant（乳児期）：成長スピードが最も大きい胎児期後半から乳児期の成長で，これを支えている大きな要素は「栄養」．

Child（子ども期）：1歳ごろから穏やかに成長する時期で，「成長ホルモン」が関与．

Puberty（思春期）：「性ホルモン」が関与しスパートをかけ成長が完了する．

このうち，どの要素が欠けても順調な成長はできない．

成長ホルモン作用のメカニズム

インスリン様成長因子Ⅰ（insulin-like growth factorⅠ：IGF-Ⅰ）（ソマトメジンC）は成長ホルモン（growth hormone：GH）に反応して肝臓あるいは軟骨細胞から分泌される成長因子で，長管骨の伸長，筋肉の成長を通して成長を促す．IGF-Ⅰの作用は睡眠，栄養で促進され，ス

❷ 小児の身長発育に関わる成長因子（ICPモデル）

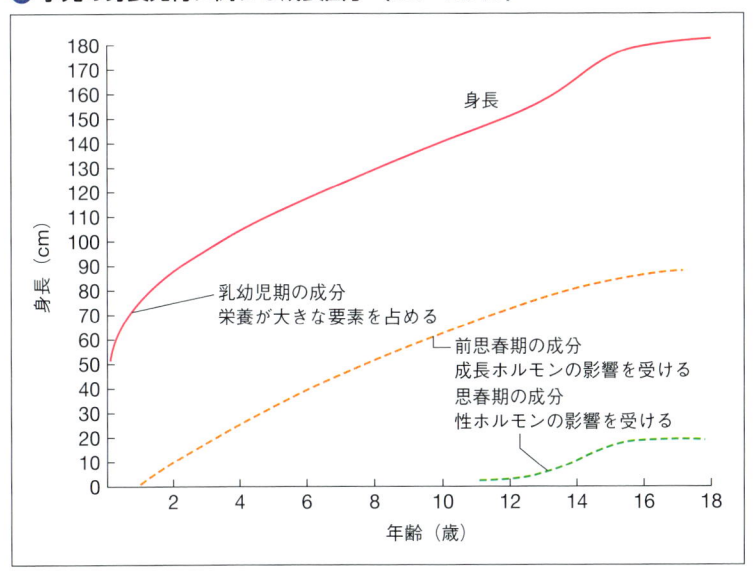

乳幼児期の成分 栄養が大きな要素を占める
前思春期の成分 成長ホルモンの影響を受ける
思春期の成分 性ホルモンの影響を受ける

乳児期～3歳（I）：栄養
9か月～前思春期（C）：成長ホルモン
思春期～成人（P）：性ホルモン
（Karlberg J. 1994[3]）

トレス，低栄養で抑制される．

■ 栄養障害とGH/IGF-I系の変化

血清IGF-Iは，ヒトの成人，小児，乳児，動物の疾患時，健康個体の実験系ともに非常に敏感な急性栄養障害の指標（栄養評価）であり，思春期前の小児では慢性・急性の栄養障害においてIGFタンパクは身体計測を反映する．

神経性食欲不振症ではIGF-I，インスリン様成長因子結合タンパク（insulin-like growth factor binding protein-3：IGFBP3）は低下，GHは高値を示す．一方，栄養状態の回復をIGF-Iは最もよく反映し，極端な栄養障害ではBMI（body mass index）やほかの体組成をIGFタンパクが反映する[4]．

■ 食事組成とIGFタンパク

食事中の炭水化物と脂肪量がIGFタンパクに影響し，血清IGF-I濃度を維持するのにタンパク摂取量に関係なく11〜18 kcal/kgのカロリー摂取が必要である．また，カロリー摂取が十分であれば（35 kcal/kg），タンパク摂取量のわずかの増加（0.2 g/kg）に反応して血清IGF-I濃度が上昇する．すなわち，栄養はIGF-Iの重要な調整因子である．

カロリーとタンパクは，IGF-Iの血清濃度の調整に不可欠であるがカロリーのほうがタンパクよりも重要である．絶食後には，カロリーが適量であればタンパクが少なくてもIGF-Iは増加するが，一方，タンパクが十分であってもカロリーがなければIGF-Iは増加しない[5]．

■ RTPとしてのIGF-I

半減期が短い血清タンパク質で，短期間あるいは中等度の栄養障害を的確にとらえることができるものをRTPという．IGF-Iも半減期12〜15時間のRTPであり，敏感な栄養指標でもある．血清アルブミンの半減期は2〜3週間である[5,6]．

■ 生活リズム：「早寝早起き朝ごはん」国民運動の推進について

平成20年度の国民栄養調査での朝食の欠食率は，1〜5歳では5〜6％で，20〜40歳の子育て世代で最も高くなり30％にも達する．平成17年度乳幼児栄養調査において，就寝時刻が遅くなるほど朝食の欠食が増える．すなわち，朝食を食べない理由は就寝時刻が遅いことも一因である．就寝時刻は幼児で11時台以降が36％を占めている．睡眠は成長ホルモン（GH）の分泌促進因子の一つであり，適切なタイミングでの睡眠と食事が影響を及ぼし合う．

小児のエネルギー必要量の基本構成を❸に示す．子どもは，活動分のエネルギーに加えて，成長するためのエネルギーが必要で，成人に比べてエネルギー必要量は多い．したがって，もし朝食を欠食してしまうと，エネルギー必要量を2食で補うことになり，結果的に摂取不足を招くことになる．

子どもたちが健やかに成長していくためには，適切な運動，調和のとれた食事，十分な休養・睡眠が大切で，子どもがこうした生活習慣を身につけていくためには家庭の果たすべき役割は大きい．

最近の子どもたちをみると，「よく体を動かし，よく食べ，よく眠る」という成長期の子どもにとって当たり前で必要不可欠な基本的生活習慣が大きく乱れている．このような状況から食事や睡眠など生活リズムの乱れは，個々の家庭や子どもの問題として見過ごすことなく，社会全体の問題としての取り組みが重要な課題となっている．

そのため文部科学省が政策として，平成18年4月に本運動に賛同する百を超える個人や団体（PTA，子ども会，青少年団体，スポーツ団体，文化関係団体，読書・食育推進団体，経済界など）などとともに「早寝早起き朝ごはん」全国協議会を設立し，キャンペーンを行っている．

❸ 小児のエネルギー必要量の基本構成

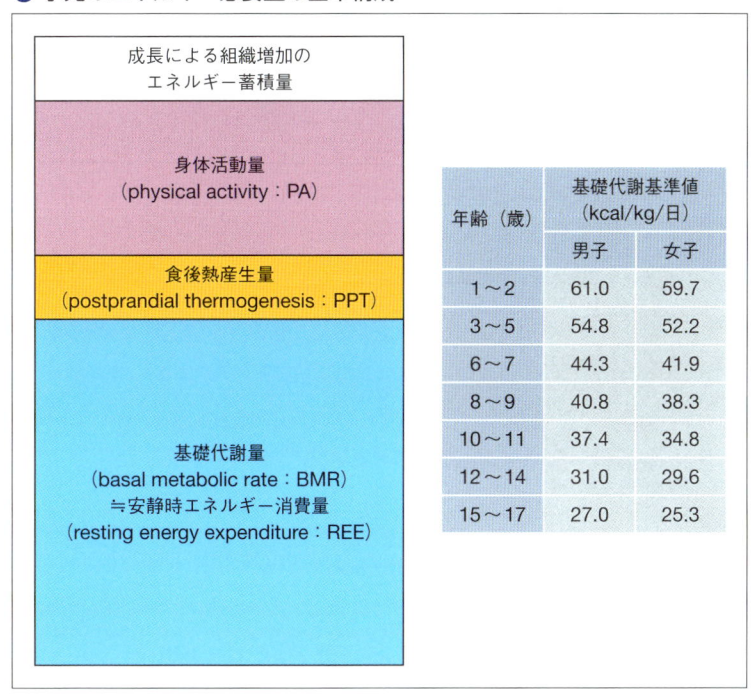

| 成長による組織増加のエネルギー蓄積量 |
| 身体活動量（physical activity：PA） |
| 食後熱産生量（postprandial thermogenesis：PPT） |
| 基礎代謝量（basal metabolic rate：BMR）≒安静時エネルギー消費量（resting energy expenditure：REE） |

年齢（歳）	基礎代謝基準値（kcal/kg/日）	
	男子	女子
1～2	61.0	59.7
3～5	54.8	52.2
6～7	44.3	41.9
8～9	40.8	38.3
10～11	37.4	34.8
12～14	31.0	29.6
15～17	27.0	25.3

（2010年版日本人の食事摂取基準）

成長障害と栄養

小児の栄養評価法

栄養状態の客観的な指標として，以下のさまざまな栄養評価がある．
① 身体計測：身長，体重，BMI
② 管理栄養士による食事調査
③ 血液検査：アルブミン，RTP（プレアルブミン，トランスフェリン，レチノール結合タンパク，IGF-Iなど），BUN/クレアチニン
④ 窒素平衡
⑤ 基礎代謝

身体計測は従来より栄養評価に用いられてきた．

慢性栄養障害と低身長児

低身長児は慢性栄養障害に陥っている

Waterlowの小児の栄養障害分類を❹に示す[6]．

当院のNST（Nutritional Support Team）の一次スクリーニング（身長，BMI）の結果解析から，低身長児は普通の体格の児に比べて有意に血清アルブミン値が低い[7]．

低身長を主訴に外来受診し，重篤な基礎疾患がなく，身長が80cm以上の，2～10歳の思春期発来前の児21例について，管理栄養士により6か月の栄養管理を行った結果，アルブミン，IGF-Iスコアが有意に増加し，身長スコアも－2.7から－2.56と有意に伸びたことから，現代社会においても低身長児は慢性栄養障害に陥っていると考えられる．

低身長児の食生活の特徴

自験例73人の栄養調査の結果，以下のことがわかった．
① 総エネルギーでは大きな不足はないが，栄養バランスが悪く，とくに三大栄養素では炭水化物が不足していた．カルシウム，リン，鉄，亜鉛が不足し，ビタミンではビタミンB_1が不足し，さらに食物繊維が不足していた．食品では，米の摂取が少なく，いも，豆，野

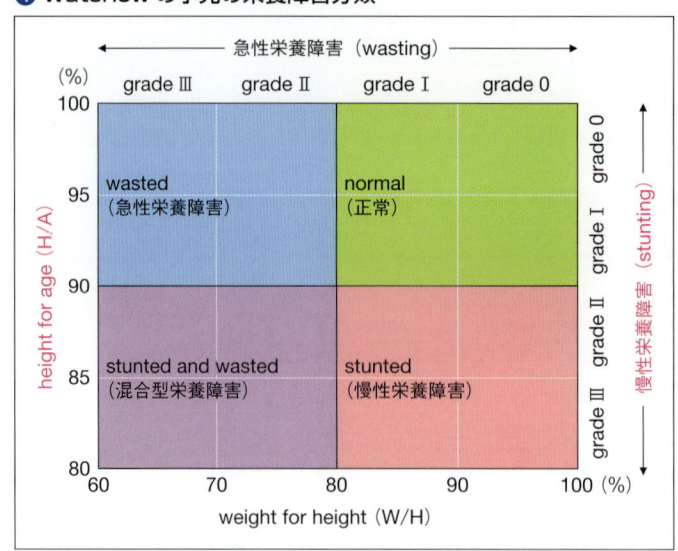

❹ Waterlowの小児の栄養障害分類

小児の低身長は慢性栄養障害の指標である．

菜，果物，海草も少ない．小麦と魚，肉，卵は比較的よく摂取されていた．

② 食事状況として，とくに朝の食欲がなく，朝食の摂取エネルギーが低い，食事に時間がかかる（幼児〈$n=31$〉 $45.2±19$ 分，学童〈$n=17$〉 $43.2±19$ 分であった）．食事中，常に親が食事の強要をしていることが多い．3度の食事は嫌いだが，おやつは好き．

③ 生活パターンとして夜の就寝時刻が遅い．

亜鉛とGH/IGF-I（❺）

亜鉛の生理作用は，成長，皮膚およびその付属器官の新陳代謝，生殖機能，骨格の発育，味覚の維持，行動への影響などさまざまで，古くから亜鉛欠乏は成長障害を起こすことが報告されている．亜鉛補足により低身長児の成長速度が有意に増加した報告もある[8]．

亜鉛欠乏がIGF-Iの産生を低下させ，IGFの細胞レベルでの反応性を低下させる，亜鉛欠乏で骨でのGH抵抗性を誘発する，など亜鉛欠乏が直接的・間接的にGH/IGF-I系に影響する．

体型の年次変化（❻）

国民健康・栄養の現状（平成17年）（6～14

❺ ZnとGH/IGF-I

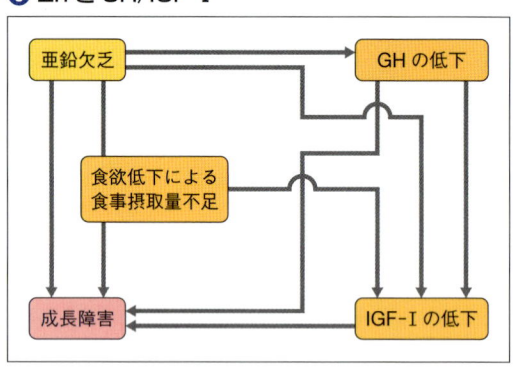

歳）で，体格が二極化していることがわかる（❻）．すなわち，肥満もあるがやせが増えている．学齢期における肥満傾向児頻度推移は8～10％で，頭打ちであるのに対して痩身傾向が年々増えている．

上腸間膜動脈症候群によるやせの進行

❼ に示すように，思春期の身長増加に伴う体重増加が十分でないとやせが進行し上腸間膜動脈症候群を起こしてきて，さらにやせが進行するという悪循環を生じる．神経性食欲不振症との鑑別も必要になる．早く気づき，少量頻回食を根気よく行うことが必要である．栄養状態の

❻ 体型の年次変化（6〜14歳）

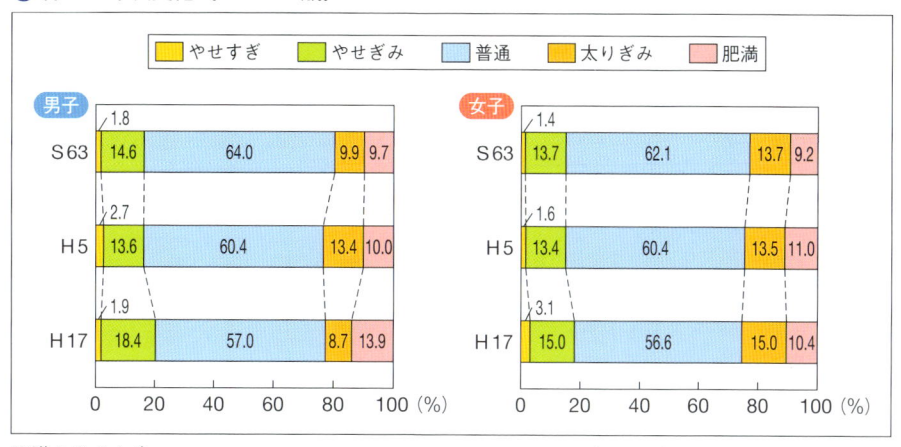

凡例：やせすぎ／やせぎみ／普通／太りぎみ／肥満

男子
- S63: 1.8 / 14.6 / 64.0 / 9.9 / 9.7
- H5: 2.7 / 13.6 / 60.4 / 13.4 / 10.0
- H17: 1.9 / 18.4 / 57.0 / 8.7 / 13.9

女子
- S63: 1.4 / 13.7 / 62.1 / 13.7 / 9.2
- H5: 1.6 / 13.4 / 60.4 / 13.5 / 11.0
- H17: 3.1 / 15.0 / 56.6 / 15.0 / 10.4

肥満もやせも多い．

（国民健康・栄養の現状，平成17年）

❼ 上腸間膜動脈症候群によるやせの進行

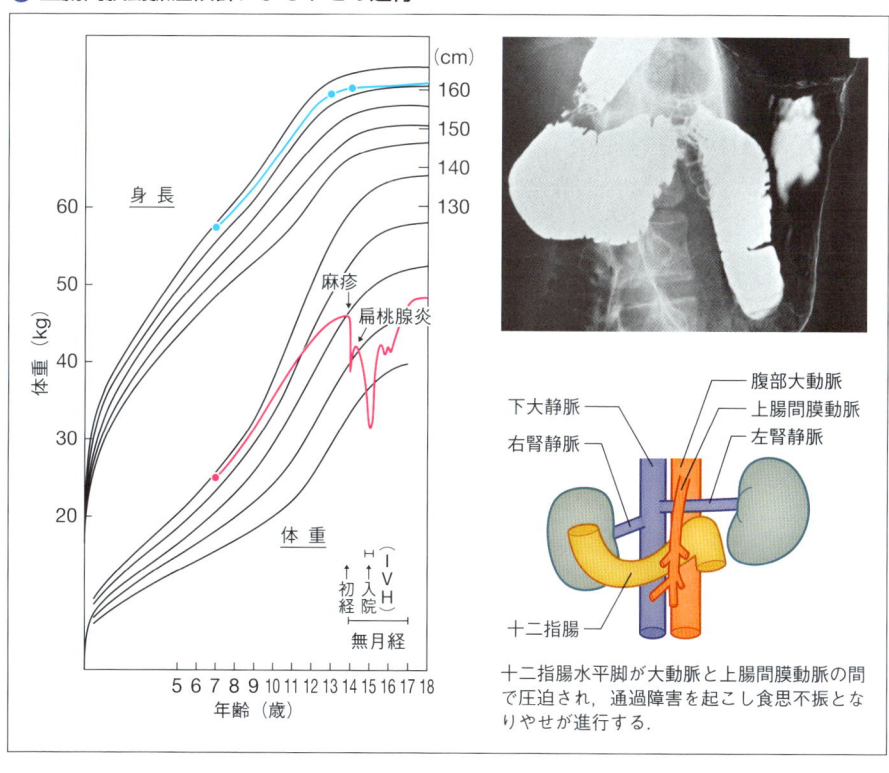

十二指腸水平脚が大動脈と上腸間膜動脈の間で圧迫され，通過障害を起こし食思不振となりやせが進行する．

悪化が著しければ，高カロリー輸液や経鼻胃チューブによる経腸栄養も必要である．

■ 体重増加不良の原因疾患

　大阪府立母子保健総合医療センターに1年間に入院精査を要した乳児50例の原因疾患は，

① 摂取量不足：偽性腸閉塞2例，成長ホルモン欠乏症（GHD）2例，代謝疾患1例，扁桃肥大1例，養育過誤5例
② 栄養素の喪失：胃食道逆流症（GERD）24例，難治性下痢9例，短腸症候群2例，肝疾患4例
③ 代謝の亢進：間脳症候群など0

であった．養育過誤が10％を占めていることに

注意を要する．栄養療法が主体の疾患のなかにGHDが含まれている．扁桃肥大で離乳食がのみ込めないために摂取量が低下する状態も重要であり，診察時にチェックを忘れてはならない．

SGA（small for gestational age）性低身長症の栄養管理のジレンマ

今までに述べたように，「低栄養が神経発達障害を起こすこと」と，後述するDOHaDの考え方である「出生後の急激な成長促進はその後の生涯でインスリン抵抗性とメタボリックシンドロームの発症に強く影響する」こととは，相反する状況である．

DICT（小児期移行の遅延）について

前述のICPモデルにおける乳児期と小児期の移行時期に変速点をICT（infancy-childhood transition；小児期移行）とよぶ．DICT（ICTが遅れること）と成人身長は負の相関が認められ，乳児期から小児期への移行は，最終的な成人身長の最も重要な決定因子である．DICTではIGF-Iの上昇が遅い[9]（❽）[10]．

栄養障害の次世代への影響

短期的低栄養のモデルであるDutch famine

Barkerの報告で，第二次世界大戦時期にドイツ軍の占領下におかれたオランダの特定地域において，約半年間にわたり極端な食料調達困難環境が生じた．この期間に妊娠中だった女性より出生し，後に成人となった群は，占領下の影響を受けなかったほかのオランダの地域の成人群に比較し，高血圧やメタボリックシンドロームが高率に発症していたことが明らかとなった．

❽ DICTとIGF-Iの推移

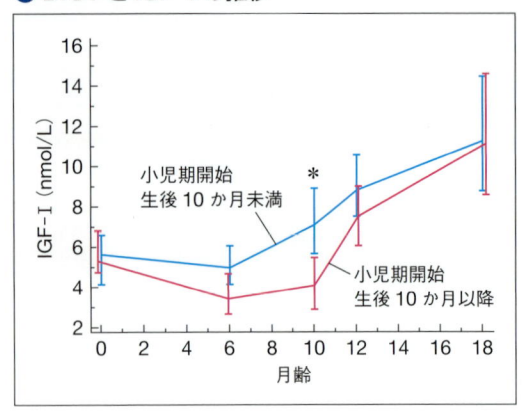

＊DICTの症例は，生後10か月の時点での血中IGF-I濃度が有意に低い（$p<0.05$）．
（Gluckman PD, Hanson MA. 2004[10]）

子宮内環境に対する胎児の適応と新生児期・乳児期の環境に対する児の反応

Barker仮説：胎児期の劣悪な子宮内環境に対して，発達中の胎児臓器が適応し，その適応がepigeneticな機序を介して，生涯にわたって刻み込まれることによると考えられ，「胎児プログラミング」とよばれている．

DOHaD（developmental origins of health and disease）：胎児期だけでなく，新生児期（発達期）の栄養障害で不可逆的な反応が生じ，発達が完了した時期の環境とミスマッチが起これば将来の耐糖能異常がプログラミングされる[9]．

やせ妊婦の問題

出生体重が低いと児が将来メタボリックシンドロームになるリスクが上がる．日本での出生体重は減少しており（❾），妊娠前の母体のBMIが低いほど低出生体重児の出生率が上がる（❿）ことから，若年女性のやせが増えていることは，次世代の将来のメタボリックシンドロームを引き起こす危険性が上がる．若年女性の体格を適正化する必要がある．

❾ 日本の平均出生体重の推移（男児，女児）

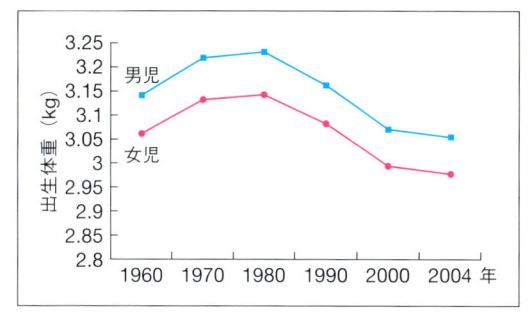

（母子衛生研究会編．母子保健の主たる統計．2005）

❿ 妊娠前BMI別における妊娠中の体重増加と低出生体重児出現頻度の関連性

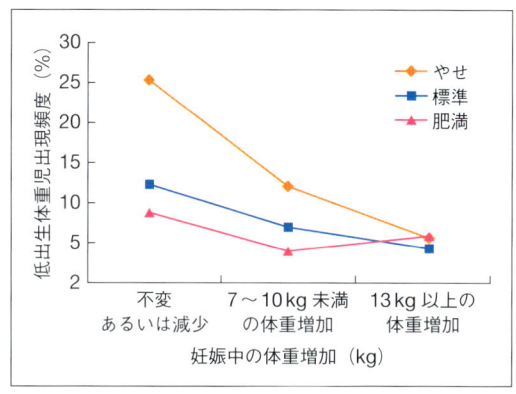

（中村敬，福岡秀興．母体の体格および妊娠中の体重増加量と低出生体重児．愛育ネット 表5より作成．Ksan05.web.fc2.com/mysite3/1bw04.pdf）

食育

子どもたちが豊かな人間性をはぐくみ，生きる力を身につけていくために何よりも重要なのが「食」である．子どもたちへの食育は，心身の成長および人格の形成に大きな影響を及ぼし，生涯にわたって健全な心と身体，豊かな人間性の基礎となるものである．

家庭，学校，保育所，地域などを中心に，国民運動として，食育の推進に取り組んでいくことが，われわれに課せられている課題である．

食育基本法：食生活で，栄養の偏り，不規則な食事，肥満や生活習慣病の増加，過度の痩（そう）身志向などの問題に加え，新たな「食」の安全上の問題や海外への依存の問題が生じており，「食」に関する情報が社会に氾濫するなかで，人々は，食生活の改善の面からも，「食」の安全の確保の面からも，自ら「食」のあり方を学ぶことが求められる．平成17年4月に，学校の食育を推進する栄養教諭の配置がスタートした．同年7月には食育基本法が施行され，平成18年3月には食育基本法具現化のために食育推進基本計画が策定された．

子どもは成長・発達することが成人との違いで，健やかな成長・発達のためには栄養が中心的な役割を担い，そのためバランスの良い食事と規則正しい食生活が重要である．食育をはじめ子どもに関わるすべての人は，子どもの成長の軌道からのはずれを早期に見つけ，軌道修正の手助けをする大切な役割を担っている．

■文献

1) 長屋建ほか．超低出生体重児のBUN値と修正1歳6ヶ月時の発育・発達．日未熟児新生児会誌 2002；14：85-91．
2) Gale CR, et al. Critical periods of brain growth and cognitive function in children. Am J Epidemiol 2003；158：1075-82.
3) Karlberg J, et al. a Linear growth retardation in relation to the three phases of growth. Eur J Clin Nutr 1994；48 Suppl 1：S25-43.
4) Caregaro L, et al. Insulin-like growth factor 1 (IGF-1), a nutritional marker in patients with eating disorders. Clin Nutr 2001；20：251-7.
5) Smith WJ, et al. Effects of caloric or protein restriction on insulin-like growth factor-I (IGF-I) and IGF-binding proteins in children and adults. J Clin Endocrinol Metab 1995；80：443-9.
6) Waterlow JC. Note on the assessment and classification of protein-energy malnutrition in children. Lancet 1973；2：87-9.
7) 西本裕紀子，位田忍ほか．小児専門病院におけるNSTの現状と課題．日小児栄消肝会誌 2007；21：96-103．
8) Nakamura T, et al. Mild to moderate zinc deficiency in short children：effect of zinc supplementation on linear growth velocity. J Pediatr 1993；123：65-9.
9) Hochberg Z, Albertsson-Wikland K. Evo-devo of infantile and childhood growth. Pediatr Res 2008；64：2-7.
10) Gluckman PD, Hanson MA. Living with the past：evolution, development and patterns of disease. Science 2004；305：2179-86.

（位田　忍）

> **🔑 Keyword**
>
> **IGF-I**：栄養障害により GH/IGF-I 系が変化し，IGF-I は栄養評価の指標である血清 rapid turnover proteins（RTP）の一つと考えられる．食事組成とくに炭水化物の摂取量に IGF タンパクが反応する．
>
> **ICP モデル**：小児の身長の成長の軌道を形成する 3 要素は，I（infant：乳児期）は栄養，C（children：小児期）は成長ホルモン，P（puberty：思春期）は性ホルモンである．I から C への移行が遅れる DICT が成人身長と負の相関がある．
>
> **DOHaD**：子宮内から乳児早期までの栄養障害と，その後の急速な環境改善によるミスマッチにより将来メタボリックシンドロームになりやすい．日本ではやせ妊婦が増加しそれに伴い出生体重が減少しており，次世代のメタボリックシンドロームを招く懸念がある．
>
> **発達**：ヒトの乳児の低栄養が永続的な成長障害（脳 DNA と頭囲の減少）と知能低下を招くことが示され，その受抗期は胎生後期から生後 18 か月までである．また子どもの知能と頭囲は正の相関を示す．
>
> **低身長**：以前から慢性栄養障害（stunting）の指標であり，低身長児は栄養障害の側面がある．

11 外性器と脳の性分化のメカニズム

性分化と4つの性

ヒトの性は，通常4つ存在する（❶）．
① 遺伝的性であり，受精時の性染色体構成の違い（Y染色体の有無）で決定される．すなわち，Y染色体（SRY）が存在すれば男性へ，存在しなければ女性へと分化する．
② 性腺の性であり，遺伝的性に従って，男性では精巣，女性では卵巣が形成される．
③ 外性器の性であり，胎児精巣由来ホルモン（とくに男性ホルモン）の作用があれば男性型へ，作用がなければ女性型へと分化する．
④ 脳の性であり，外性器同様，男性ホルモンの作用があれば男性型へ，作用がなければ女性型へと分化する．

これらの臓器・組織は，脳も含め明瞭な男女差を有し，この構造の性差が，性的機能の性差と密接に関連している．

社会的性の決定は，従来，外性器の形態が重視されてきたが，脳の性分化（性自認）が最も重要な因子として注目されている．たとえば，内外性器の発達や妊孕性の有無は，社会的性の決定において考慮すべきではあるが，自身の性自認と異なる性や違和感のある性のもとでは，身体的性発達や妊孕性が存在しても，その性的機能を十分に発揮することは期待しがたい．むしろ，性分化疾患ではない性同一障害患者にみられるように，ヒトは，身体的性の特性よりも脳の性分化状態に応じた性のもとで，より安定して存在しうると考えられる．

❶ 性分化における4つの性

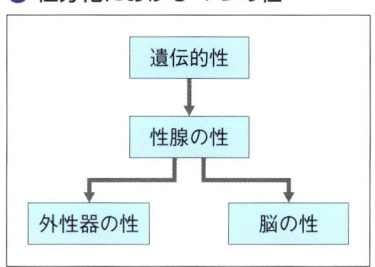

```
遺伝的性
  ↓
性腺の性
 ↓    ↓
外性器の性  脳の性
```

Consideration points

ヒト胎児期における性分化の要諦

❶ ヒトの性分化において，性腺は，Y染色体上のSRY遺伝子が作用すると精巣へ，作用しないと卵巣へ分化する．
❷ 外性器や脳の性は，胎児精巣由来ホルモンが作用すると男性型へ，作用しないと女性型へ分化する．
❸ 女性はdefault phenotypeであり，そのための遺伝的プログラムが存在し，男性はinduced phenotypeであり，SRYや胎児精巣由来ホルモン作用を中核とするプログラムが存在する．
❹ 男性では体細胞分化が先行し，女性では生殖細胞分化が先行する．すなわち，胎児精巣はホルモン分泌細胞（Leydig細胞やSertoli細胞）を有し，一方，胎児卵巣は減数分裂細胞（卵母細胞）を有する．

性腺の分化

性腺は，まず精巣・卵巣のいずれにも分化できる未分化性腺として出現し，その後，遺伝的性（SRYの有無）に従って，胎児精巣あるいは胎児卵巣が形成される（❷）．胎児精巣はホルモン産生機能を有し，胎児卵巣は減数分裂細胞（卵母細胞）を有する（❸）．また，組織的にはSRYで誘導される胎児精巣の形成が早く，卵巣は，SRY効果がなかった後のdefault pathwayで形成され，そのため胎児精巣形成より遅れて認識される．

未分化性腺は，未分化体細胞成分（前駆支持細胞，前駆ステロイド産生細胞，結合組織細胞など）と原始生殖細胞から成る．未分化体細胞成分はホルモン産生細胞の分化や性腺の形態保持に必須であり，この成分の形成障害は，完全な場合には性腺無形成を生じ，不完全な場合にはその後の体細胞分化を障害してさまざまな程度の性腺形成障害を招く．この過程が男女共通であることに一致して，性腺無形成はXXとXYの同胞発症が報告されている．一方，原始生殖細胞成分は配偶子形成能の獲得に必須であり，この成分の欠落は，体細胞成分のみから成る未分化性腺形成を招き，その結果，雄では体細胞成分の分化を経て生殖細胞を欠く胎児精巣が形成され，雌では卵母細胞への分化およびその後の体細胞成分形成が起こらないため完全性腺異形成となる．

胎児精巣は，精子形成能を欠くがホルモン産生能をもつSertoli細胞やLeydig細胞を有し，精巣下降，性管・外性器・脳の男性化を引き起こす．したがって，外性器や脳の性分化は，胎

❷ 性腺の分化

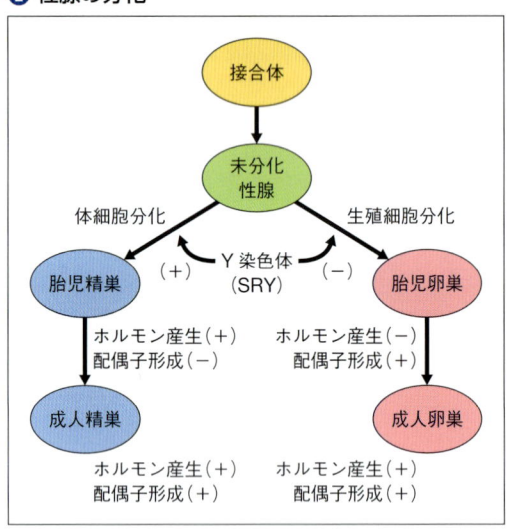

❸ 胎児精巣・卵巣と成人精巣・卵巣の組織像

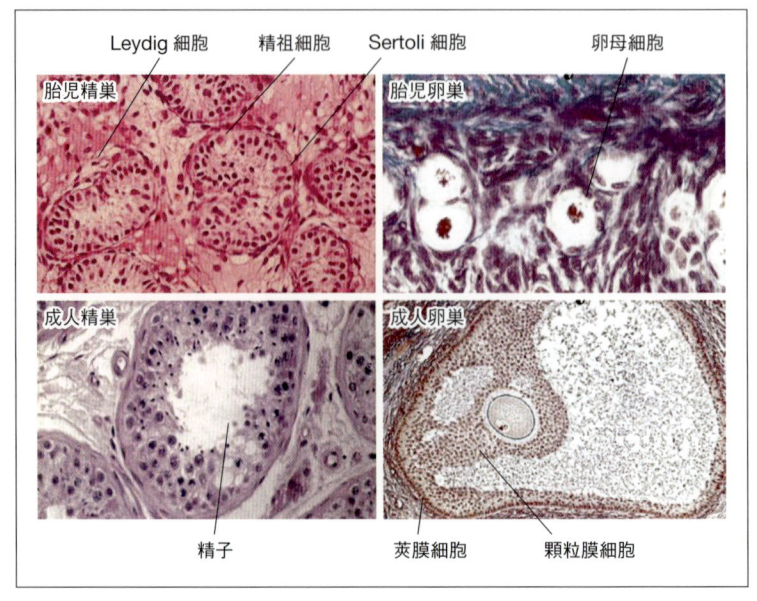

児精巣の有無に集約され，胎児卵巣の有無は関与しない．この過程の障害は46,XY性腺異形成を招く．そして，この過程が男性特異的であることに一致して，46,XY性腺異形成の同胞発症は46,XY患者のみに限定される．

　胎児卵巣は，体細胞成分の分化を欠くためホルモン産生能はもたないが，減数分裂進行を反映する卵母細胞（および原始卵胞）を有する性腺である．この卵母細胞は，相同染色体の対合により特徴づけられ，思春期における卵胞発育およびそれに伴う卵巣体細胞分化に必須である．この過程の障害は46,XX性腺異形成を招く．そして，この過程が女性特異的であることに一致して，46,XX性腺異形成の同胞発症は46,XX患者のみに限定される．

　なお，性腺は，思春期にさらに分化し，性ホルモン分泌と配偶子形成の両者を有する成人精巣と成人卵巣となる（❸）．この過程では，性腺からの成長因子と下垂体からのゴナドトロピンが重要な役割を果たしている．

胎児精巣ホルモンの分泌

　性腺形成以降の性分化は，精巣由来ホルモン効果の有無に集約される．まず，テストステロンは，性分化の臨界期（在胎10〜16週）において胎盤ゴナドトロピンの刺激により，胎児精巣のLeydig細胞において大量に産生される（❹）．このテストステロンおよび外性器組織でテストステロンから変換されたジヒドロテストステロンは，男性型外性器の形態形成に必須である．したがって，この時期の男性ホルモン効果の低下・消失は，外性器の形態異常（尿道下裂，曖昧外性器，女性型外性器など）を伴う．

　性分化臨界期以降の胎児期においては，下垂体ゴナドトロピンの刺激により少量の男性ホルモンが産生される．この男性ホルモンは，外性器（ペニスなど）の成長に重要な役割を果たしている．したがって，この時期の男性ホルモン効果の低下・消失は，外性器の形態異常を伴わないミクロペニスを主体とする表現型を招く．

　ここで，男性ホルモン産生は，従来から知られているfrontdoor pathwayのほかに，17-OHプロゲステロンからテストステロンを経ずに直接ジヒドロテストステロンを産生するbackdoor pathwayが存在することが，明らかとなっている．また，Leydig細胞から分泌されるInsulin-like 3も同様の分泌パターンを示すとされる．Sertoli細胞から分泌される抗Müller管ホルモンは，男児においてのみ高値を示す．

❹ Leydig細胞におけるテストステロン，Insulin-like 3の産生

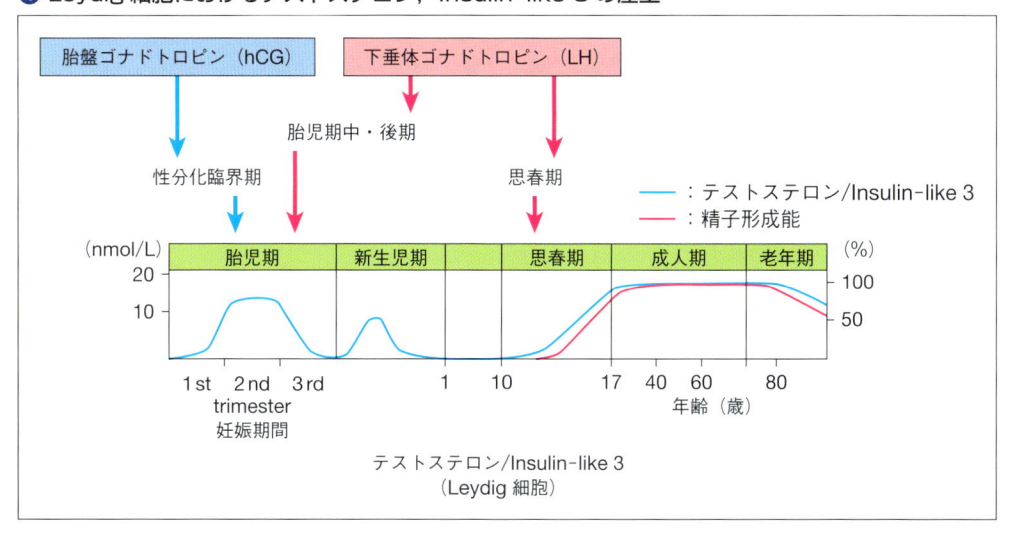

性腺の局在

性腺は，腹腔内で発生し，男性では陰嚢に下降し，女性では腹腔内にとどまる．この精巣下降は，腹腔内移動と鼠径部移動に大別される（❺）．

原則的に，腹腔内移動は，性分化臨界期において大量に産生されたテストステロンによる頭側懸垂靱帯の消退と大量のInsulin-like 3による精巣導帯の発達によりもたらされる．なお，テストステロンの作用は，先天性副腎リポイド過形成患者やアンドロゲン受容体異常症患者の精巣が必ずしも腹腔内にとどまらないことから，少量で十分である可能性がある．一方，Insulin-like 3の作用は，ノックアウトマウスが完全な腹腔内停留精巣を呈することから，より重要である可能性がある（ヒトではヘテロの変異のみ同定されている）．また，抗Müller管ホルモンが，腹腔内移動に関与する可能性も指摘されている．一方，鼠径部移動は，主に少量の持続する下垂体黄体形成ホルモン（luteinizing hormone：LH）刺激によるテストステロンの効果によりもたらされる．

ここで重要なことは，Insulin-like 3/Insulin-like 3受容体が，精巣の下降のみに関与することに対し，男性ホルモンは精巣機能にも関与することである．そのため，Insulin-like 3/Insulin-like 3受容体の異常による停留精巣では，精巣固定術により妊孕性が回復することがノックアウトマウスで示され，また，ヒトにおいてもおそらく同様である．一方，男性ホルモン低下による停留精巣（その大多数は部分的ゴナドトロピン分泌不全）では，精巣固定術を行っても通常妊孕性が回復しがたい．

性管の性分化

この性管の分化・形成は，男性・女性ともに，まずMüller管とWolff管が出現し，その後性腺の性に合致する性管のみが発達し，他方が消失するという独特な分化・形成過程をとる（❻）．

Wolff管は，テストステロンが存在するとき精巣上体・輸精管・精嚢に分化し，存在しないとき退縮する．Müller管は，抗Müller管ホルモンが存在するとき退縮し，存在しないとき子宮・卵管・腟上部に分化する．したがって，テストステロンはWolff管のアポトーシスを阻害する物質であり，抗Müller管ホルモンはMüller管のアポトーシスを誘導する物質である．また，これらの効果は，ホルモンが近傍の組織に作用するパラクリンで発揮される．

❺ 頭側懸垂靱帯の消退（hCG-T）と精巣導帯の発達（hCG-INSL3）

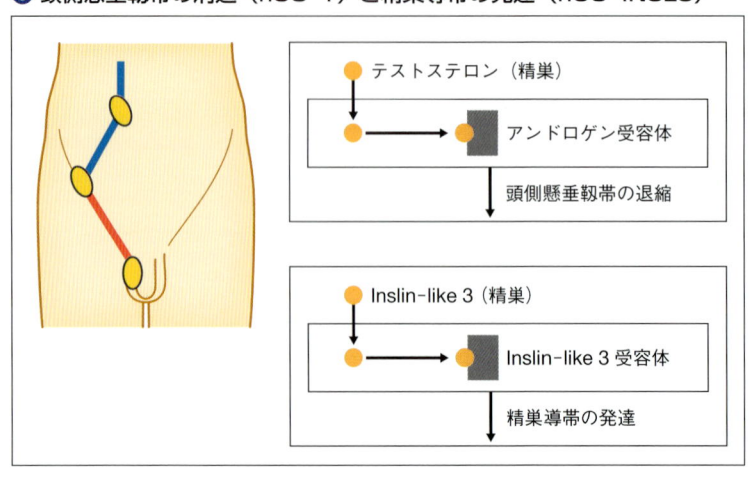

❻ 性管の性分化

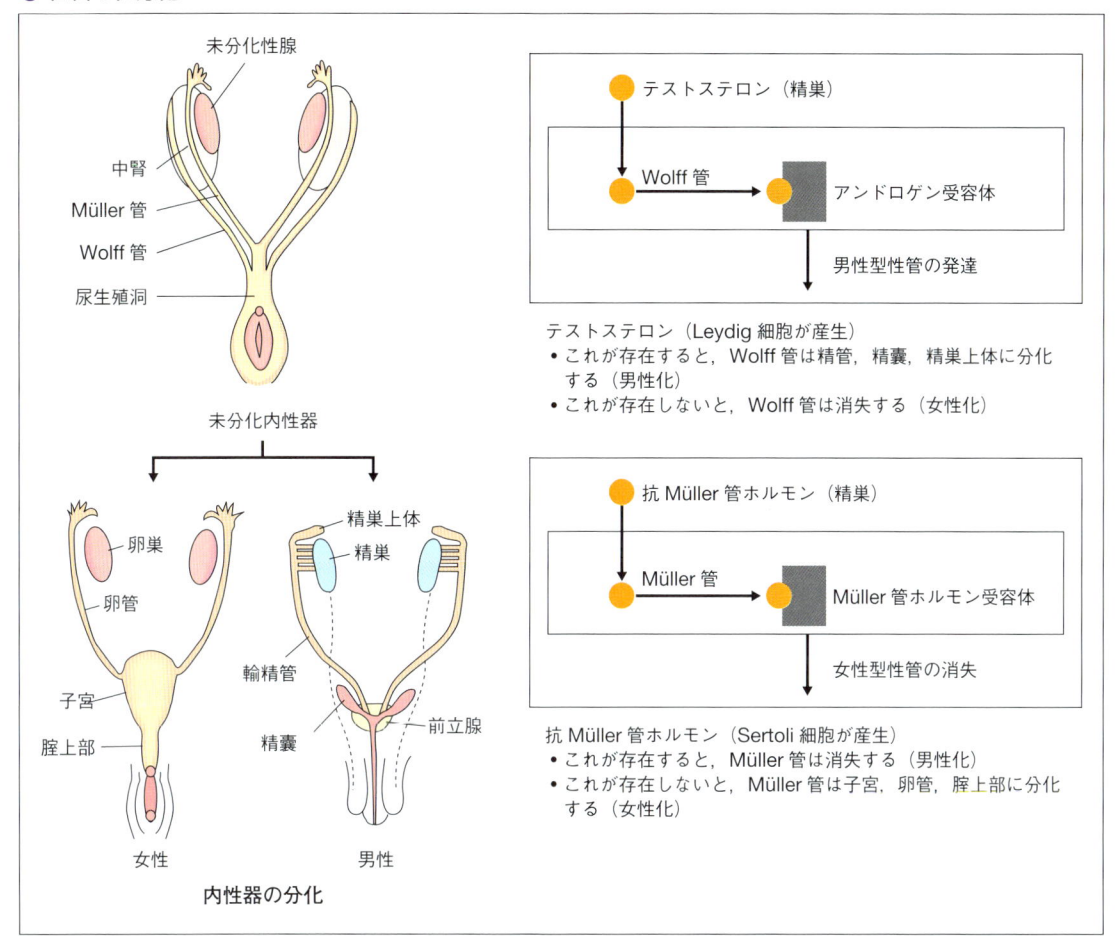

未分化性腺
中腎
Müller 管
Wolff 管
尿生殖洞

未分化内性器

卵巣
卵管
子宮
腟上部
女性

精巣上体
精巣
輸精管
精嚢
前立腺
男性

内性器の分化

テストステロン（精巣）
↓
Wolff 管 → アンドロゲン受容体
↓
男性型性管の発達

テストステロン（Leydig 細胞が産生）
- これが存在すると，Wolff 管は精管，精嚢，精巣上体に分化する（男性化）
- これが存在しないと，Wolff 管は消失する（女性化）

抗 Müller 管ホルモン（精巣）
↓
Müller 管 → Müller 管ホルモン受容体
↓
女性型性管の消失

抗 Müller 管ホルモン（Sertoli 細胞が産生）
- これが存在すると，Müller 管は消失する（男性化）
- これが存在しないと，Müller 管は子宮，卵管，腟上部に分化する（女性化）

外性器の性分化

外性器は，テストステロンから局所の 2 型 5α-還元酵素により変換されたジヒドロテストステロンが存在するとき陰茎・陰嚢に分化し，存在しないとき陰核・陰唇となる（❼）．ここで，繰り返しになるが，男性外性器の分化が，大量の一過性の胎盤ゴナドトロピン刺激により産生された大量のテストステロン，ジヒドロテストステロンに起因し，その後の外性器発達が，少量の持続する LH 刺激によるテストステロンの効果によりもたらされることを強調したい．

したがって，性分化臨界期における男性ホルモン作用を阻害する病態（精巣形成不全，男性ホルモン産生障害，2 型 5α-還元酵素異常症，アンドロゲン受容体異常症，胎盤形成不全など）は，女性型外性器から尿道下裂までさまざまの外性器の形態異常を伴う（胎盤形成不全は，おそらく子宮内発育不全児において尿道下裂が生じやすい原因となる）が，その後のテストステロンの男性ホルモン作用を阻害する病態（主にゴナドトロピン分泌不全）は，形態異常を伴わないミクロペニス（および停留精巣）を生じることになる．

脳の性分化

脳も，テストステロン，ジヒドロテストステ

❼ 外性器の性分化

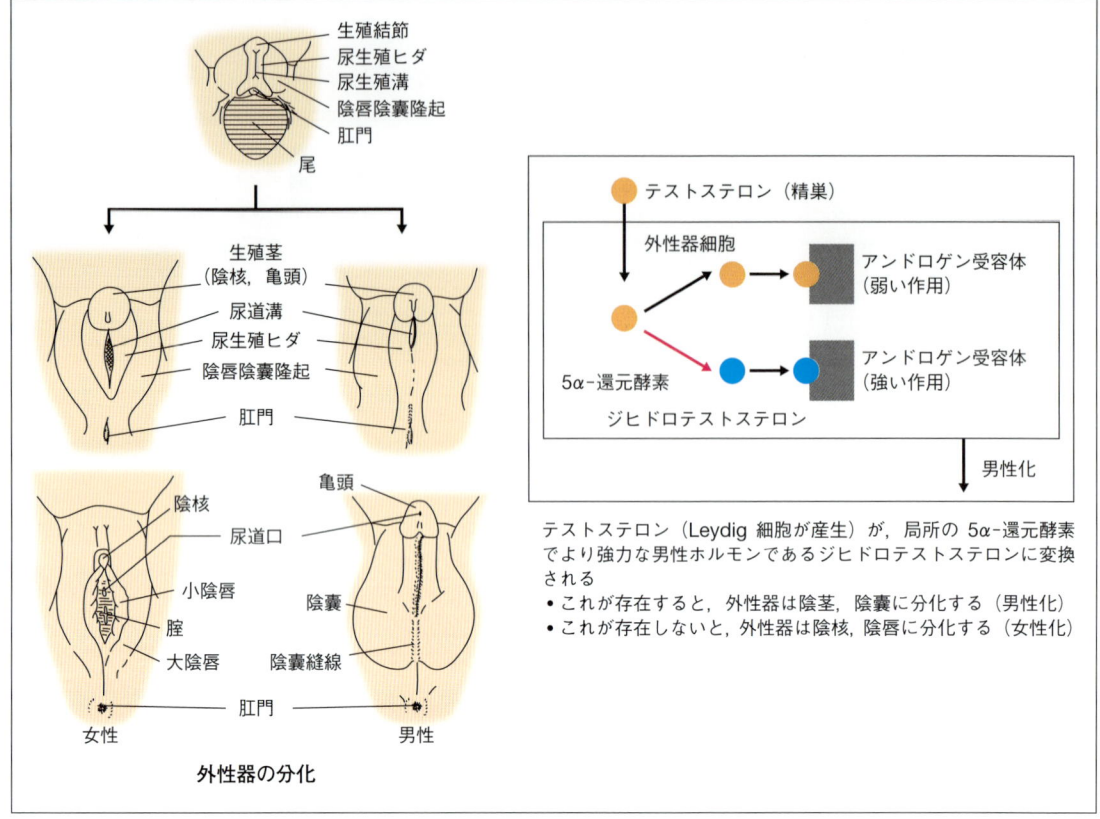

外性器の分化

（外性器の分化：Spaulding MH. The development of the external genitalia in the human embryo. Contrib Embryol Carnegie Inst 1921；13：69-88 をもとに作成）

ロンが存在するとき男性型に，存在しないとき女性型に分化する．これは，げっ歯類における脳の男性化が，アロマターゼによるエストロゲン産生に依存することと大きく異なる．ここで，性分化疾患における性同一性障害の頻度から，胎児期に男性ホルモンに曝露されることが，その後の性自認にきわめて大きな役割を果たしていることがうかがえる．

Key Points🗝

胎児期性分化のまとめ
- ❽に示すように，胎児期性分化は，SRYや精巣由来ホルモンが作用することが男性型性分化を招き，作用しないと女性型性分化となる．

代表的疾患

アンドロゲン受容体異常症

アンドロゲン受容体異常症はX染色体連鎖劣性疾患であり，高頻度に認められる（❾）．その病変部位から，XY個体では精巣が形成され，すべての精巣由来ホルモンは分泌されるが，テストステロン，ジヒドロテストステロンの効果はみられない．そのため，外性器・脳は女性化し，抗Müller管ホルモンのためMüller管構造は消失し，精巣はある程度下降する．

精巣を放置すると，テストステロンから返還されたエストラジオールの作用で，思春期には乳房発育が認められる．生下時に精巣が外陰部

❽ 胎児期性分化

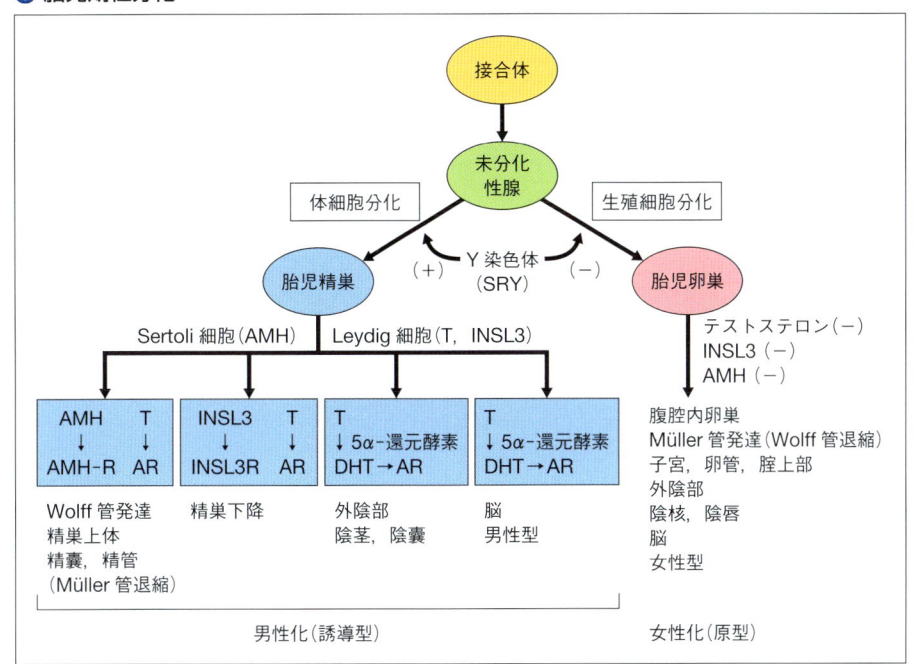

```
                          接合体
                            ↓
                          未分化
                          性腺
              体細胞分化   ↙   ↘   生殖細胞分化
                        Y染色体
           胎児精巣  (+) (SRY) (−)  胎児卵巣
```

Sertoli 細胞（AMH）　Leydig 細胞（T, INSL3）

AMH　T	INSL3　T	T	T
↓　↓	↓　↓	↓5α-還元酵素	↓5α-還元酵素
AMH-R　AR	INSL3R　AR	DHT→AR	DHT→AR

Wolff 管発達　精巣下降　外陰部　脳
精巣上体　　　　　　　陰茎, 陰嚢　男性型
精囊, 精管
(Müller 管退縮)

胎児卵巣側：
テストステロン（−）
INSL3（−）
AMH（−）

腹腔内卵巣
Müller 管発達（Wolff 管退縮）
子宮, 卵管, 腟上部
外陰部
陰核, 陰唇
脳
女性型

男性化（誘導型）　　　　　女性化（原型）

AMH：抗 Müller 管ホルモン，AMH-R：抗 Müller 管ホルモン受容体，INSL3：Insulin-like 3，AR：アンドロゲン受容体，T：テストステロン，DHT：ジヒドロテストステロン．

❾ アンドロゲン受容体異常症

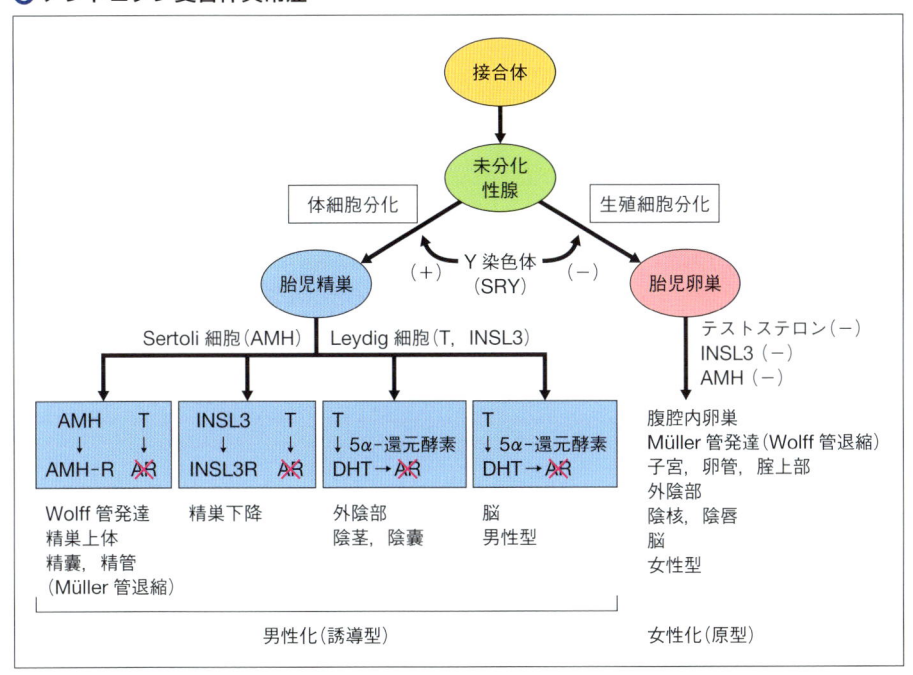

```
                          接合体
                            ↓
                          未分化
                          性腺
              体細胞分化   ↙   ↘   生殖細胞分化
                        Y染色体
           胎児精巣  (+) (SRY) (−)  胎児卵巣
```

Sertoli 細胞（AMH）　Leydig 細胞（T, INSL3）

AMH　T	INSL3　T	T	T
↓　↓	↓　↓	↓5α-還元酵素	↓5α-還元酵素
AMH-R　~~AR~~	INSL3R　~~AR~~	DHT→~~AR~~	DHT→~~AR~~

Wolff 管発達　精巣下降　外陰部　脳
精巣上体　　　　　　　陰茎, 陰嚢　男性型
精囊, 精管
(Müller 管退縮)

テストステロン（−）
INSL3（−）
AMH（−）

腹腔内卵巣
Müller 管発達（Wolff 管退縮）
子宮, 卵管, 腟上部
外陰部
陰核, 陰唇
脳
女性型

男性化（誘導型）　　　　　女性化（原型）

染色体：46,XY，性腺：精巣（テストステロン，抗 Müller 管ホルモン産生），性管：Müller 管なし，Wolff 管なし，外性器：女性型（思春期陰毛発育なし），脳：女性型，乳房：発育あり．

⑩ 2型5α-還元酵素異常症

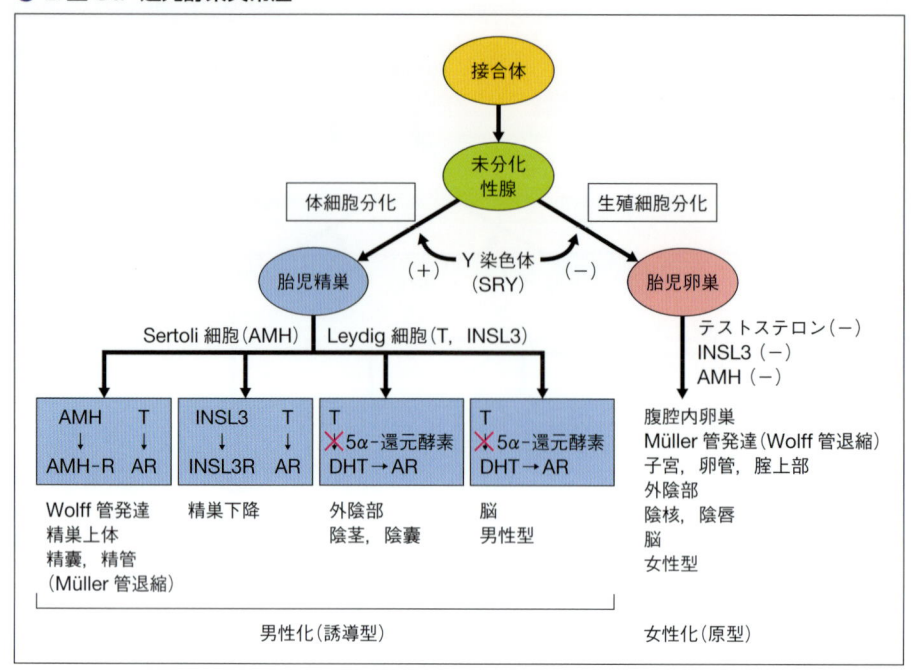

染色体：46,XY，性腺：精巣（テストステロン，抗Müller管ホルモン産生），性管：Müller管なし，Wolff管あり，外性器：曖昧（ある程度の男性化を伴う女性型），脳：曖昧（ある程度の男性化を伴う女性型），乳房：通常発育なし．

⑪ XY性腺異形成

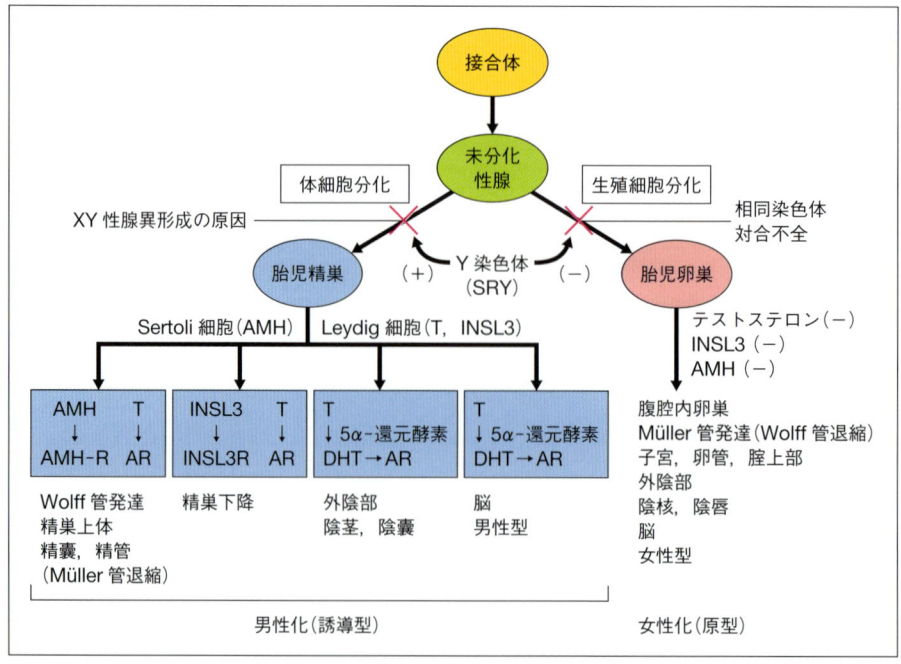

染色体：46,XY，性腺：索状性腺（テストステロン，抗Müller管ホルモン産生なし），性管：Müller管あり，Wolff管なし，外性器：女性型，脳：女性型，乳房：発育なし．

に触知されることで見つかるか，思春期に無月経で受診することが多い．

2型5α-還元酵素異常症

2型5α-還元酵素異常症は常染色体劣性疾患であり，その病変部位から，XY個体では精巣が形成され，すべての精巣由来ホルモンは分泌されるが，ジヒドロテストステロンの効果のみがみられない（⓾）．そのため，外性器，抗Müller管ホルモンのためMüller管構造は消失し，精巣はかなり下降する．

最も重要な点は，脳が胎児期にテストステロンに曝露されるため，脳の男性化が生じやすい点である．さらに，思春期には，テストステロンの増加と1型5α-還元酵素の活性亢進のために，いっそう脳の男性化が進行する．そのため，女性として養育された患者の約60％が，男性への性別変更をしており，この疾患では，社会的性は男性を基本とすることが推奨されている．

生下時に精巣が外陰部に触知されることや，さまざまな外性器形態異常で見つかるか，思春期に無月経で受診することが多い．

XY性腺異形成

XY性腺異形成では未分化性腺は形成されるが，その後の精巣分化が生じず，同時に相同染色体対合不全により卵巣分化も生じなくなり，その結果，索状性腺となる（⓫）．すべての精巣由来ホルモンの効果がないために，内外性器や脳の性分化は女性型となる．思春期に乳房発育欠如や無月経で受診することが多い．

⓬ 21-水酸化酵素欠損症

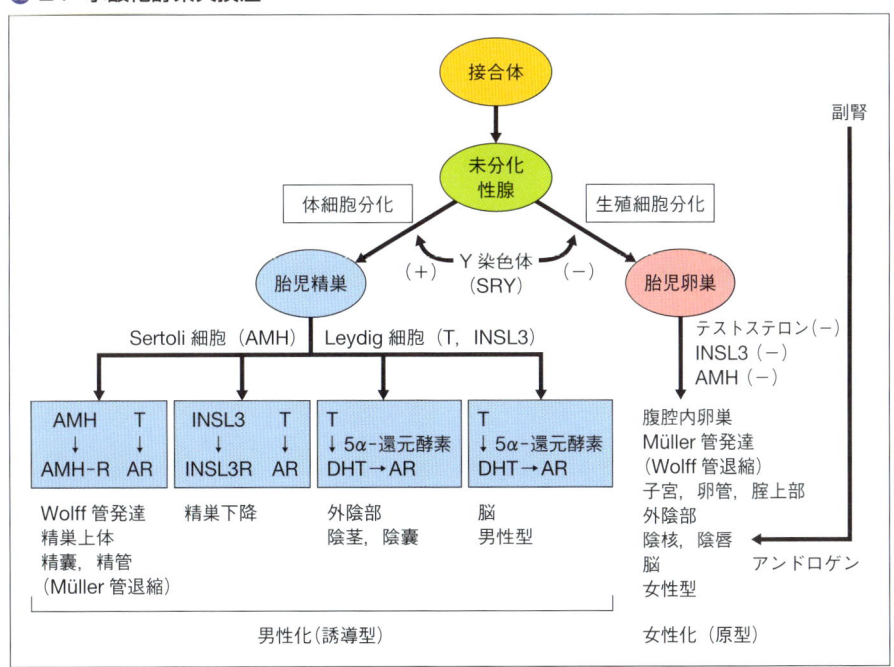

```
                            接合体
                              │
                           未分化性腺
              体細胞分化  ／        ＼ 生殖細胞分化
                      (+) Y染色体 (−)
                         (SRY)
                胎児精巣                 胎児卵巣
         Sertoli細胞(AMH)  Leydig細胞(T, INSL3)
                                        テストステロン(−)
                                        INSL3 (−)
                                        AMH (−)
    AMH   T    INSL3  T    T          T
     ↓    ↓      ↓    ↓   ↓5α-還元酵素  ↓5α-還元酵素
   AMH-R  AR  INSL3R  AR  DHT→AR       DHT→AR

   Wolff管発達  精巣下降   外陰部       脳
   精巣上体              陰茎，陰嚢    男性型
   精囊，精管
   (Müller管退縮)

              男性化(誘導型)                    女性化(原型)
```

副腎 → アンドロゲン

胎児卵巣側：
腹腔内卵巣
Müller管発達
（Wolff管退縮）
子宮，卵管，腟上部
外陰部
陰核，陰唇
脳
女性型

染色体：46,XX，性腺：卵巣，精管：Müller管あり，Wolff管なし，外性器：男性化，脳：男性化，乳房：発育あり．

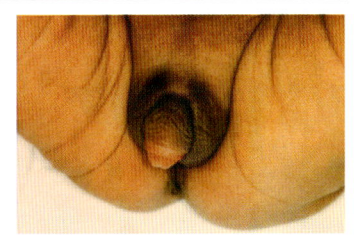

21-水酸化酵素欠損症

21-水酸化酵素欠損症は，46,XX 女児における性分化疾患の代表である（❶）．主に胎児副腎と永久副腎の協調作用で産生される男性ホルモン効果により，外性器の男性化が生じる．しかし，卵巣をもつ個体であり，精巣由来ホルモンは存在しないため，Wolff 管構造はなく，Müller 管構造が存在する．

■参考文献

1) Achermann JC, Hughes IA. Disorders of sex development. In：Melmed S, et al, editors. Williams Textbook of Endocrinology. 12th ed. Philadelphia：Elsevier Saunders；2011. p.868-934.

（緒方　勤）

♂ Keyword

sex と gender：sex は生物的・身体的「性」を，gender は精神的，社会・文化的「性」の表現に用いられる．

性決定（sex determination）：一般に未分化性腺が胎児精巣あるいは胎児卵巣のいずれかに分化していく運命づけをさす．ここでは，SRY が決定的な役割を果たす．

性分化（sex differentiation）：性腺分化決定に引き続き，内外性器が男女特有のパターンに形成されていく過程をさす．ここでは，胎児精巣由来ホルモンが決定的な役割を果たす．

sex development：上記2つの概念を包含するものとして，英語で用いられる．日本語では通常，性分化と訳されるが，sex differentiation との概念的区別ができない．

性自認（gender identity）：男性あるいは女性としての性別自認を意味する．これは，主観的なものである．

性的役割あるいは性的ふるまい（gender role, gender behavior）：性自認と合致するふるまい・考え方であり，これは客観的評価が可能である．

Part 2

さまざまな症状や検査異常への対応と診断，治療

12 低身長

身長の評価

　日本では，10年ごとの小児全年齢の身体計測値が入手可能であり，最新のものは2010年度のものである．しかし，身長と体重の評価には，2000年度のデータから算出した基準値を用いることが妥当と考えられている[1]．この理由として，2010年度データでは肥満例の増加による影響がより大きくなっていること，および1990年度データでは成熟のsecular trendの影響がまだ残っているためである．

　secular trend（長期の傾向）とは，世代間の差異を意味し，成人身長に関するsecular trendは1990年代前半に終了し，成熟に関するsecular trendは2000年にほぼ終了したと考えられている．すなわち，日本人の最終身長は1990年代前半以降ほとんど変化しておらず，またその伸び方についても2000年以降はほぼ一定のパターンとなっていると推定されている（❶）．

　身長が同性同年齢の平均値の−2SDを下回っている場合を低身長とする．欧米では3パーセンタイル値（−1.88SDに相当）が用いられるが，これは−2SDに相当する2.27パーセンタイルを丸めたものである．−2SDを基準とするのは慣例的限界であり，これ以下であれば病的なものである可能性があるというほどの意味である（❷）．実際に病的な低身長児は，−2SDよりさらに低いことが多い．

　両親の身長と比して不相応に低い場合は，−2SD以上であっても精査対象と考えてよい．この

❶ 日本人各年齢平均身長の年次推移

	17.5歳平均身長		13.5歳平均身長	11.5歳平均身長
	男性	女性	男児	女児
1980年	169.7	157.0	156.9	144.9
1985年	170.2	157.6	157.7	145.5
1990年	170.4	157.9	158.8	146.3
1995年	170.8	158.0	159.6	146.7
2000年	170.8	158.1	160.0	147.1
2005年	170.8	158.0	159.9	146.9
2010年	170.7	157.9	159.7	146.8

17.5歳の平均身長は，日本人成人身長の近似値と考える．最大の成長速度を過ぎた年齢（男児13.5歳，女児11.5歳）での身長を，成熟の指標とする．

Consideration points

成長ホルモン分泌刺激試験を行う前に，評価しておくべきことは多い

❶ 2000年度の基準値を用いて，長期的な身長の推移を評価する．両親の身長とも比較する．
❷ 生理的な身長catch-down，思春期遅発を伴う成長の遅れ，SGA（small for gestational age）性低身長を含む体質性低身長，などが低身長の原因として頻度が高い．
❸ 特発性の成長ホルモン（growth hormone：GH）単独欠損の診断には，現在でも薬理学的GH分泌刺激試験を必要とする．
❹ 長期にわたるGH治療では，コンプライアンスの維持が重要である．
❺ 現時点では，GH治療の長期的な安全性に関する懸念は少ない．

❷ 正規分布

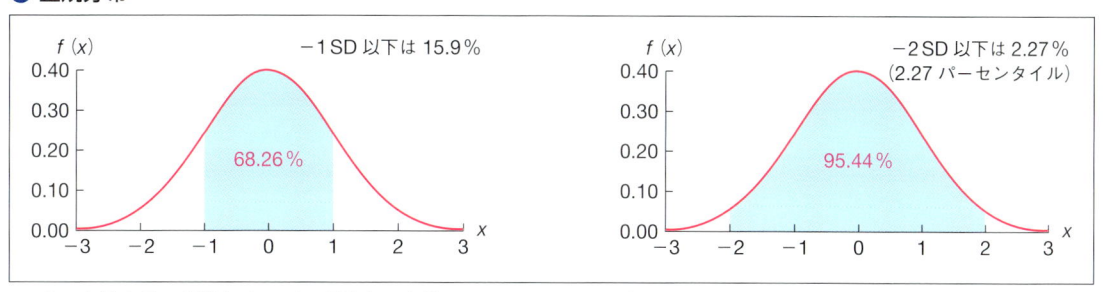

$f(x)$　　　　　　　　−1 SD 以下は 15.9 %
68.26 %

$f(x)$　　　　　　　　−2 SD 以下は 2.27 %
（2.27 パーセンタイル）
95.44 %

−2 SD を低身長の基準とするが，理論上は全体の 2.27 % がこれに該当する．3 パーセンタイルを低身長の基準に用いる場合もあるが，これは −2 SD を近似したものである．

❸ 疾患別の典型的な成長曲線

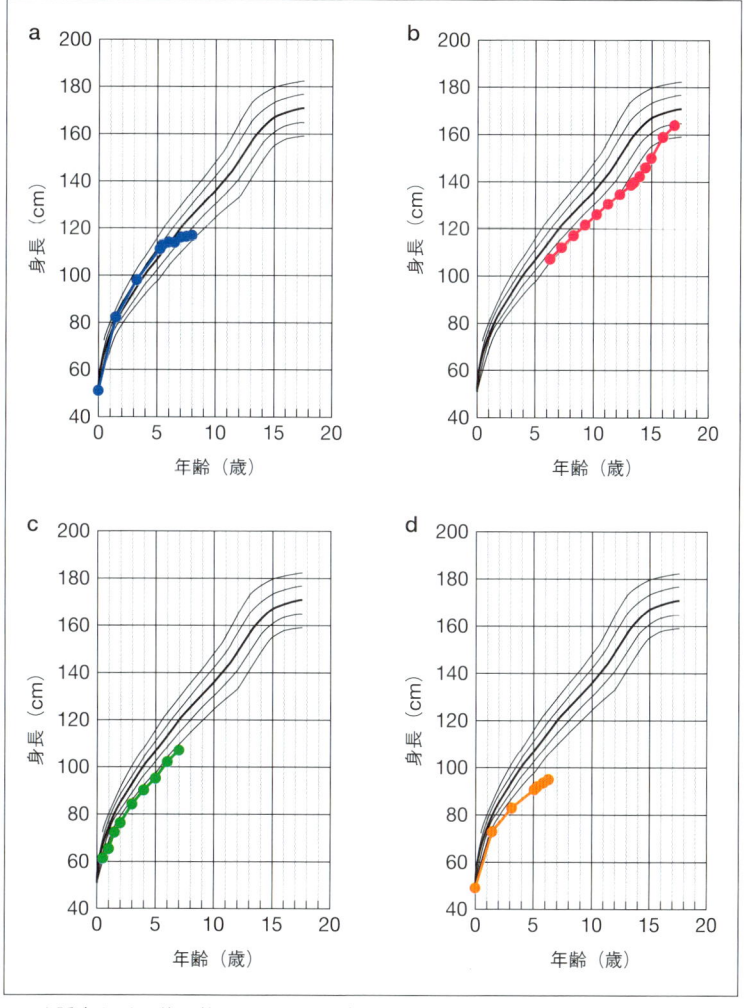

a：脳腫瘍などの後天的な原因による成長障害．
b：思春期遅発を伴う成長の遅れ．
c：軽症の GH 分泌不全性低身長症（GHD）．体質性低身長（SGA 性低身長症や家族性低身長症を含む）も，これに類似した成長曲線を示すことが多い．
d：重症の GHD．

場合，目標身長［両親の平均身長＋6.5 cm（男児），両親の平均身長－6.5 cm（女児）］を評価の目安とするとよい．

また，身長が－2 SD 以上であっても，成長率が低下している場合もまた，器質的疾患の可能性があるため，積極的に精査対象とする（❸a）．成長率の評価には成長曲線の作成が非常に有用である．

低身長の鑑別診断

－2 SD 以下の低身長，両親に比して不相応に低身長，または成長率の低下，のいずれかを認める場合は，その原因究明のための鑑別診断を行う．しかし，正確な診断がいつでも容易とは限らず，詳細な問診と診察，適切な検査の選択が重要となる．参考までに，筆者の行っている診察内容を ❹ に示す．

低身長を主訴に受診するケースに多い原因として，多くみられる疾患を述べる．

▌生理的 catch-down

2 歳までは，身長の生理的な catch-down/catch-up が生じる．出生時のサイズは胎児期の栄養状態に規定されるが，生後は遺伝的素因の関与が強くなるためである．したがって，目標身長が低い（両親が小柄な）乳児では，出生時のサイズが正常であれば，乳児期には徐々に身長 SD スコアが低下していくことになり，目標身長が高い場合はその逆となる．

▌思春期遅発を伴う成長の遅れ（❸b）

小食・やせ型の男児が典型で，父親が同様の成長パターンであれば，診断に有用である．経年的に成長率が低下し，12 歳以降に周囲との身長差が顕著となって受診することが多い．骨年齢が若く，インスリン様成長因子Ⅰ（insulin-like growth factorsⅠ：IGF-Ⅰ）も年齢基準と比較すると低値となる．また前思春期のこの時期

❹ 低身長の鑑別診断に役立つ診察所見の一例

顔面	大頭，小頭 ▶ 骨系統疾患，奇形症候群	
	特異顔貌 ▶ Turner 症候群，Noonan 症候群，その他の奇形症候群	
	前額部突出，正中部低形成 ▶ GH 分泌不全	
	顔面非対称 ▶ CHARGE 症候群，Russell-Silver 症候群	
	青色強膜 ▶ 骨形成不全	
	口蓋裂，軟口蓋裂 ▶ GH 分泌不全，奇形症候群	
頸部	翼状頸 ▶ Turner 症候群，Noonan 症候群	
	甲状腺腫大 ▶ 甲状腺機能低下症	
胸部	乳房発育	
皮膚	色素沈着，カフェオレ斑 ▶ Noonan 症候群，neurofibromatosis-1	
四肢	四肢短縮 ▶ 軟骨無・低形成症，他の骨系統疾患	
	外反肘，短指～Albright 徴候 ▶ 奇形症候群	
	大きな母指 ▶ Rubinstein-Taybi 症候群	
	slender digits ▶ 22q11.2 微細欠失	
	深い手掌のしわ ▶ Costello 症候群	
	第 5 指彎曲 ▶ Russell-Silver 症候群	
	関節弛緩 ▶ 骨形成不全	
	O 脚 ▶ 各種のくる病	
	下腿の dimple ▶ 低ホスファターゼ血症	
外陰部	外陰部発育の程度	
	停留精巣，小陰茎，陰囊低形成 ▶ 性腺機能低下症，奇形症候群	
	襟巻き状陰囊 ▶ Aarskog 症候群	

▶ は関連する疾患名を示す．
CHARGE：coloboma, heart disease, atresia choanae, retarded growth and retarded development and/or CNS anomalies, genital hypoplasia, and ear anomalies and/or deafness（syndrome）

に GH 分泌刺激試験を行うと，低反応を呈することもある．したがって，GH 分泌不全との鑑別には慎重を要する．

▌SGA 性低身長症，家族性低身長

幼児～学童期に低身長を主訴に専門医を受診する患児の 90％以上は，器質的疾患をもたない特発性低身長（体質性低身長）である．SGA 出生児の 90％程度は 3 歳までに－2 SD 以上の身長となるが，残る 10％は低身長にとどまり，この場合をとくに SGA 性低身長症とよぶ．また，片親が－2 SD 以下，あるいは両親がともに－1.5

SD 以下の身長である場合を，習慣的に家族性低身長と呼称する．

SGA での出生，および親が低身長であることは，上記診断の必要条件であるが，他の疾患を除外することが必要である．具体的には，GH 分泌不全などの内分泌疾患，Turner 症候群などの染色体異常，Russell-Silver 症候群や Noonan 症候群などの奇形症候群，軟骨低形成症などの骨系統疾患の除外が重要と思われる．

成長ホルモン分泌不全性低身長症（growth hormone deficiency：GHD）（❸c, d）

以前は下垂体性小人症と呼称されていた．GHD のなかでも，複数の下垂体ホルモンの分泌低下を伴うものは複合型下垂体ホルモン欠損症（multiple pituitary hormone deficiency：MPHD）とよび，GH のみの分泌低下は成長ホルモン単独欠損症（isolated GHD：IGHD）とする．また，日本の診断の手引きでは，GH 分泌不全の程度を負荷試験の頂値により判断し，軽症〜中等症〜重症との分類がなされている[2]．MPHD の多くは重症 GHD となる．

GH 分泌不全性低身長症（GHD）

診断

MPHD の場合は，顕著な成長障害，顔面正中部低形成，男児の小陰茎，眼球異常・口蓋裂などの合併，低血糖の既往，あるいは甲状腺ホルモン低値・IGF-I 異常低値などから，その存在を予想することは十分可能である．問題となるのは，多くが軽症〜中等症に該当する IGHD である．成長障害の程度も軽度で（❸c 解説参照），かつ視床下部-下垂体部の画像でも多くは異常を認めない．IGF-I も低値〜正常低値に分布し，正常者とのオーバーラップが大きくなる．したがって，現在でも，薬理的刺激による成長ホルモン分泌刺激試験（GH 刺激試験）が GHD 診断の gold standard である．

GH 刺激試験は，煩雑で児の負担が大きいが，再現性が低いため（＝特異性が低い），2 回の検査で評価することが一般的である．つまり，一度の低反応をもって GHD と診断することはできない．また逆に，基準値の 6 ng/mL（monoclonal RIA での 10 ng/mL に相当）も習慣的に決定されたものであり，正常小児での検討により求められたものではないため，6 ng/mL 以上の結果にて，GHD が完全に否定できるものでもない．

IGF-I 測定（年齢別に SD 値で評価したもの）は特異性が高いため，−2SD 未満であれば GHD の可能性が高くなるが，感度が低いため，IGF-I が正常であっても GHD の否定にはならない．しかし，IGF-I が 0SD を超えるほど十分高い場合は，GHD の可能性は低いと考えてよい．IGF-I 値の判定に際しては，常に適切な小児正常範囲と照合することが大切である[3]．IGF-I の基準値は「2 成長ホルモンと身長増加」❸（p.10）を参照されたい．

以上より，IGF-I 低値の場合は，GH 刺激検査を行う必然性がある．IGF-I が正常下限の場合の対応は一律には決められない．成長率や臨床症状を考え併せて，個別に GH 刺激検査の実施を考慮することになる．また，たとえ GH 刺激試験で GHD と診断されたとしても，GH 治療への反応が乏しい場合は，再度診断を考え直す必要もある．

治療

GH は，規定の投与量を週 6〜7 回に分けて皮下投与する．週 6 回より 7 回投与にて成長促進効果がより大きかったという報告がある[4]．また，製薬会社によりそれぞれ工夫された GH 投与デバイスが発売されているが，その選択に際して患児や家族の意見を尊重すると，治療意欲の維持に有用であるという調査結果もある[5]．GH 治療は長期間にわたりコンプライアンスの

維持が重要であるので，とくに治療開始時の印象は重要と思われる．また筆者は，小学校高学年になれば本人自身が注射することを一度は試みるように指導し，治療意欲の増進を期待している．

GHDであれば規定の0.175 mg/kg/週でも顕著な成長率の改善が得られるが，海外での投与量は0.20 mg/kg/週前後である．Turner症候群と軟骨無形成症では，肥満がない場合には0.35 mg/kg/週の投与量を維持するとよい．Prader-Willi症候群でも，0.245 mg/kg/週の規定量を維持する．肥満がある場合の対応に定まったものはないが，筆者は標準体重あたりに換算して投与量を設定している．

SGA性低身長症では，0.23〜0.47 mg/kg/週と幅のある設定で，効果不十分の場合に増量を考慮するようになっている．0.23 mg/kg/週で治療を開始することは，国内専門医の意見の一致するところであるが，増量の方法については一定の方式はない．効果不十分の基準については，ΔHSDS（身長SD scoreの変化）が，1年目＜0.5 SD，2年目＜0.25 SD，3年目＜0.15 SD，4年目以降＜0.1 SDが参考所見となる[6]．

GH治療中は年3〜4回の受診と，成長率の評価が必要である．効果が不良の場合は，コンプライアンス低下の有無を確認し，併せて側弯症や心理的な問題などの他の病態の否定を行う．

成長ホルモンの安全性

長期のGH治療の安全性について多くの報告がなされているが，発癌性を含めて，現在のところ懸念するデータは出ていない．

1985〜2005年の期間に北米でGH治療を受けた54,996人の患者を対象とした製造販売後調査から，有害事象の集計が報告されている[7]．とくに頻度の高い有害事象はなく，側弯症0.4％，糖尿病0.1％，大腿骨頭すべり症0.1％，頭蓋内圧亢進0.1％などであった．また，リスク因子のない患児での新規の腫瘍発生が36例（頭蓋内15例，頭蓋外21例）報告されたが，一般小児での発生頻度と比較した危険率（standardized incidence ratio：SIR）は1.12倍（95％信頼区間0.75〜1.61）で，有意差には達していなかった．また白血病に限ると，SIR 0.54（同0.11〜1.58）にすぎなかった．

米国とカナダの26病院で，1970〜1986年にかけて悪性疾患の治療を受けた小児の長期追跡研究であるChildhood Cancer Survivor（CCS）Studyにおいて，2002年に，GH使用者では二次癌の発生率が，GH非使用者に比して3倍高いことが報告された．それを受け，2006年に再集計が行われた[8]．その結果，GH非使用者13,747人のうち二次癌発生は555人（4.0％）であったのに対し，GH使用者361人でのそれは20人（5.5％）となり，多変量解析にて，GH使用により危険度が2.15倍（95％信頼区間1.33〜3.47）上昇するという結果であった．しかし，GH使用者での二次癌の20例中9例は放射線治療と関連の強い髄膜腫であり，また，二次癌としての白血病の発症率には有意差がなかった．

以上より，CCS群でのGH使用は，二次癌の発生率を上げるかもしれないが確定的ではなく，その危険性も観察期間とともに減少すると考えられている．

■文献

1) 日本小児内分泌学会・日本成長学会合同標準値委員会. 日本人小児の体格の評価に関する基本的な考え方. http://jspe.umin.jp/pdf/takikaku_hyoka.pdf
2) http://rhhd.info/pdf/001009a.pdf
3) Isojima T, et al. Standardized centile curves and reference intervals of serum insulin-like growth factor-I (IGF-I) levels in a normal Japanese population using the LMS method. Endocr J 2012；59：771-80.
4) 望月貴博ほか. 成長ホルモン治療の週6回注射と週7回注射における治療効果についての検討. 日児誌 2010；114：88-90.
5) Kapoor RR, et al. Monitoring of concordance in growth hormone therapy. Arch Dis Child 2008；93：147-8.
6) 日本小児内分泌学会, 日本未熟児新生児学会. SGA

性低身長症におけるGH治療の実施上の注意. http://jspe.umin.jp/pdf/SGA.GH2010.10.4.pdf
7) Bell J, et al. Long-term safety of recombinant human growth hormone in children. J Clin Endocrinol Metab 2010 ; 95 : 167-77.
8) Ergun-Longmire B, et al. Growth hormone treatment and risk of second neoplasms in the childhood cancer survivor. J Clin Endocrinol Metab 2006 ; 91 : 3494.

（安達昌功）

> **Keyword**
>
> **isolated GHD（IGHD）**：単独GH欠乏の大部分は特発性であり，文献上の発生頻度は3,500〜10,000出生に1人となっている．この頻度の幅は，使用する診断基準の違いによるところが大きいと思われる．GH分泌低下も永続性とは限らず，GH治療が終了した後には，GH分泌能が回復している場合も多い．
>
> **遺伝性IGHD**：IGHDの5％程度は遺伝子異常によるものである．GH-1遺伝子の大きな欠失によるものは劣性遺伝形式を示し，外因性のGHには抗体が形成され治療効果が発揮されず，これをIA型とよぶ．GH-1遺伝子の点変異やGHRH受容体遺伝子の異常によるものも劣性遺伝形式であるが，抗体は形成されず，区別してIB型とする．GH-1遺伝子のスプライス変異などにより優性遺伝形式をとるものはII型，SOX3遺伝子変異などでX-linkedの遺伝形式をとるものはIII型と称する．
>
> **multiple pituitary hormone deficiency（MPHD）**：先天性と後天性に大別され，後者は脳腫瘍，ヒスチオサイトーシス，頭蓋照射，下垂体炎などに続発するものである．先天的なものには，下垂体茎断裂症候群（一部は分娩障害を伴う），口蓋裂に伴うもの，septo-optic dysplasiaなどがあり，まれには下垂体の発生に関わる遺伝子異常によるものも見いだされる（POU1F1，PROP1，HESX-1，OTX2など）．

13 思春期早発症

定義

　思春期早発症は思春期にみられる二次性徴が早期に出現し，その結果，身体的発育，心理的社会的発育に問題が生じることである．思春期は小児が大人に成長していく心身とも大切な時期である．思春期の発来の時期，進行度合いには個人差が存在するが，その出現時期が極端に早い場合には，なんらかの疾患が存在する可能性がある．

　日本人での正常思春期発来時期の平均は，女子では乳房発育 10.0 歳，恥毛発育 11.7 歳，初経 12.3 歳とされている（❶）．男子では精巣容量 3 mL 以上は平均で 10.8 歳，恥毛発育は 12.5 歳とされている（❶）[1]．二次性徴は乳房発育，陰毛，月経の順に出現するが，これらの成熟度は個人差が大きい．乳房発育については，左右同時ではなく，数か月のずれをもって片側性に出現することもある[2,3]．

成因

　思春期早発症の成因を❷❸にまとめた．性腺刺激ホルモン放出ホルモン（gonadotropin releasing hormone：GnRH）依存性の思春期早発症のなかでは，女子では特発性が多い．特発性の診断には他の基礎疾患の除外を行う必要がある．

　最近，家族性の GnRH 依存性の患者で思春期の発来に重要であるキスペプチンの受容体である KISS1R の機能獲得型の変異が報告されている[4]．さらに家族性の中枢性思春期早発症の原因遺伝子として，makorin ring finger protein 3（MKRN3）が同定された．正確な機能は不明であるが，思春期発来の抑制に働くと推定されている[5]．

　頭蓋内病変の占める割合は報告によって異なるが，8～33％ 程度とされている[6]．頭蓋内病変として視床下部過誤腫が思春期早発症を幼児期から引き起こす（❹）．性差がなく半数は 1 歳未満で発症し，3 歳未満が大部分を占める．過誤腫の場合，精神発達遅滞，けいれん，笑い発

❶ 日本人男子・女子の二次性徴発現時期

	二次性徴	平均年齢（歳）	SD
男子	精巣容量 3 mL 以上	10.8	1.3
	PH 2	12.5	0.9
女子	乳房 B 2 以上	10.0	1.4
	PH 2	11.7	1.6

PH 2：恥毛発育（pubic hair）が Tanner 段階で 2 となる年齢．
B 2：乳房（breast）が Tanner 段階で 2 となる年齢．

Consideration points

思春期早発症の場合は，遅発症よりも重大な疾患が隠れていることがある

❶ GnRH 依存性の思春期早発症の場合には，中枢神経系病変の検索が必要である．
❷ 思春期早発症疑いの場合には経過観察が重要である．
❸ GnRH アナログの治療適応については総合的に判断する．

❷ 思春期早発症の原因

GnRH依存性思春期早発症			・特発性思春期早発症 ・頭蓋内腫瘍：視床下部過誤腫，神経膠腫，視床下部星細胞腫，神経線維腫症（von Recklinghausen症候群） ・中枢神経系障害：奇形，くも膜嚢腫，水頭症，髄膜炎，血管障害，外傷，放射線照射，脳性麻痺 ・性染色体異常：47,XXY，48,XXXY
GnRH非依存性思春期早発症	同性の思春期早発症	男子	・hCG産生腫瘍：中枢神経系（絨毛上皮腫，胚細胞腫，奇形腫），肝臓癌，肝芽腫，奇形腫，絨毛癌 ・アンドロゲン過剰：先天性副腎過形成症（21-水酸化酵素欠損症，11β-水酸化酵素欠損症），男性化副腎腫瘍，Leydig細胞腫，家族性男性思春期早発症（familial male limited precocious puberty：FMPP），McCune-Albright症候群，アンドロゲン製剤投与
		女子	・エストロゲン過剰：エストロゲン産生腫瘍（副腎，卵巣），機能性卵巣嚢胞，エストロゲン製剤投与，甲状腺機能低下症，McCune-Albright症候群
	異性の思春期早発症	男子の女性化	・エストロゲン産生腫瘍，絨毛上皮腫，エストロゲン製剤投与
		女子の男性化	・先天性副腎過形成症（21-水酸化酵素欠損症，11β-水酸化酵素欠損症），アンドロゲン産生腫瘍（副腎，卵巣）
部分的早発症			・早発乳房，早発恥毛，早発月経，女性化乳房

❸ 思春期早発症を起こす原因

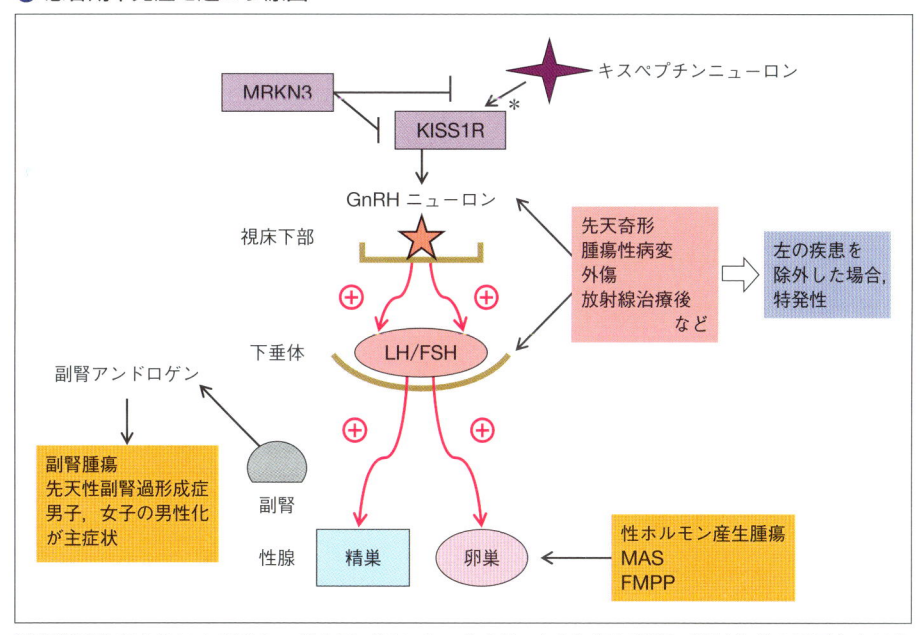

思春期早発症を起こす疾患の一部を図で示した．その他，hCG産生腫瘍，薬剤などの要因もありうる．
*KISS1Rの遺伝子異常による中枢性思春期早発症が報告されている．
MKRN3：makorin ring protein 3，MAS：McCune-Albright症候群，FMPP：家族性男性思春期早発症．

作が性早熟徴候に先行することがある．

　GnRH非依存性思春期早発症は視床下部-下垂体-性腺系の成熟を伴わずに性ホルモンの分泌が亢進し，二次性徴が発現する病態である．分泌する性ホルモンがテストステロンであれば男性化，エストロゲンであれば女性化を引き起こす．7歳以下の乳幼児でも径4〜7mmの卵胞が認められ，時にエストロゲンを産生して嚢胞

④ 中枢性思春期早発症を起こした視床下部過誤腫

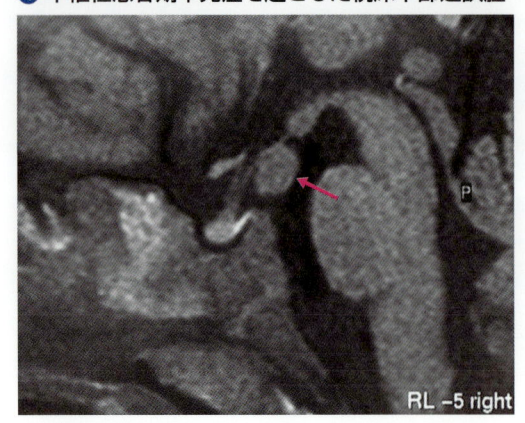

→が過誤腫である．

化することがある．この場合，腹部エコー検査で嚢腫を認め，一過性乳房腫大，性器出血を起こすが，数週間以内に消失する．

甲状腺機能低下症では一般に思春期は遅れるが，高度な機能低下が長期間無治療で経過した場合には，卵巣嚢腫を伴う GnRH 非依存性の思春期早発症を起こすことがある．

性早熟傾向にカフェオレ斑を認めた場合，McCune-Albright 症候群（MAS）を疑う．MAS の思春期早発症は女子に多い．この疾患はほかに線維性骨異形成症を合併することが多い．原因は $G_{s\alpha}$ をコードする GNAS 遺伝子の機能獲得型の体細胞変異である．変異はモザイク状に分布するため，他の内分泌腺の機能亢進を伴うこともある．女子の場合には思春期早発症は2歳ごろまでに明らかになることが多く，乳房腫大，性器出血を認める．

家族性男性思春期早発症（familial male limited precocious puberty：FMPP）は黄体形成ホルモン（luteinizing hormone：LH）受容体の機能獲得型変異によって発症する．Leydig 細胞の過形成を伴い，常染色体優性遺伝形式をとる．この疾患の思春期早発症は多くの場合3～4歳ごろまでに明らかになる[6]．ヒト絨毛性性腺刺激ホルモン（human chorionic gonadotropin：hCG）産生胚細胞腫は腫瘍から分泌される hCG が Leydig 細胞の LH 受容体に結合し，テストステロン産生を刺激するため，男子に思春期早発症を起こす．卵巣のエストロゲンの産生には LH 受容体の刺激に加え，卵胞刺激ホルモン（follicle-stimulating hormone：FSH）受容体を介した刺激も必要であるため，hCG 産生腫瘍では女子には思春期早発症を引き起こさない．

男子の性早熟，女子の男性化に，中心性肥満，円形顔貌，バッファローハンプなどの Cushing 徴候を伴う場合には副腎腫瘍を疑う．

診断

⑤に，厚生労働省・間脳下垂体機能障害に関する調査研究班による「中枢性思春期早発症の診断の手引き」を示す．

問診は家族歴（両親の思春期の発来時期，同胞の思春期の時期，可能であれば，祖父，祖母などの親族も含む），既往歴，出生歴，薬物摂取などを聴取する．現在認めている思春期徴候の出現時期，その進み具合についても可能な限り問診する．

過去の成長の記録，母子健康手帳，保育園・幼稚園・学校での成長の記録から成長曲線を作成し，身長増加の促進について確認するが，過去の成長の記録がない場合には，身長増加について，気づきにくいこともある．頭痛，嘔吐，視力障害，けいれんなどの中枢神経系の疾患を疑わせる所見や腹部腫瘤の有無について注意を払う．

診断における注意点

診療上認められる思春期の徴候が進展していくか，あるいは進展しないものなのかの判断が難しいことに遭遇する場合もある．6歳ごろでも乳房の発育が一時的に認められることがあり，全例が進行するわけではない[2]．このような症例では視床下部-下垂体-性腺系の完全な成熟が起こっていないと考えられる．

Carel らは，3～4か月後に思春期の徴候が進

❺ 中枢性思春期早発症の診断の手引き（平成15年版）

Ⅰ．主症候

1. 男児の主症候
   1) 9歳未満で精巣，陰茎，陰嚢等の明らかな発育が起こる
   2) 10歳未満で陰毛発生をみる
   3) 11歳未満で腋毛，ひげの発生や声変わりをみる
2. 女児の主症候
   1) 7歳6ヶ月未満で乳房発育が起こる
   2) 8歳未満で陰毛発生，または小陰唇色素沈着等の外陰部成熟，あるいは腋毛発生が起こる
   3) 10歳6ヶ月未満で初経をみる

Ⅱ．副症候　発育途上で次の所見をみる（注1）

1) 身長促進現象：身長が標準身長の2.0SD以上．または年間成長速度が2年以上にわたって標準値の1.5SD以上
2) 骨成熟促進現象：骨年齢－暦年齢≧2歳6ヶ月を満たす場合
   または暦年齢5歳未満は骨年齢／暦年齢≧1.6を満たす場合
3) 骨年齢／身長年齢≧1.5を満たす場合

Ⅲ．検査所見

下垂体性ゴナドトロピン分泌亢進と性ステロイドホルモン分泌亢進の両者が明らかに認められる（注2）

Ⅳ．除外規定（注3）

副腎性アンドロゲン過剰分泌状態（未治療の先天性副腎皮質過形成（注4），副腎腫瘍など），性ステロイドホルモン分泌性の性腺腫瘍，McCune-Albright症候群，テストトキシコーシス，hCG産生腫瘍，性ステロイドホルモン（蛋白同化ステロイドを含む）や性腺刺激ホルモン（LHRH，hCG，hMGを含む）の長期投与中（注射，内服，外用（注5））, 性ステロイドホルモン含有量の多い食品の大量長期摂取中などの全てを否定する

[診断基準]
確実例
1. Ⅰの2項目以上とⅢとⅣを満たすもの
2. Ⅰの1項目以上およびⅡの1項目以上とⅢとⅣを満たすもの
疑い例
Ⅰの年齢基準を1歳高くした条件で，その確実例の基準に該当するもの．なお，疑い例のうちで，主症状発現以前の身長が−1SD以下のものは，治療上は確実例と同等に扱うことができる

(注1) 発病初期には必ずしもこのような所見を認めるとは限らない．
(注2) 各施設における思春期の正常値を基準として判定する．なお，基準値のない施設においては，❺(p.24)に示す血清ゴナドトロピン基準値を参考にする．
(注3) 除外規定に示すような状態や疾患が，現在は存在しないが過去に存在した場合には中枢性思春期早発症をきたしやすいので注意する．
(注4) 先天性副腎皮質過形成の未治療例でも，年齢によっては中枢性思春期早発症をすでに併発している場合もある．
(注5) 湿疹用軟膏や養毛剤等の化粧品にも性ステロイドホルモン含有のものがあるので注意する．

（厚生労働省間脳下垂体機能障害に関する調査研究班）

展していない，成長速度の促進がない，骨成熟の促進がない，などを非進行性の目安としている[3]．

まれではあるが，乳児期の早発恥毛も思春期早発症を疑うきっかけとなりうる．しかしこの状態については，その成因，自然経過については十分にはわかっていない．成長の促進，アンドロゲン過剰が疑われなければ，経過観察のみでよい[3]．

検査

❻に診断のフローチャートを示す．

骨成熟の評価として手根骨による骨年齢の評価を行う．骨年齢は一般的には性早熟のよいマーカーであるが，初期には骨年齢が進んでいないこともあるので注意する．

内分泌学的検査では血中基礎値としてLH，FSH，テストステロン，エストラジオール，甲状腺ホルモン，甲状腺刺激ホルモン（thyroid stimulating hormone：TSH），インスリン様成

❻ 思春期早発症の診断フローチャート

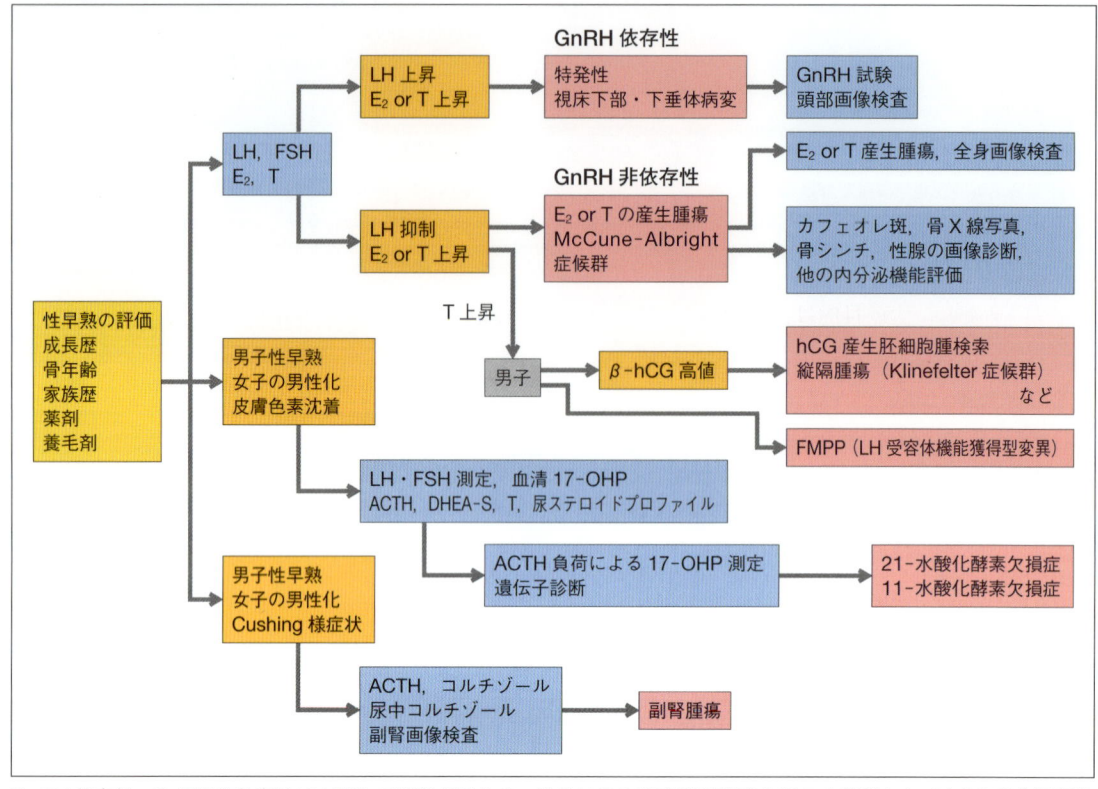

GnRH依存性，GnRH非依存性に大別して診断を進める．男子にのみ思春期早発症を起こす疾患としてhCG産生胚細胞腫，FMPPがある．
E_2：エストラジオール，T：テストステロン，DHEA-S：ジヒドロエピアンドロステロンサルフェイト．

長因子Ⅰ（insulin-like growth factor Ⅰ：IGF-Ⅰ）の測定を行う．このなかでLHが最もよい性早熟のマーカーである．Part 1「4 性ホルモンと成熟」の項に思春期段階ごとのLH, FSH, GnRH負荷試験後の日本人の値を示した（p.24 ❺）．

思春期早発症を疑う場合にはGnRH負荷試験を行う．乳児期から2歳ごろまでは，とくに健常女児でもLH, FSHの分泌は亢進しており，GnRH試験で思春期レベルの反応を示すので判定には注意が必要である．場合によっては経過を観察し，GnRHテストを再度施行することもある．3歳以上の健常児ではFSHの反応が優位であり，LH優位の反応の場合にはGnRH依存性思春期早発症が疑われる．このような検査でGnRH依存性が疑われる場合には，器質性，特発性の検索のため脳-下垂体MRIなどの画像検査を行う．

GnRH非依存性が疑われる場合には腹部エコー，CT, MRI検査にて性腺などを検索する．
女子では特発性の場合でもエコー，MRI検査にて卵巣サイズ，子宮の成熟の度合いを評価する．皮膚の色素沈着，成長促進のほか多毛，変声，陰核肥大などの男性化を認める場合は，とくに21-水酸化酵素欠損症を疑い，血清17-ヒドロキシプロゲステロン（17-OHP），尿中ステロイドプロファイルの検査を行う[7]．MAS疑いの場合には，線維性骨異形成症の検討のため全身骨X線，骨シンチ検査を行う．重症な甲状腺機能低下症に伴う性成熟の場合は成長の加速は認めず，血清プロラクチンが高値を示し，乳汁分泌を伴うことがある．この状態では卵巣嚢腫を示すため画像検査を行う．

hCG産生胚細胞腫の場合には，血清，髄液のβ-hCGの測定を行う．

治療

　なんらかの器質的疾患のある場合には，その疾患に対する治療が行われる．原因疾患の治療によっても思春期早発症が改善しない例や特発性思春期早発症の例では，GnRHアナログによる治療を考慮する．

　思春期早発症の治療目的は，過剰な性ステロイド分泌を暦年齢相当に抑制し，年齢不相応な二次性徴の進行による社会的・心理的問題，骨成長促進による成人身長の低下を予防することである[6]．よって二次性徴の出現が社会的・心理的問題による影響がないこと，最終身長が極端に低くならないと予想されるときは，治療の適応とはならない．

　とくに特発性の場合は発症時の身長と家族の身長が重要な判断基準となる．2歳で発症した特発性思春期早発症はその後の獲得身長は約50cm，4歳発症例では40cm，7歳発症例では30cmとされている．よって7歳発症で120cm以上の身長であれば無治療でも150cmと予測されるので，必ずしも治療の適応ではないと思われる．

　米国，ヨーロッパ小児内分泌学会のGnRHアナログ治療のコンセンサスでは，進行性の思春期早発症の低身長の改善を得られるのは，女子で6歳未満，男子で9歳未満に治療を開始した場合とされている[8]．

■ GnRHアナログ投与

　わが国で主に用いられるGnRHアナログは10位のGly-NH_2をエチルアミド化しGnRHのアミノ酸配列の6位のGlyをD-Leuで置換したものである．生理的にはGnRHは脈動的に分泌し，LH，FSHの分泌を促進するが，持続的に投与すると，初期の分泌刺激の後，反対に分泌が抑制される．この作用を下垂体ゴナドトロピン分泌細胞のdesensitizationとよび，GnRHアナログによるLH，FSHの分泌抑制のメカニズムである．

　GnRHアナログの投与は，原則として4週ごとに1回30～90μg/kgの皮下注射である．GnRHアナログ療法では，大きな副作用は報告されていないが発疹，硬結を認めることもある．初回投与時に10日前後に性器出血がみられる例がある．これはGnRHアナログの初期の分泌刺激作用であるので，女子ですでに性成熟がTanner 3～4度まで進行している場合には，治療開始後1週間前後で性器出血が起こる可能性について患者および保護者に説明しておくことが必要である．

　治療はLH/FSH，血清エストラジオールの抑制，骨年齢の進行の停止を目標にする．治療中は成長速度の低下を伴うことがあるが，成長速度を低下させるだけでは，成人身長の改善にはつながらない．身長増加率と使用量については逆相関が認められており，必要最低量を使用する．多くの例でゴナドトロピン，性ステロイドの低下，二次性徴の進行停止，消退などの効果がみられる[8,9]．臨床的に効果不十分の場合は180μg/kgまで増量することができる．血中ゴナドトロピン基礎値や性ステロイドが低下しないときは，効果不十分の判定は容易である．これらのホルモン濃度が低値である場合は効果の判定にはGnRHテストを行う．十分なGnRHアナログ投与によって，GnRHテストによるゴナドトロピンの分泌は完全に抑制される．

■ 治療中止時期，性腺機能の回復

　治療中止時期については，患者の成長に伴って，二次性徴が出現しても社会的・心理的問題がないと考えられれば治療は中止できる．また，成人身長についても正常範囲内あるいは許容範囲内に到達できると予想されれば治療を中止できる．しかし成人身長を正確に予測するのは困難であり，治療中止の明確な基準はないが，停止していた骨年齢の進行に変化がみられた時点（女子では骨年齢12歳，男子では骨年齢14歳）での治療の中止が一つの目安である[9]．

特発性の場合の GnRH アナログによる抑制治療後の性腺機能の回復は，女子の場合，平均16か月後に月経を迎えるとされている[8,10]．また，これまでの報告では妊孕性についても問題がないとされている．治療によって体脂肪の増加，骨密度の減少の副作用が危惧されたが，治療終了後のフォローでは肥満の増加はなく，骨密度も正常であることが示されている[8]．

■ 文献

1) Matsuo N, et al. Skeletal and sexual maturation in Japanese children. Clin Pediatr Endocrinol 1993；2（Suppl 1）：1-4.
2) 藤枝憲二編．思春期早発症．小児内分泌疾患鑑別診断チャート．東京：診断と治療社；2009. p.26-9.
3) Carel JC, et al. Clinical practice. Precocious puberty. N Engl J Med 2008；358：2366-77.
4) Teles MG, et al. A GPR54-activating mutation in a patient with central precocious puberty. N Engl J Med 2008；358：709-15.
5) Abreu AP, et al. Central precocious puberty caused by mutations in the imprinted gene MKRN3. N Engl J Med 2013；368：2467-75.
6) 大山建司．思春期早発症．小児内分泌学会編．小児内分泌学．東京：診断と治療社；2009. p.272-9.
7) Koyama Y, et al. Two-step biochemical differential diagnosis of classic 21-hydroxylase deficiency and cytochrome P450 oxidoreductase deficiency in Japanese infants by GC-MS measurement of urinary pregnanetriolone/tetrahydroxycortisone ratio and 11β-hydroxyandrosterone. Clin Chem 2012；58：741-7.
8) Carel JC, et al. Consensus statement on the use of gonadotropin-releasing hormone analogs in children. Pediatrics 2009；123：e752-62.
9) Ohyama K, et al. Timing for discontinuation of treatment with a long-acting gonadotropin-releasing hormone analog in girls with central precocious puberty. TAP-144SR CPP Study Group. Endocr J 1998；45：351-6.
10) Tanaka T, et al. Results of long-term follow-up after treatment of central precocious puberty with leuprorelin acetate：evaluation of effectiveness of treatment and recovery of gonadal function. The TAP-144-SR Japanese Study Group on Central Precocious Puberty. J Clin Endocrinol Metab 2005；90：1371-6.

（田島敏広）

♂ Keyword

GnRH アナログ：下垂体の gonadotropin releasing hormone（GnRH）受容体に長時間結合する薬剤．その作用は下垂体ゴナドトロピン産生細胞の"desensitization"による．

MAS：McCune-Albright 症候群．$G_{s\alpha}$ タンパクをコードする GNAS 遺伝子の機能獲得型の体細胞変異によって発症する．

視床下部過誤腫：幼児期に性差にかかわらず，思春期早発症を引き起こす．家族性に視床下部過誤腫を引き起こすものとして Pallister-Hall 症候群がある．

遺伝子異常による思春期早発症：家族性男性思春期早発症に加え，中枢性の原因として KISS 1R，MKRN3 遺伝子の異常が報告された．

hCG 産生腫瘍：男子にのみ思春期早発症を引き起こす．

14 思春期遅発症

定義

思春期遅発症は，思春期の発来年齢が同性の健常人の平均 2.0〜2.5 SD よりも遅れる状態と定義される[1-3]．二次性徴の出現時期は人種差，地域差，個人差があり，明確な線引きは難しい（13「思春期早発症」の項に日本人男子・女子での二次性徴出現時期を記載した．p.86 ❶ 参照）．日本では男子 14 歳，女子 12 歳までに 98％が思春期発来を迎えており[4]，男子では 15 歳までに，女子は 13 歳までに 99.6％が思春期発来する．そこで簡単な目安としては，男子では 14 歳，女子では 13 歳になっても二次性徴が出現しない場合は思春期遅発症と考えてよい．

一般に，二次性徴が出現して 3〜5 年で性成熟は完成するが，初期に思春期徴候を認めた場合でも，その後，途中で停止あるいは進行が停滞する場合にはなんらかの疾患を考慮する．思春期遅発を示す病態のなかで頻度の高い体質性思春期遅発症のなかには成長率の継続的低下を伴うこともあり，この場合には constitutional delay of growth and puberty（CDGP）とよばれることがある[2,3]．

❶ 思春期遅発，思春期進行の遅れを示す疾患

特発性思春期遅発症

原発性性腺機能低下症
- 先天性：Klinefelter 症候群，Turner 症候群，17α-水酸化酵素欠損症，不完全型男性ホルモン不応症，LH 受容体異常，FSH 受容体異常
- 後天性：性腺への放射線治療，アルキル化薬

二次性性腺機能低下症（低ゴナドトロピン性性腺機能低下症）
- 中枢神経系の障害：腫瘍（頭蓋咽頭腫，胚細胞腫など），奇形，外傷，血管障害，放射線治療後
- ゴナドトロピン単独欠損：Kallmann 症候群，嗅覚障害のないゴナドトロピン欠損，X 連鎖性先天性副腎低形成など
- 複合型下垂体ホルモン欠損症
- 機能性ゴナドトロピン分泌不全：甲状腺機能低下症，糖尿病，Cushing 症候群，高プロラクチン血症，神経性食欲不振症，慢性栄養失調，激しい運動など

原因

❶❷に思春期の遅発を起こす原因についてまとめる．原因はさまざまであるが，いちばん頻度の高いものは，二次性徴が明らかに遅れているにもかかわらず，遅れて自然に思春期が発来して性成熟が完成する体質性思春期遅発症である（とくに男子）．体質性の場合には 65％の男子，30％の女子で，成長率の低下を示し CDGP を伴うという．

その他に，低ゴナドトロピン血症による中枢性性腺機能低下症（hypogonadotropic hypogo-

Consideration points

思春期遅発症のほとんどは体質性だが，除外診断をしっかりつける

❶ 男子 14 歳，女子 13 歳で二次性徴が認められない場合，思春期遅発症を考える．
❷ 大部分は体質性で，経過観察のみで自然に二次性徴が出現する．
❸ 思春期遅発症は器質的疾患の除外が重要である．

❷ 思春期遅発症を引き起こす原因

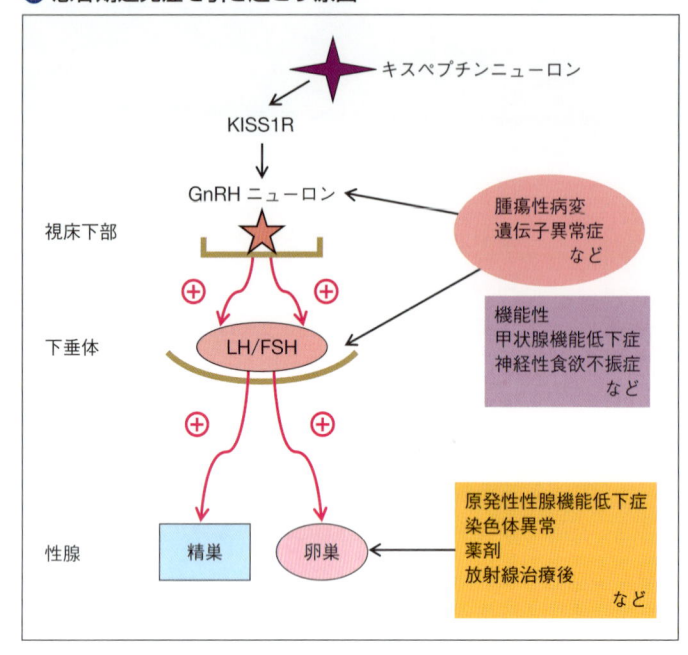

視床下部-下垂体の腫瘍性病変などで，GnRHやLH，FSHの分泌が障害されると，思春期遅発症を引き起こす．最近ではさまざまな遺伝子異常によるHHが明らかになっている．GnRHニューロンの思春期の活性化に重要なキスペプチン，その受容体であるKISS1Rについても，その異常によりHHが発症する．原発性性腺機能低下症でも思春期の発来がみられない．

❸ 中枢性性腺機能低下症を引き起こす遺伝子異常症

遺伝子異常症	遺伝子名	参考
Kallmann症候群	KAL1, FGFR1, PROK1, PROKR2, FGF8, HS6ST1, CHD7	CHD7異常はCHARGE症候群の主要な原因である
嗅覚異常を伴わない中枢性性腺機能低下症	KAL1, GNRHR, GNRH1, GPR54, FGFR1, FGF8, PROK2, PROKR2, TAC3, TAC3R, HS&ST1, NELF, CHD7, WDR11	Kallmann症候群を引き起こす異常とオーバーラップする遺伝子異常もある
視床下部-下垂体-性腺系の異常	DAX1, SF1, HESX1, LHX3, LHX4, PROP1	DAX1異常は副腎低形成症を伴う．他の異常症では他の下垂体前葉ホルモンの欠損を伴うことがある
肥満と中枢性性腺機能低下症	LEP, LEPR	レプチンとその受容体異常により肥満を引き起こす

nadism：HH），原発性性腺異常による高ゴナドトロピン性性腺機能不全などがある．また慢性疾患である甲状腺機能低下症，喘息，アトピー性湿疹の重症なもの，炎症性腸疾患，神経性食欲不振症などで思春期の遅れを認めることがある．

HHの原因としては視床下部，下垂体領域の脳腫瘍の頻度が高い．また手術後，放射線治療後も起こりうる．最近では，先天性のHHの原因の解明が急速に進んでいる．HHを引き起こす遺伝子異常の一部を❸にまとめる[3,5]．

代表的なものはKallmann症候群であるが，ゴナドトロピン分泌不全に加え嗅覚異常を伴う．家族性，孤発例があり，X連鎖性，常染色体優性，常染色体劣性形式をとりうる．X連鎖性の原因であるanosmin-1は，嗅球の発生，嗅球付近からの性腺刺激ホルモン放出ホルモン（gonadotropin releasing hormone：GnRH）神経細胞の遊走に重要な働きをもつ．Kallmann症候群では色素性母斑，異常眼球運動，色弱，小脳失調，感音性難聴，腎低形成などが合併する．アリナミン®試験（静脈性嗅覚検査）が嗅

覚異常の診断に有用である．さらに，*FGFR1*，*PROKR2*，*PROK2* 遺伝子異常が Kallmann 症候群を起こすことが報告された[3,5]．また多くの遺伝子異常により嗅覚異常を伴わない先天性の HH が起こることも明らかにされてきた（❸）．*DAX-1* 異常による X 連鎖性の副腎低形成症でも HH を合併する．

原発性性腺機能低下症は性分化疾患，染色体異常などによるものがある．男子では Klinefelter 症候群，女子では Turner 症候群が最も多い．ほとんどの Klinefelter 症候群では思春期が正常に近い時期に出現するが，その後の進行は不十分で精巣容積が 5mL を超えることは少ない．男性ホルモンにより恥毛の発現は起こりうる．

後天性のものとしては，白血病児の精巣への放射線治療，卵巣腫瘍に対する放射線治療，アルキル化薬の投与などがある．

診断

診療・診断のフローチャートを ❹ に示す．

体質性の診断のポイントは他の基礎疾患を除外することである．体質性の場合は男子に多く，家族歴があることが多い．また問診上，慢性疾患などの有無についても聴取する．思春期の遅れを示す疾患，甲状腺疾患，食欲不振，既往歴，薬剤投与歴などにも注意する．先天性の HH の場合には両側停留精巣，小陰茎も合併することがある．嗅覚の低下の有無についても聞く必要がある．

引き続き成長の記録により成長曲線の作成を行う．体質性思春期遅発症の多くは低身長を主訴に来院し，乳児期には正常の身長の増加を示すが，2〜3歳以降身長は −2SD 程度を示してくる．その後も思春期年齢までは平均 −2SD 程度の低身長である．

また成長率の経年的低下を示す場合もある．まわりの子どもたちが思春期に入り，成長速度が増加すると，低身長が目立つようになってくる[1-3]．先天性の HH では思春期前までは低身長を伴わないとされる．

診察では，Tanner 段階に基づいて，精巣，乳房，外陰部の成熟を評価する．精巣容量についても orchidometer にて確認する．

検査

骨年齢の評価を行う．骨年齢は歴年齢に比較し遅れている．しかし，なんらかの慢性疾患や原発性性腺機能不全などでも遅れを示す．さらに黄体形成ホルモン（luteinizing hormone：

❹ 思春期遅発症の診断フローチャート

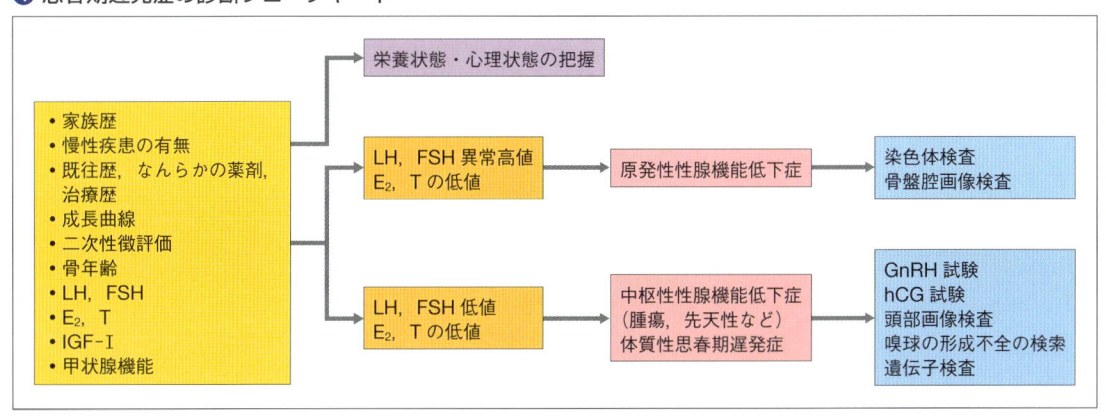

初期評価	検査結果	診断	精査
・家族歴 ・慢性疾患の有無 ・既往歴，なんらかの薬剤，治療歴 ・成長曲線 ・二次性徴評価 ・骨年齢 ・LH，FSH ・E_2，T ・IGF-I ・甲状腺機能	栄養状態・心理状態の把握		
	LH，FSH 異常高値 E_2，T の低値	原発性性腺機能低下症	染色体検査 骨盤腔画像検査
	LH，FSH 低値 E_2，T の低値	中枢性性腺機能低下症 （腫瘍，先天性など） 体質性思春期遅発症	GnRH 試験 hCG 試験 頭部画像検査 嗅球の形成不全の検索 遺伝子検査

体質性の正確な診断はこのフローチャートの検査を行っても難しいこともある．

LH），卵胞刺激ホルモン（follicle-stimulating hormone：FSH），エストラジオール（E_2），テストステロン（T），甲状腺ホルモン，甲状腺刺激ホルモン（thyroid stimulating hormone：TSH），インスリン様成長因子Ⅰ（insulin-like growh factor Ⅰ：IGF-Ⅰ）の測定を行う．LH，FSHの基礎値は体質性思春期遅発症，器質性の疾患によるHHでも低い．逆にLH，FSHが高い場合には，原発性性腺機能低下症が疑われる．この場合には染色体検査を行う．男子では精巣の評価は容易であるが，女子では性腺，内性器の検索のための画像検査を行う．

　IGF-Ⅰの測定は成長ホルモン（growth hormone：GH）の欠損の有無を示す指標として重要である．その解釈には注意を要する．IGF-Ⅰは歴年齢に比較して低下しているが，骨年齢からすると正常範囲内であることも多いからである[3]．今のところCDGPでGH分泌不全があるかどうかは，確実な結論は得られていない．

　LH，FSHが低値で，他の症状なども含めて，脳の占拠性病変が疑われる場合には頭部MRI検査を行う．Kallmann症候群疑いの場合には，MRIで嗅球の形態を確認する．高プロラクチン（prolactin：PRL）血症によっても，思春期が停止，あるいは遅れることもあるので，血清PRL高値の場合にはプロラクチノーマの検討を行う．

　男子に多い体質性思春期遅発症はLH，FSHとも基礎値，GnRH負荷試験に対しても低反応を示し，HHとの鑑別が困難なことも多い．その鑑別の一つとして，男子ではヒト絨毛性性腺刺激ホルモン（human chorionic gonadotropin：hCG）試験に対するテストステロンの反応を検討する[6,7]．hCG製剤3,000単位/m^2/日を3日間連続筋注し，初回筋注前と3回目筋注24時間後（4日目）に血中テストステロンを測定する．hCG負荷後のテストステロン値で0.5ng/mL未満である場合には中枢性性腺機能低下症と考えられる[7]．hCG負荷の効果は2〜3週間持続するので，GnRH負荷試験を行う場合は本検査前に施行する必要がある．

治療

　基本的には，体質性思春期遅発症の場合には治療を行わないことがほとんどである[2,3]．しかし体質性と先天性のHHの鑑別は困難なこともあり，治療を行いながら，その効果を見極め，判断することもある．

　体質性思春期遅発症の問題として，同年齢に対して幼いため，なかなか仲間に加われない，疎外感，いじめの対象になる，などのことがある．また，スポーツクラブに入ることができないなど精神的，社会的に悩んで受診するため，なんらかの治療を希望していることが多い．この場合には治療を考慮する．

　いったい何歳で治療を開始するかの明確な基準はないが，男子14〜15歳，女子13〜14歳ぐらいが妥当と思われるが，個別に決めていくことが重要である．

　男子で社会的に二次性徴の早期の獲得を希望する場合，特発性と思われる症例に対しては，男子ではテストステロン50mgを4〜6週間ごとに筋肉注射を3か月行う．女子ではエチニルエストラジオールを5μgより開始，その後思春期の進行を観察し，性成熟の進行が自然にみられた場合は体質性思春期遅発症と考えられる．

　HHで妊孕性を重視しない場合には，男子ではテストステロンの筋肉注射，女子ではエストロゲンより開始し，そののちプロゲステロンを併用するKaufmann治療に移行する．男子で妊孕性を考慮する場合にはhCG-リコンビナント・ヒト（rh）FSH治療を考慮する．hCG-rhFSH療法に先行してテストステロン治療を行った場合に妊孕性が低下するため，最初からhCG-rhFSH治療を行ったほうがよいとする報告もあるが[8]，どちらの治療を優先するかについては今のところ，結論には至っていない．

■ 文献

1) 藤枝憲二. 全身的徴候, 成長の異常, 性. 井廻道夫ほか編. 最新内科学大系 3, 内科総論 3 主要徴候―症候から診断へ. 東京：中山書店；1996. p.44-8.
2) 安達昌功. 思春期遅発症. 藤枝憲二編. 成長曲線は語る 成長障害をきたす小児疾患―症例と解説. 東京：診断と治療社；2005. p.148-9.
3) Palmert MP, Dunel L. Delayed puberty. N Engl J Med 2012；366：443-53.
4) Matsuo N, et al. Skeletal and sexual maturation in Japanese children. Clin Pediatr Endocrinol 1993；2 (Suppl 1)；1-4.
5) Crowley WF Jr, et al. New genes controlling human reproduction and how you find them.Trans Am Clin Climatol Assoc 2008；119：29-37.
6) 長谷川行洋. 思春期遅発. 小児内分泌を楽しく学ぶ. 改訂第 3 版. 東京：診断と治療社；2003. p.257-9.
7) 石井智弘ほか. 第 43 回日本小児内分泌学会学術集会抄録集. 2009. p.149.
8) Warne DW, et al. A combined analysis of data to identify predictive factors for spermatogenesis in men with hypogonadotropic hypogonadism treated with recombinant human follicle-stimulating hormone and human chorionic gonadotropin. Fertil Steril 2009；92：594-604.

(田島敏広)

♂ Keyword

CDGP (constitutional delay of growth and puberty)：思春期遅発症のなかで最も多く, 思春期の遅れに, 成長率の継続的低下を伴う.

Kallmann 症候群：低ゴナドトロピン血症による性腺機能低下症, 嗅覚異常を中核症状とする先天性疾患.

hypogonadotropic hypogonadism：中枢性性腺機能低下症. 最近では多くの遺伝子異常が同定されている.

hCG 試験：男子での中枢性性腺機能低下症と体質性思春期遅発症を鑑別する試験の一つ. 精巣でのテストステロンの反応を検討する.

rhFSH 製剤：ヒトリコンビナント FSH. 精子形成を促進する. 小児科医も男性患者の将来の妊孕性を見通した治療を考慮し, 説明する必要がある.

15 甲状腺検査異常

採血による一般的な甲状腺機能検査とその異常

甲状腺刺激ホルモン（TSH）

下垂体から分泌される甲状腺刺激ホルモン（thyroid stimulating hormone：TSH）は，「3 甲状腺ホルモンと発育」の ❻ (p.16) に示すように，甲状腺に作用して甲状腺濾胞上皮細胞へのヨードの取り込みを増加させるとともに，サイログロブリンの合成を引き起こし，甲状腺ホルモンの合成と分泌を促進する．視床下部ホルモンである甲状腺刺激ホルモン放出ホルモン（thyrotropin-releasing hormone：TRH）により合成・分泌の制御を受けている．一方，甲状腺ホルモンとくに T_3 は視床下部における TRH，下垂体での TSH の合成と分泌を抑制する（ネガティブフィードバック）．

TSH には臨床上問題となるような性別・年齢などによる変化は認められないが，出生直後から数日間の新生児期では値の変動が激しいので注意を要する．また，日内変動が認められ，夜間の TSH レベルは昼間のおよそ 2 倍となるので，採血時間は一定にするべきである．

TSH は高感度の electrochemiluminescence assay（ECLIA）法や immunoradiometric assay（IRMA）法で測定される．その値に関しては甲状腺ホルモンの測定値や臨床症状と併せて評価する必要がある．

サイロキシン（T_4），遊離サイロキシン（fT_4）

サイロキシン（thyroxine：T_4）は甲状腺より合成・分泌される甲状腺ホルモンである．血中の T_4 値は甲状腺のホルモン分泌能を反映している．血中 T_4 の大部分は甲状腺ホルモン結合タンパク（thyroxine binding protein：TBP）と結合しており，結合していない甲状腺ホルモンは遊離型（free thyroxine：fT_4）として存在する．健常人では fT_4 は T_4 の約 0.03％にすぎないが，実際の生物学的活性を有している．

現在，T_4 も fT_4 も ECLIA 法によって測定されている．

Consideration points

臨床症状で甲状腺疾患を疑ったら，機能検査や画像検査を組み合わせて診断へと進めていく

❶ 甲状腺機能異常は，TSH の測定と甲状腺ホルモン（fT_3，fT_4）の測定をセットで行い，評価をすることが必要である．
❷ 甲状腺超音波検査や頭部 MRI などの画像診断も活用する．
❸ TRH 負荷試験の結果は，他の甲状腺関連の検査結果と併せて評価することが大切である．
❹ パークロレイト放出試験は先天性甲状腺機能低下症として治療中または治療中断後の児に対して，検査可能な年齢に達したら，その病型診断の一部として行われる．

トリヨードサイロニン（T₃），遊離トリヨードサイロニン（fT₃）

トリヨードサイロニン（triiodothyronine：T₃）は，その約20％が甲状腺から直接分泌され，残りの約80％は末梢組織で，T₄が5′の部位で脱ヨード化を受けて産生される．生物活性はT₄の数倍強い．T₄と同様に，大部分はTBPと結合しており，生物活性を有する遊離型の遊離トリヨードサイロニン（free triiodothyronine：fT₃）は約0.3％にすぎない．

fT₃，fT₄はTBPの濃度に関係なくほぼ一定に保たれるため，甲状腺機能の評価にはT₃，T₄の測定よりもfT₃，fT₄を測定するほうが望ましい．

現在T₃，fT₃は，T₄，fT₄と同様にECLIA法で測定されている．

■ TSH, fT₃, fT₄ はどんなときに検査するか

① 新生児のマススクリーニング．
② 頻脈，動悸，発汗過多，手指振戦，体重減少や落ち着かないなどの症状があり，甲状腺機能亢進症が疑われる場合．
③ 元気がない，便秘，皮膚の乾燥，寒がり，多毛，徐脈，身長の伸び率の低下などの症状があり，甲状腺機能低下症が疑われる場合．
④ クレアチンホスホキナーゼ（CK）や総コレステロール値に異常が認められる場合．
⑤ 甲状腺疾患を有する患者のフォローアップ．

■ 異常値を呈する疾患と診断へのプロセス

TSH，fT₃，fT₄の測定値からみた甲状腺疾患の診断のプロセスの概略を ❶ に示す[1,2]．

TSH が低値，fT₃, fT₄ が高値のとき

Basedow病，橋本病，亜急性甲状腺炎，無痛性甲状腺炎，Plummer病（機能性結節性甲状腺腫），中毒性結節性甲状腺腫などを鑑別する．

Basedow病やPlummer病の場合，TSHは測定感度以下になることが多い．一方，亜急性甲状腺炎や無痛性甲状腺炎の場合はTSHの抑制はBasedow病ほどではない．

TSH が高値，fT₃, fT₄ が高値のとき

まずTSH産生腫瘍を考え，下垂体の画像診断を行う．TSH，卵胞刺激ホルモン（follicle-stimulating hormone：FSH），黄体形成ホルモン（luteinizing hormone：LH）に共通のαサブユニットの増加が認められ，後述するTRH負荷試験ではTSHの反応は消失する．一方，下垂体型の甲状腺ホルモン不応症（resistance to thyroid hormone：RTH）も鑑別する．

本症の約90％は甲状腺ホルモン受容体（thyroid hormone receptor：TR）β遺伝子の異常で発症すると考えられ，不適切TSH分泌症候群が認められる[3]．また，RTHでは甲状腺中毒症の症状を呈することもある．

TSH が低値，fT₃, fT₄ が低値のとき

視床下部あるいは下垂体病変による中枢性甲状腺機能低下症が考えられる．

下垂体性甲状腺機能低下症の場合，TSHは低値でTRH負荷に対する反応も弱い．*PIT1*，*PROP1*，*LHX3*，*LHX4*などの下垂体転写因子の遺伝子異常も原因となる．一方，視床下部性甲状腺機能低下症では，TSHは正常か若干高値の場合があり注意を要する．

また，新生児マススクリーニングにおいてTSHのみを測定する場合，本症を見落とす可能性があり，同時に甲状腺ホルモン値を測定することが望ましい．

TSH が高値，fT₃, fT₄ が低値のとき

原発性甲状腺機能低下症と診断される．永続性の先天性甲状腺機能低下症の原因の80～90％を占める．甲状腺製剤の内服による治療が必要となる．

先天性甲状腺機能低下症の場合の病因としては，甲状腺発生の異常（異所性，欠損，形成不全）や甲状腺ホルモン合成障害（*NIS*遺伝子変異によるヨード濃縮障害，サイログロブリン・*DUOX2*〈dual oxidase 2〉・*TPO*遺伝子変異によるヨード有機化障害やTSH受容体〈*TSHR*〉遺伝子異常によるTSH不応症など）があげられる．

また，TSHのみが上昇し，fT₄値が基準範囲内の場合には，潜在性甲状腺機能低下症，一過

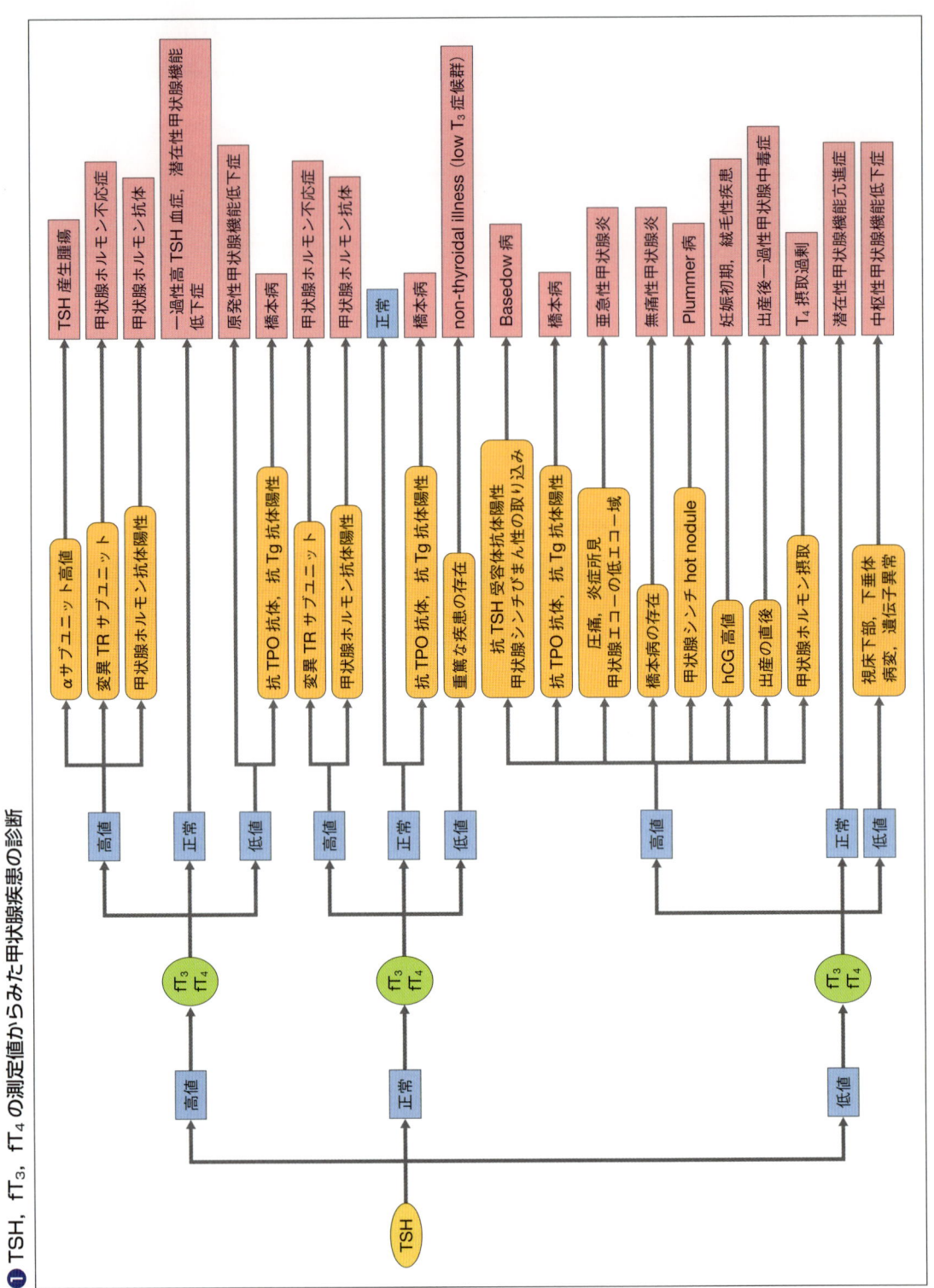

❶ TSH, fT₃, fT₄ の測定値からみた甲状腺疾患の診断

TSH 高値の場合
- fT₃, fT₄ 高値
  - αサブユニット高値 → TSH 産生腫瘍
  - 変異 TR サブユニット → 甲状腺ホルモン不応症
  - 甲状腺ホルモン抗体陽性 → 甲状腺ホルモン抗体
- fT₃, fT₄ 正常
  - 一過性高 TSH 血症, 潜在性甲状腺機能低下症
- fT₃, fT₄ 低値
  - 抗 TPO 抗体, 抗 Tg 抗体陽性 → 橋本病
  - 変異 TR サブユニット → 甲状腺ホルモン不応症
  - 甲状腺ホルモン抗体陽性 → 甲状腺ホルモン抗体
  - 原発性甲状腺機能低下症

TSH 正常の場合
- fT₃, fT₄ 高値
  - 抗 TPO 抗体, 抗 Tg 抗体陽性 → 橋本病
- fT₃, fT₄ 正常 → 正常
- fT₃, fT₄ 低値
  - 重篤な疾患の存在 → non-thyroidal illness (low T₃ 症候群)

TSH 低値の場合
- fT₃, fT₄ 高値
  - 抗 TSH 受容体抗体陽性, 甲状腺シンチびまん性の取り込み → Basedow 病
  - 抗 TPO 抗体, 抗 Tg 抗体陽性 → 橋本病
  - 圧痛, 炎症所見 → 亜急性甲状腺炎
  - 甲状腺エコーの低エコー域 → 無痛性甲状腺炎
  - 橋本病の存在
  - 甲状腺シンチ hot nodule → Plummer 病
  - hCG 高値 → 妊娠初期, 絨毛性疾患
  - 出産の直後 → 出産後一過性甲状腺中毒症
  - 甲状腺ホルモン摂取 → T₄ 摂取過剰
- fT₃, fT₄ 正常
  - 潜在性甲状腺機能亢進症
- fT₃, fT₄ 低値
  - 視床下部, 下垂体病変, 遺伝子異常 → 中枢性甲状腺機能低下症

性甲状腺機能低下症，あるいは一過性高TSH血症の鑑別が必要である．

なお，新生児マススクリーニングにおけるTSH高値への対応については「25 新生児マススクリーニングTSH高値への対応」で詳述する．

TSHが正常〜軽度高値，fT$_3$が高値，fT$_4$が低値のとき

MCT8（monocarboxylate transporter 8）欠損症が疑われる．MCT8欠損症はT$_3$を神経細胞内に特異的に取り込む輸送タンパクであるMCT8が欠損することにより，X連鎖劣性の重度の精神運動発達遅滞，全身の筋緊張低下，進行性痙性四肢麻痺などを呈する疾患である．さらにTSHは正常〜軽度高値，fT$_3$は高値，fT$_4$は低値という特徴的な甲状腺機能異常が認められる．

2004年に初めて，MCT8をコードするSLC16A2遺伝子の異常によって発症することが報告された[4]．Allan-Herndon-Dudley症候群ともいわれている．

TSHが正常〜低値，fT$_3$が低値，fT$_4$が正常のとき

重症の感染症，悪性腫瘍，飢餓状態，心筋梗塞などに合併するnon-thyroidal illness（low T$_3$症候群）が考えられる．原疾患に伴う炎症性サイトカインなどの作用により，末梢における甲状腺ホルモンの脱ヨード酵素活性が低下し，T$_4$からT$_3$への変換障害が生ずるためと考えられている．

TSHが低値，fT$_3$，fT$_4$が正常のとき

潜在性甲状腺機能亢進症が考えられる．

T$_3$，T$_4$とfT$_3$，fT$_4$に乖離がみられるとき

TBPの異常が考えられ，妊娠，慢性肝炎，遺伝性TBG欠損症，肝硬変，ネフローゼ症候群などを鑑別する．

妊娠や慢性肝炎ではTBGが増加し，総甲状腺ホルモン（T$_3$，T$_4$）の測定値は上昇する．一方，遺伝性TBG欠損症，肝硬変，ネフローゼ症候群などではTBGは低下し，血中総甲状腺ホルモン（T$_3$，T$_4$）値は低下する．

リバースT$_3$（rT$_3$）

T$_3$と同様に，リバースT$_3$（reverse triiodothyronine：rT$_3$）も末梢組織でのT$_4$の脱ヨード化によって産生されるが，生物活性をもたない．血中rT$_3$はイムノアッセイ法によって測定される．

■ どんなときに検査するか

甲状腺機能低下症の場合や飢餓，消耗性疾患（慢性疾患，神経性食欲不振症，肝硬変）などにおいて測定することがある．

■ 異常値を呈する疾患と診断へのプロセス

non-thyroidal illness（low T$_3$症候群）などでは，T$_4$はrT$_3$に変換されるために血中rT$_3$はむしろ高値を示す．甲状腺機能低下症ではT$_4$低値を反映してrT$_3$も低値となる．

サイロキシン結合グロブリン（TBG）

甲状腺ホルモンの大部分は甲状腺ホルモン結合タンパク（thyroxine binding protein：TBP）と結合して血中に存在している．TBPのうち，サイロキシン結合グロブリン（thyroxine binding globulin：TBG）は肝臓で合成される分子量54 kDaの酸性タンパク質であり，甲状腺ホルモンとの親和性は最も高く，T$_3$のおよそ80%，T$_4$のおよそ68%がTBGと結合している．

TBGは先天性な要因，または後天性にさまざまな疾患や状態で増減がみられる．TBGはエストロゲン作用によって合成が亢進するため，出産直後から新生児期に高値をとり，その後徐々に減少し成人レベルに達するが，思春期前の小児において性差は実質上存在しない．

■ どんなときに検査するか

総甲状腺ホルモンの測定値とTSHの測定値に正常なネガティブフィードバックの関係がみられないときなどにはTBPの量的・質的異常を考え，TBGや他のTBPを測定する．

■ 異常値を呈する疾患と診断へのプロセス

TBGの異常値を認めた場合には，以下の疾

患を鑑別する（❷）．

遺伝性 TBG 異常症

TBG 遺伝子は Xq22.2 にコードされており，伴性形式に遺伝する．TBG 欠損症では血中にTBG はほとんど検出されず，その原因の大部分は TBG 遺伝子の塩基欠失と塩基置換であり，合成された未成熟な TBG は細胞内で分解され，血中には分泌されない．また，TBG 遺伝子の塩基置換が TBG の合成や分泌に大きな影響を及ぼさない部位に生じた場合，変異 TBG が血中に分泌され，TBG 濃度は減少する．

日本人における TBG 欠損症の頻度は，男子 1,200〜1,900 出生に 1 例と欧米人の男子 5,000〜13,000 出生に 1 例に比べ高頻度であり，遺伝子異常としても比較的高率である[5]．一方，TBG 増加症の原因は TBG 遺伝子の家族性あるいは孤発性の増幅であり，頻度は出生 6,000〜40,000 に 1 例とまれである．

正常妊娠，絨毛性疾患

正常妊娠，絨毛性疾患などの内因性エストロゲンが増加する状態では，TBG の血中濃度は増加する．

❷ 血中 TBG 濃度が異常を示す病態

低値
- 遺伝性 TBG 欠損（減少）症
- 甲状腺機能亢進症
- 低タンパク血症：非代償性肝硬変，ネフローゼ症候群，タンパク漏出性胃腸症，低栄養状態
- 内分泌疾患：先端巨大症，Cushing 症候群，糖尿病性ケトーシス
- 熱性疾患
- リンパ肉腫
- 薬剤使用：アンドロゲン製剤，グルココルチコイド，タンパク同化ホルモン，L-アスパラギナーゼ，サリチル酸製剤，抗てんかん薬など

高値
- 遺伝性 TBG 増加症（まれ）
- 甲状腺機能低下症
- 新生児
- 妊娠，絨毛性疾患
- 肝疾患：慢性肝炎，代償性肝硬変
- 急性間欠性ポルフィリン症
- AIDS
- 神経血管性浮腫
- 薬剤使用：エストロゲン製剤，クロフィブラート，5-FU など

薬剤

血中エストロゲン濃度を増加させる経口避妊薬やクロフィブラートなどで血中 TBG は上昇する．一方，アンドロゲン製剤，タンパク同化ホルモン剤，グルココルチコイド，サリチル酸製剤，抗てんかん薬などで血中 TBG は低下する．

肝疾患

TBG は肝臓で産生されるタンパクであり，血中 TBG 濃度は肝疾患による影響を受ける．慢性肝炎，代償期肝硬変，TBG 産生肝癌では血中 TBG は増加し，非代償期肝硬変では血中 TBG は減少する．

甲状腺疾患

TBG の代謝の速度により，甲状腺機能亢進症では血中 TBG 濃度は低下し，甲状腺機能低下症では血中 TBG 濃度は上昇する．

低タンパク血症

ネフローゼ症候群，タンパク漏出性胃腸症，低栄養状態など血清タンパク質の低下する状態では，血中 TBG 濃度は低下する．

TSH 受容体抗体（TRAb）

TSH 受容体（TSHR）に対する自己抗体の測定法として現在臨床で広く行われているのは，^{125}I でラベルした TSH が，可溶化したブタ甲状腺膜の TSHR に結合するのを阻害する活性（%）として測定する方法（radioreceptor assay：RRA）で，TSH 受容体抗体（TSH receptor antibody：TRAb）または TSH 結合阻害免疫グロブリン（TSH binding inhibitory immunoglobulin：TBII）とよばれる．最近では，第 3 世代として標識 TSH の代わりに Basedow 病患者由来 TSH レセプターモノクローナル抗体を用い，国際単位 IU/L で検査値を表示する定量法も行えるようになっている．しかし，いずれも TSH 受容体抗体の機能を表すものではない．

これに対し，刺激型 TSHR 抗体（thyroid stimulating antibody：TSAb）と，阻害型 TSHR 抗体（thyroid stimulation blocking antibody：TSBAb）

は，機能的側面からTSH受容体抗体を検査するものである．TSAbは，ヒト甲状腺濾胞細胞，ブタ甲状腺濾胞細胞，あるいはラット甲状腺濾胞細胞株であるFRTL-5などを用い，cAMPの増加を引き起こす活性としてバイオアッセイで測定する．TSBAbは，上述のバイオアッセイをTSHの存在下に行い，TSHによるcAMPの増加をどれだけ阻害するかによって測定する．

■どんなときに検査するか

甲状腺機能亢進・低下症状を呈するか，TSHや甲状腺ホルモン値から甲状腺機能異常が認められ，自己免疫の関与が疑われた場合に検査する．

■異常値を呈する疾患と診断へのプロセス

高値を呈する疾患は，Basedow病や慢性甲状腺炎である．

とくに異常高値が認められた場合，Basedow病を考える．一般に，TRAbやTSAbが高いほど，抗甲状腺薬による治療に抵抗性であるが，甲状腺自己免疫疾患における自己抗体は多クローン性であるため，必ずしも甲状腺機能の変化と検査値が一致するわけではない．

Basedow病では寛解，再発の指標になるため，経時的な測定が有用である．

妊婦の妊娠末期においてTRAb（第2世代）が50〜60％以上，TSAbが600〜800％以上の場合には，新生児Basedow病を発症する可能性が高い．

抗サイログロブリン（Tg）抗体，抗甲状腺ペルオキシダーゼ（TPO）抗体

抗サイログロブリン（thyroglobulin：Tg）抗体は甲状腺濾胞内コロイド成分であるTgを，抗甲状腺ペルオキシダーゼ（thyroid peroxidase：TPO）抗体はTPOを抗原とする自己抗体である．抗TPO抗体は抗Tg抗体と比較して，細胞障害性があり，甲状腺組織の崩壊に伴う腫大（甲状腺腫）がみられる場合にはまず測定すべきである．いずれもラジオイムノアッセイ（radioimmunoassay：RIA）法による定量法にて測定される．

■どんなときに検査するか

甲状腺機能亢進・低下症状を呈するか，TSHや甲状腺ホルモン値から甲状腺機能異常が認められ，自己免疫の関与が疑われた場合に検査する．

■異常値を呈する疾患と診断へのプロセス

慢性甲状腺炎とBasedow病があげられる．自己免疫性甲状腺機能低下症患者のほぼ全例，Basedow病患者の約80％で抗TPO抗体が認められる．抗Tg抗体が単独で検出されることはまれである．

サイログロブリン（Tg）

甲状腺濾胞細胞に特異的に存在するタンパクの血中濃度を定量する検査である．血中Tg濃度は甲状腺中毒症を除いたすべての甲状腺機能亢進症で上昇する．また，甲状腺腫瘍や甲状腺組織の破壊（亜急性甲状腺炎，無痛性甲状腺炎）によっても血中濃度が増加する．RIA固相法によって測定される．

■どんなときに検査するか

成人では甲状腺癌患者のフォローアップが主たる用途である．甲状腺全摘出後のTg濃度は検出限界以下であり，測定可能な濃度であれば，甲状腺癌の残存あるいは再発を意味する．Basedow病の寛解の指標にもなる．

■異常値を呈する疾患と診断へのプロセス

高値はBasedow病，慢性甲状腺炎，亜急性甲状腺炎，急性甲状腺炎，甲状腺腫瘍で認められる．低値は先天性サイログロブリン合成障害，甲状腺薬中毒症，甲状腺摘出後で認められる．

甲状腺腫瘍を触診した場合に測定することが多いため，異常高値を認めた場合は甲状腺由来の腫瘍である．ただし，悪性腫瘍でも甲状腺未分化癌や髄様癌は高値を示さない．良性腫瘍でも腺腫様甲状腺腫は高値を示す．超音波検査や針生検などで腫瘍の確認と良・悪性の鑑別を行う．

血中抗Tg抗体の存在は検査値に影響するた

め，抗体の有無を確認する必要がある．

in vivo で行う甲状腺機能検査とその異常

TRH 負荷試験

甲状腺刺激ホルモン放出ホルモン（thyrotropin-releasing hormone：TRH）を負荷（10 μg/kg を静注）して，それに対する下垂体からの TSH 分泌の反応性をみる検査である．とくに種々の甲状腺機能低下症の診断に際し有用である．

甲状腺機能が正常な小児では，TRH 負荷後の TSH は 15～30 分後で頂値をとり，以後低下に転じ，120 分後には基礎値に近い値まで低下する[6]．ただし，高感度の TSH 測定法が主体となった現在では，原発性甲状腺機能低下症の診断に際し TRH 負荷試験は必ずしも必要な検査ではない．

■異常を呈する疾患とその特徴的パターン（❸）

原発性甲状腺機能低下症：ネガティブフィードバックによる下垂体の過敏反応性により，TSH は基礎値高値，頂値過剰反応，高値遷延のパターンをとる．

下垂体性甲状腺機能低下症：TSH 基礎値低値，反応低下のパターンをとる．

視床下部性甲状腺機能低下症：TSH の反応は一般的には正常もしくは過剰，遷延反応を示す．

甲状腺ヨード（^{123}I）摂取率

無機ヨード源として放射性ヨードを経口投与することで，取り込み～合成の過程の機能を放射線学的に評価する検査である．最近では，より被曝線量が少なく，半減期も短い ^{123}I を用いることが一般的となっている．

一定期間のヨード制限の後に，^{123}I を内服させ，その後 3 時間と 24 時間に甲状腺部への集

❸ 各種病態における TRH 負荷試験の反応

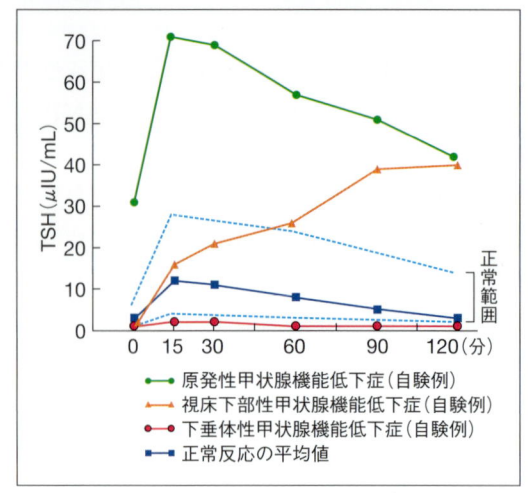

・原発性甲状腺機能低下症（自験例）
・視床下部性甲状腺機能低下症（自験例）
・下垂体性甲状腺機能低下症（自験例）
・正常反応の平均値

（松浦信夫．2010[6]）をもとに作成）

積を測定し，投与量に対する割合を算出する．24 時間後の正常値は 10～35％である．

■異常を呈する疾患とその特徴的パターン

一般に，甲状腺機能亢進症では高値，低下症では低値を示す．亜急性甲状腺炎など甲状腺破壊に伴う甲状腺ホルモン中毒症では臨床像は機能亢進だが低値を，また甲状腺ホルモン合成障害では臨床像は機能低下だが高値を示す．

パークロレイト放出試験

^{123}I を甲状腺に取り込ませ，摂取率が設定値以上となった（20％を超えた）時点で，パークロレイト（ClO_4^-）（成人 1 g，小児では体重あたり 20 mg/kg を目安に 6 歳前後で 0.5 g）を内服させ，その 1 時間後，2 時間後に甲状腺 ^{123}I 摂取率を測定する検査である．パークロレイト服用後の摂取率の低下が 10％以下は正常，10～20％は判定保留（軽度放出あり），20％以上は放出試験陽性と判定する[7]．

■異常を呈する疾患とその特徴的パターン

ヨード有機化障害による先天性甲状腺機能低下症では放出試験が陽性となる．この場合は甲状腺 ^{123}I 摂取率が高値を示す．ヨード濃縮障害では甲状腺 ^{123}I 摂取率が低値でパークロレイト放出試験は陰性となる．

甲状腺超音波検査

甲状腺超音波検査（エコー）では，甲状腺の位置・大きさ・形・機能を評価することができる．とくにカラードプラー法を用いた甲状腺内血流速度の評価は，非侵襲的かつ簡便に甲状腺機能の推定に役立つ情報が得られる．また腫瘍性病変がある場合は，必要に応じてエコーガイド下に針生検を行い，組織診を施行する．

甲状腺機能異常に対する治療

先天性甲状腺機能低下症

合成 l-サイロキシン（l-T_4）10 μg/kg/日を1日1回投与する．重症例では 12～15 μg/kg/日，軽症例（TSH 10～30 μIU/mL で fT_4 が 1.5 ng/mL をわずかに下回るような症例）では 5 μg/kg/日で開始する．その後は，血清 TSH 値を正常範囲に，fT_4 は正常上限値になるように l-T_4 量を調節する．

後天性甲状腺機能低下症

l-T_4 を1日1回投与する．1日の維持量は年齢によって異なり，0～6か月では 5～8 μg/kg，6～12か月では 6～8 μg/kg，1～5歳では 5～6 μg/kg，6～12歳では 4～5 μg/kg，12歳以上では 2～3 μg/kg が適量である．

血清 TSH 値を正常範囲に保ち，5 μIU/mL 以上や測定感度以下にならないように l-T_4 の投与量を調節する．著しい甲状腺機能低下症の場合には，l-T_4 を維持量の 1/3～1/4 で開始し，漸増して1～2か月くらいで維持量にもっていく．

甲状腺機能亢進症

Basedow 病を中心とした甲状腺機能亢進症の治療については，小児では抗甲状腺薬の内服による内科的治療が第1選択となる．抗甲状腺薬にはメチマゾール（MMI）とプロピルチオウラシル（PTU）がある．小児では PTU より MMI のほうが治療効果が高く，服用回数も少なくてすむことから，MMI が使用されることが多い．

初期治療量としては MMI 0.5～1.0 mg/kg/日（成人 15～30 mg/日）分3，または PTU 5～10 mg/kg/日（成人 300 mg/日）分3 より開始し，臨床症状が改善し血中 fT_3・fT_4 濃度が正常化するまで続ける．その後，血中 fT_3・fT_4 濃度の推移により抗甲状腺薬の減量を行う．頻脈などの甲状腺ホルモン過剰症状に対しては，喘息児には禁忌であるが，β 遮断薬（プロプラノロール 1～2 mg/kg/日）を用いる．

維持量（初期量の 1/3～1/6，MMI 5～10 mg/日，分1）に達したら1年間以上は治療を続け，治療開始から2年間は治療を継続する．維持量の段階で抗甲状腺薬の少量の増量が甲状腺機能低下症をきたし，減量により機能亢進をきたすなど不安定な場合には，l-T_4（2～3 μg/kg/日）の併用が有効である．

■文献

1) 村上正巳，荻原貴之．Ⅱ内分泌学的検査 80．甲状腺刺激ホルモン．中井利昭編集代表．検査値のみかた．改訂3版．東京：中外医学社；2006．p.287-9．
2) 村上正巳，荻原貴之．Ⅱ内分泌学的検査 82．甲状腺ホルモン（T_3, T_4, FT_3, FT_4）．中井利昭編集代表．検査値のみかた．改訂3版．東京：中外医学社；2006．p.296-301．
3) Refetoff S, et al. The syndrome of resistance to thyroid hormone. Endocr Rev 1993；14：348-99.
4) Dumitrescu AM, et al. A novel syndrome combining thyroid and neurological abnormalities is associated with mutations in a monocarboxylate transporter gene. Am J Hum Genet 2004；74：168-75.
5) Domingues R, et al. Two novel variants in the thyroxine-binding globulin (TBG) gene behind the diagnosis of TBG deficiency. Eur J Endocrinol 2002；146：485-90.
6) 松浦信夫．先天性甲状腺機能低下症（クレチン症）の病型診断の必要性とその判定方法．日本マス・スクリーニング学会誌 2010；20：9-14．
7) 日本小児内分泌学会マススクリーニング委員会，薬事委員会．パークロレイト放出試験の説明書．2004.11．http://jspe.umin.jp/gak_dl/guide 200411.pdf.

（宮田市郎）

🔑 Keyword

甲状腺機能低下症：甲状腺ホルモンの分泌が低下している疾患であり，先天性と後天性に分類される．TSH，fT_3，fT_4 の測定により診断し，さらに原発性か中枢性かを鑑別する．

甲状腺機能亢進症：甲状腺ホルモンの分泌が過剰な疾患をいい，ほとんどが自己免疫による Basedow 病である．fT_3，fT_4 の上昇と TSH の抑制がみられ，とくに Basedow 病では TSH 受容体抗体（TRAb，TSAb）が陽性となる．

TSH 受容体抗体：TSH 受容体に対する自己抗体であり，TSH 受容体に対する結合活性として測定される場合を TRAb とよぶ．また，機能的側面からの TSH 受容体抗体の検査としては，刺激型の TSAb と阻害型の TSBAb がある．未治療の Basedow 病では高感度 TRAb は 90％ 以上で陽性となり，TSAb はほぼ 100％ に検出される．一方，TSBAb は特発性粘液水腫にて陽性となることがある．

TRH 負荷試験：甲状腺刺激ホルモン放出ホルモン（TRH）を負荷して，下垂体からの TSH 分泌の反応性を評価する検査である．中枢性甲状腺機能低下症の診断に有用であるが，他の甲状腺関連の検査と併せて評価することが大切である．

甲状腺ヨード（^{123}I）摂取率：放射性ヨードを経口投与し，無機ヨードの取り込みから甲状腺ホルモン合成の過程の機能を放射線学的に評価する検査である．^{123}I を内服してから 24 時間後の正常値は 10〜35％ である．

パークロレイト放出試験：先天性甲状腺機能低下症（クレチン症）の病型診断の際に行う検査である．ヨード有機化障害では陽性となる．

16 肥満

肥満の評価と診断

過剰な体脂肪の評価

肥満度（標準体重に対する過体重度）とBMI（body mass index）の2つが最も中心的な方法である．学童以上では肥満度20％以上を肥満とし，20～30％を軽度，30～50％を中等度，50％以上を高度肥満と判定する．

BMIは小児では標準値が年齢に伴って大きく変動するので，BMIパーセンタイル値が用いられ，年齢別に85以上かつ95パーセンタイル未満を過体重，95パーセンタイル以上を肥満と判定する（**Appendix**参照）．

体脂肪の分布の評価

肥満の評価は，単に過体重の基準によるものだけではなく，合併症の出現をできるだけ反映するものが理想である．

腹腔内にある内臓周囲の脂肪はインスリン抵抗性増加に伴う代謝病態と深く関係するので，CTスキャンや超音波による評価が正確であるが，内臓脂肪を反映する身体計測値として臍位での腹囲（ウエスト周囲径）あるいは腹囲/殿囲

❶ 思春期，成人期のBMIと心血管疾患発症リスクとの関係

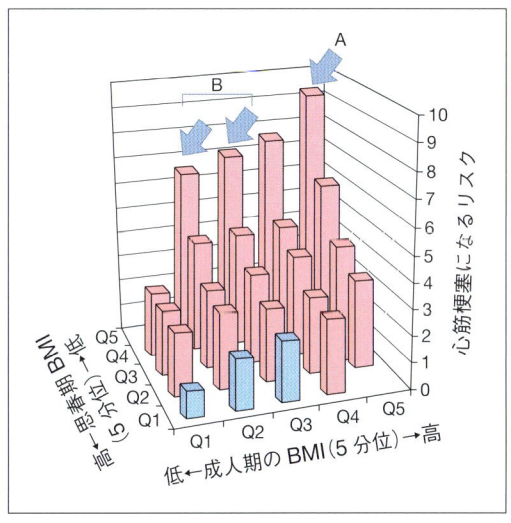

A：思春期に肥満（Q5）で成人期も肥満（Q5）の場合．
B：思春期に肥満（Q5）で，成人期は正常体型（Q2, 3）に戻った場合．
A，Bいずれも心筋梗塞になるリスクが高く予後不良である．　（Tirosh A, et al. N Engl J Med 2011；364：1315-25）

Consideration points

小児肥満は現在の健康障害だけでなく，成人期へとトラッキングする

❶ 生活習慣病である小児肥満は，現在学童の約10％に認められる．肥満の問題点は，① 小児期に過体重に起因するさまざまな健康障害を生じること，② 思春期年齢の肥満は成人期まで肥満がトラッキングして，動脈硬化性の心血管系疾患発症につながること，③ 思春期肥満が改善した場合でも，成人期の冠動脈疾患の発症リスクが低くならないこと（❶），である．とくに，小児でも内臓脂肪蓄積により成人と同様にインスリン抵抗性を基盤としたメタボリックシンドローム（MetS）を発症し，小児期のうちから動脈硬化が進行することが問題となる．
❷ 低身長，性成熟異常，精神発達遅滞を認める場合には，原因疾患のある症候性肥満に注意しなければならない．

比（ウエスト/ヒップ比）が用いられる．日本人小児で代謝異常を予測するための指標として求められた基準値は，中学生では内臓脂肪面積 60 cm^2 に相当する腹囲が 80 cm（成人は 100 cm^2 に相当する腹囲が男性 80 cm，女性 85 cm）である．

二重エネルギー X 線吸収法（dual energy X-ray absorptiometry：DEXA）は本来は骨塩量を定量する目的で行われるが，体組成である脂肪量と除脂肪量（筋肉，内臓，骨）の定量が体の部位別で可能である．体脂肪率を推定する生体インピーダンス法の測定値の信頼性は低い．したがって，一般家庭で使用されている市販の体重計は，正確性に欠ける．

肥満と肥満症の違い

肥満症とは，肥満に起因あるいは関連する健康障害あるいは医学的異常を合併する場合であり，肥満を軽減する治療を必要とする病態をいう（❷）．肥満症と診断するには，まず，原因疾患のある症候性肥満（二次性肥満）を除外する必要がある．

肥満が形成される過程と，肥満のトラッキング

小児肥満の成因，予防，治療，予後は，乳児肥満，幼児肥満，学童肥満，思春期肥満の 4 つの年齢区分に分けて考える．

肥満の始まる時期

小児肥満は就学前の幼児期から始まる（❸）．また，内臓脂肪は 5 歳くらいから蓄積される場合があることが知られている．

adiposity rebound（AR）

出生から乳児期後半にかけて増加した BMI は，いったん 5〜6 歳まで低下した後，再び増加して成人の基準値 22 に至る．この BMI の反跳は adiposity rebound（AR）とよばれ，AR が

❷ 小児肥満に起因あるいは関連する健康障害

- □ 血液脂質の異常（HDL コレステロール低下*，中性脂肪増加*，LDL コレステロール増加）
- □ 耐糖能異常，血糖上昇*
- □ 血圧上昇*

*はメタボリックシンドロームの診断基準項目

メタボリックシンドローム，2 型糖尿病

- □ 肝機能異常（NAFLD，NASH）
- □ 尿酸値上昇
- □ 黒色表皮症（皮膚が黒ずむ）
- □ 月経異常，多嚢胞性卵巣症候群（男性ホルモン増加）

肥満によるインスリン抵抗性の増加による異常

- □ 整形外科的症状（関節障害，大腿骨頭すべり症など）
- □ 睡眠時呼吸困難・無呼吸，日中の眠気
- □ 運動能力低下
- □ 精神心理的問題（消極性，不登校など）

体脂肪量増加により生じる問題

小児メタボリックシンドロームの診断基準（6〜15 歳）
腹囲が 80 cm 以上（腹囲/身長比が 0.5 あるいは小学生で腹囲 75 cm 以上でもよい）で，以下の ①〜③ のうち 2 項目を有する場合にメタボリックシンドロームと診断する．① 中性脂肪 120 mg/dL 以上かつ/または HDL-C＜40 mg/dL 未満，② 収縮期血圧 125 mmHg 以上かつ/または拡張期圧 70 mmHg 以上，③ 空腹時血糖 100 mg/dL 以上

（メタボリックシンドロームの診断基準）

❸ 中学 1 年生で肥満度 20% 以上の学童の幼児期からの肥満度の経過

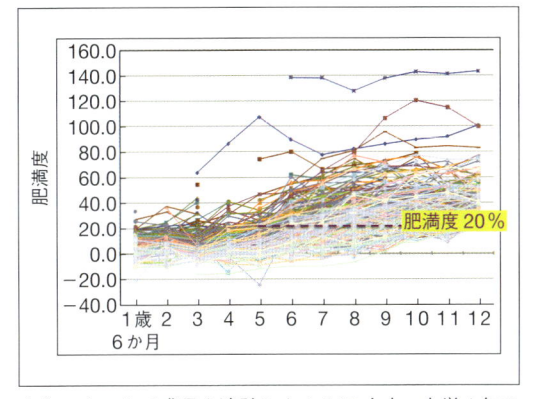

出生コホートで成長を追跡した 1,917 人中, 中学 1 年の肥満児（肥満度 ≧ 20%）は 265 人（頻度 13.8%）.
（有阪治. 2013[1]）

5 歳以前でより早期に起こるほど, 学童期の BMI は高くなる（❹）.

3 歳児健診の BMI（Kaup 指数）が 1 歳 6 か月健診時より増加している場合には, すでに AR が始まっている可能性があり, 学童肥満になるリスクが高いので, 3 歳以降の体重増加に注意する必要がある[1].

乳児肥満

乳児期は生理的に一生涯で最も体脂肪が増加する時期であり, 乳児肥満であっても通常は幼児期に体脂肪が減少するので, 学童肥満にはつながりにくい.

❹ adiposity rebound（AR）の年齢と BMI の経過

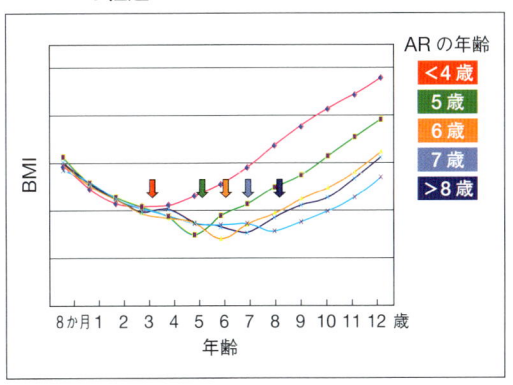

男女 461 人を AR の時期により 5 群に分けて 12 歳まで追跡（自験データ）.

低出生体重児

わが国では 2,500 g 未満の低出生体重児が全出生児の約 9% と増えている. 低出生体重児は過体重児と同様に, 将来肥満やメタボリックシンドロームになりやすい. その理由としては, ① 低出生体重児は出生後に起こる catch-up growth の際に内臓脂肪が蓄積しやすいこと, ② 子宮内低栄養状態下ですでにインスリン抵抗性を獲得していること（Barker による成人病胎児期発症仮説）, さらに ③ 出生前に形成された低栄養下でエネルギーを倹約するという素因と出生後の過栄養環境との相互作用で, メタボリックシンドロームになりやすい（developmental origins of health and disease〈DOHaD〉仮説）などがその機序として想定される.

小児肥満の成人肥満へのトラッキング

学童・思春期肥満の 2/3 程度が成人肥満へトラッキングする. 肥満に伴って動脈硬化危険因子も移行することになる.

メタボリックシンドローム

メタボリックシンドローム（MetS）は, 内臓

❺ 内臓肥満により動脈硬化が進行し, 心血管系疾患が発症する過程

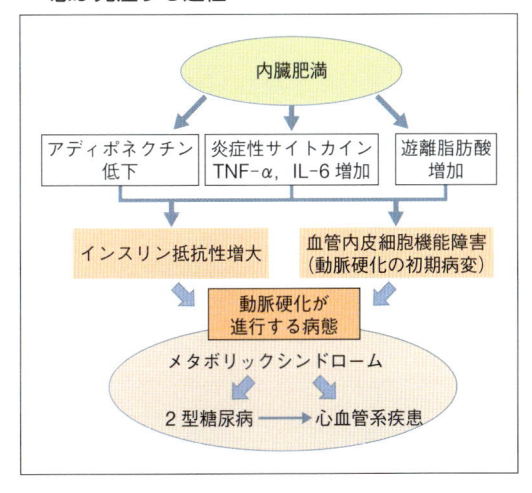

❻ 小児肥満の診断と治療法選択の流れ（米国内分泌学会，2008年）

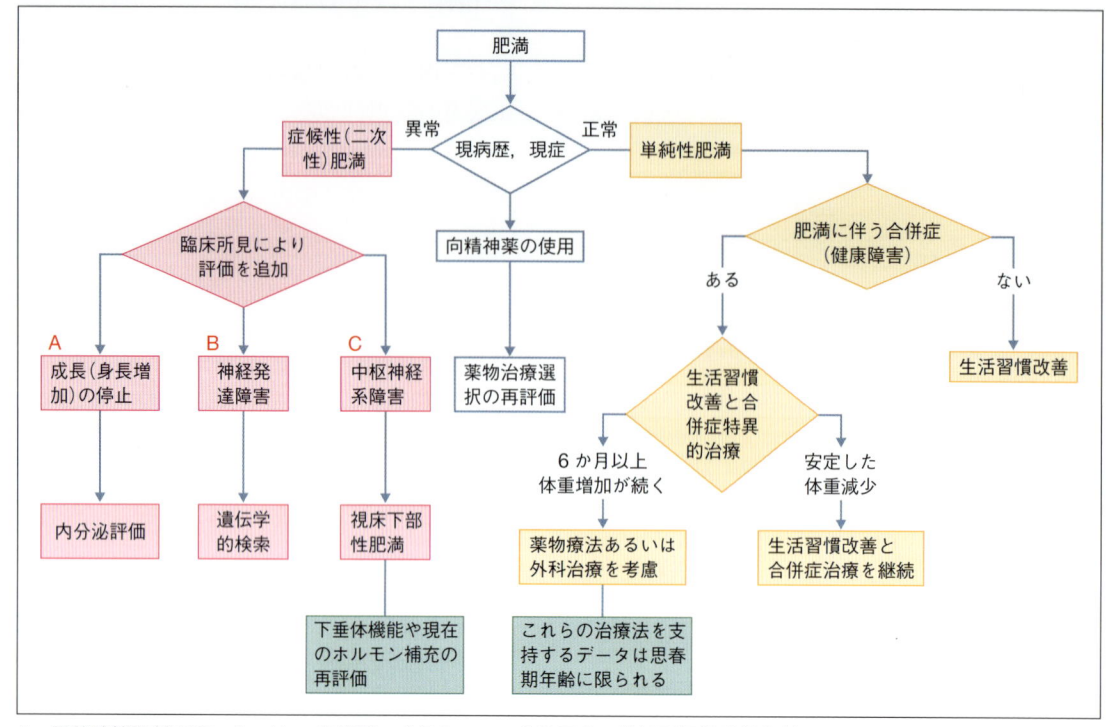

```
                            肥満
                             │
              ┌──────────────┼──────────────┐
            異常          現病歴，現症        正常
              │                              │
         症候性（二次                      単純性肥満
          性）肥満                             │
              │              ↓                │
              │         向精神薬の使用    肥満に伴う合併症
         臨床所見により       │           （健康障害）
          評価を追加      薬物治療選       ある    ない
              │          択の再評価         │      │
    ┌────┬────┬────┐                 生活習慣    生活習慣改善
    A    B    C                        改善と合
    成長  神経  中枢神                  併症特異
   （身長 発達  経系障                   的治療
   増加）の 障害   害                      │
    停止                             ┌────┴────┐
    │    │    │                  6か月以上   安定した
  内分泌 遺伝学 視床下部            体重増加が続く 体重減少
  評価  的検索  性肥満                │           │
              │                  薬物療法あるいは 生活習慣改善と
          下垂体機能や現在      外科治療を考慮   合併症治療を継続
           のホルモン補充の          │
              再評価            これらの治療法を支
                              持するデータは思春
                              期年齢に限られる
```

A：甲状腺機能低下症，Cushing 症候群，成長ホルモン分泌不全，偽性副甲状腺機能低下症など．
B：Prader-Willi 症候群，Bardet-Biedl 症候群など．
C：脳腫瘍，放射線，炎症，外傷など．

(杉原茂孝．2010[4])

脂肪増加を背景として，耐糖能異常，脂質代謝異常，血圧高値などの異常が複数出現し，動脈硬化の進行が速く，2型糖尿病になるリスクが高くなるという特徴がある．MetS の中心病態は内臓脂肪増加に伴うインスリン抵抗性の増大である（p.57 ❻ 参照）．したがって，肥満が高度になるほど MetS を合併しやすくなり，小児肥満全体の数パーセントに MetS が発症する．

MetS の診断基準を ❷ に示す．また，内臓肥満から動脈硬化を基盤として，心筋梗塞などの心血管疾患の発症へと進行する過程を ❺ に示す[2,3]．

肥満の鑑別診断と対応

小児肥満の診断と治療法選択のフローチャート（米国内分泌学会）を ❻ に示す．単純性肥満は，肥満になりやすい体質や生活習慣により発症し，大多数の小児肥満は単純性肥満である．症候性肥満（二次性肥満）は，何らかの疾患があって生じる肥満であり，原因に対する治療が必要になる[4]．

肥満治療

小児肥満の治療戦略は，肥満の程度が進む前に早期介入し，インスリン抵抗性に伴う合併症を予防し，心血管系疾患の発症を防ぐことである（❼）．高度肥満あるいは思春期肥満に至ると治療が困難である．2型糖尿病の家族歴がある場合には，積極的な肥満予防が必要である．小児肥満は環境要因から起こる生活習慣病であるので，治療にあたっては家族の協力が必要である．身長が増加している小児では体重増加度を

❼ 肥満の治療戦略

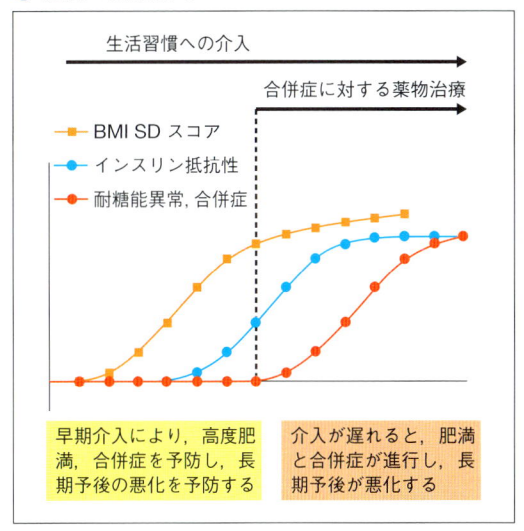

早期介入により，高度肥満，合併症を予防し，長期予後の悪化を予防する

介入が遅れると，肥満と合併症が進行し，長期予後が悪化する

将来，肥満の進行に伴いインスリン抵抗性を基盤としたさまざまな合併症をきたしうるハイリスク小児を，早期に発見し介入する．

抑制するだけで，肥満度の改善が期待できる．

■生活習慣の改善

朝食の欠食，夜型生活，睡眠時間が短い，座ってゲームをする時間が長い，などの生活習慣の改善をする．

■食事療法

総エネルギー量は 1,000＋(年齢×100)kcal，栄養組成は糖質 55～60％，タンパク質 15～20％，脂質 25％ が目安である．飽和脂肪酸（バター，ラード，脂身の多い獣肉，鶏皮，牛乳），果糖（果汁，清涼飲料水）の過剰摂取はインスリン抵抗性を増加させ（p.55 ❸ 参照），脂肪合成を高めるので，摂取量を減らす．

母乳栄養は肥満予防の効果がある．低炭水化物食の長期的効果は小児では不明である．

■運動療法

運動は一時的にエネルギー消費を増加させるだけでなく，筋肉や肝臓でのインスリン抵抗性を改善し，筋肉量が増えることで基礎代謝量を増加させる効果がある．

■薬物療法

小児では減量のための薬物療法は，肥満に伴う合併症改善が急がれる場合以外には行わない．インスリン抵抗性を改善するには塩酸メトホルミンが有効である[5]．

■文献

1) 有阪治．小児肥満症の問題と対策—adiposity rebound の観点から．日本医事新報 2013；No.4630：78-84.
2) 大関武彦．メタボリックシンドロームとは何か．日本小児内分泌学会編．小児のメタボリックシンドローム．東京：診断と治療社；2008. p.2-10.
3) 花木啓一．メタボリックシンドローム．日本小児内分泌学会編．小児内分泌学．東京：診断と治療社；2009. p.505-8.
4) 杉原茂孝．米国内分泌学会による小児肥満の予防と治療に関する臨床ガイドライン（2008）．日本臨床 2010；68（増刊）：684-91.
5) 岡田知雄．肥満症治療の方法とアプローチ．日本肥満学会編．小児の肥満症マニュアル．東京：医歯薬出版；2008. p.53-7.

（有阪　治）

🗝 Keyword

単純性肥満：基礎疾患のない肥満で，摂取エネルギーが消費エネルギーを上回る場合に起こるが，両親も肥満しているなどの体質的背景も影響する．

症候性肥満：先天異常や内分泌疾患などの基礎疾患が存在するので二次性肥満ともよばれる．低身長になる場合が多いので，単純性肥満との鑑別には成長曲線を描くことが重要である．

黒色表皮症（腫）：高度肥満や 2 型糖尿病などに伴って項部や腋窩などに出現する，黒ずんだアカのような皮疹である．インスリンの過剰存在が原因であり，「擦ってもおちないアカ」と表現される（p.57 ❻）．

17 やせ

やせ，体重減少の定義

やせとは，身長と比較して体重が著しく少ない状態，または体重の減少もしくは増加不良がある状態をさす．やせには，基礎疾患が認められる症候性やせと，健康で成長障害を伴わない体質性やせがある．

日本肥満学会では，body mass index（BMI＝体重〈kg〉/身長〈m〉^{2}）で 18.5 以下をやせと定義している．しかし，小児期では BMI の標準値が年齢とともに変動するため，BMI を用いて評価するよりも，性別・年齢別・身長別標準体重から算出した肥満度を用いて評価するほうがよい．

肥満度は，
（実測体重－標準体重）/標準体重 ×100（％）
で計算され，実測体重が標準体重に対してどれだけ増減しているかを示す指標である．

標準値に関して，日本小児内分泌学会・日本成長学会合同標準値委員会は，日本人小児の体格を評価する際，2000 年度に厚生労働省および文部科学省が発表した身体測定値データから算出した基準値を，今後も標準値として用いることを推奨している[1]．

一般に，幼児期については肥満度 －15％ 以下を「やせ」，－20％ 以下を「高度やせ」とし，学童期は，－10％ 以下を「やせ」，－20％ 以下を「高度やせ」とする[2]．一方，標準体重の範囲内であっても，成長曲線上，体重の増えが下向きになった場合にも注意が必要である．

乳幼児期は，
Kaup 指数 ＝ 体重（g）/身長（cm）^{2}×10
が用いられ，14 以下をやせと判定する．同時に，体重増加不良とも表現されるように，体重の増減から総合的に判断する．とくに乳児期早期には，Kaup 指数を用いた評価が合わないこともあり，1 日あたりの体重増加を指標としたほうがよい．1 日あたり 20 g 以下の増加は体重増加不良と考える．

学童期には Rohrer 指数が用いられ，
Rohrer 指数 ＝ 体重（g）/身長（cm）^{3}×10^4
で計算される．100 以下をやせとする．

やせ，体重減少の評価，診断

前述の指標に従ってやせの程度を評価する．さらに重要なことは，やせを肥満度などの数字で評価するのみでなく，成長曲線を作成し体重

Consideration points

症候性やせと体質性やせを鑑別することが重要である

❶ やせは，体重の数字のみで評価するのではなく，身長との関連で評価する．また，継続した体重の変化をみることも必要である．
❷ 原因検索について十分な問診と診察を行うことが基本であり，成長曲線の活用が不可欠である．
❸ 全年齢において虐待を見逃さないようにする．

の変化をみることである．

やせには，3パターンがあり，
① 身長に対して体重が異常に少ないが，体重の成長曲線パターンは正常であるもの
② 体重は増加していてもその増加量が少なく，体重の成長曲線が標準よりも下向きになっているもの
③ 過去の体重よりも現在の体重が少なくなっているもの

である[3]．②③は病的な可能性があり，そのような症候性やせを見逃さないことが，やせの診断において重要である．その診断を進めるにあたって，❶に示す点に留意する[4]．やせを診たときに行うべき最初の検査を❷に示す[2]．

❶ やせの診断における重要なポイント
- 「やせてきた」のか「生来やせている」のか
- 成長曲線の作成
- 食事摂取量と活動量の把握
- 母子関係はどうか
- 育児の問題はないか
- 発達は順調か
- 基礎疾患の診断

❷ やせに対するスクリーニング検査
- 血算，血液生化学，炎症反応
- 甲状腺機能
- 血液ガス
- 検尿
- 便検査（潜血，脂肪，糖，培養，虫卵）
- 胸部・腹部単純X線，手根骨単純X線

以下必要に応じて
- アミノ酸分析，尿中有機酸分析，アシルカルニチン分析
- 頭部CT
- 腹部超音波・CT
- 消化管造影または内視鏡

やせ，体重減少への対応

乳幼児[5]

診断にあたっては問診が重要であり，出生歴，成長発達歴，既往歴，随伴症状，栄養歴，養育・家庭環境，家族歴などを聴取する．やせが始まった時期や，そのころの身体的・環境的変化について注意する．とくに，十分な経口摂取（質，量）の有無，消化器症状の有無，基礎疾患の有無に注意する．

診察では，全身的な診察に加え，親子関係の様子にも注意し，虐待を見逃さないようにする．

やせ以外に症状がなく，元気で食欲がよく，成長曲線に沿って身長も体重も伸びているときには，体質性やせで経過観察が可能であることが多い．

一方，体重増加不良は乳児期に比較的多い主訴であるが，母乳・ミルクの不足，離乳の失敗など，摂取エネルギーの不足に起因することが多い．そのような場合には，鉄欠乏性貧血やビタミンD欠乏性くる病を併発している場合もあり，栄養不良による二次的異常所見にも注意する．また，低栄養状態では，内分泌的にIGF-I（insulin-like growth factor I）の低下も認められる．栄養士による聞き取りと指導が重要で，それのみで体重増加が改善することが多い．

年長児，思春期[6]

年長児，思春期における体重増加の不良，やせの進行は一般的になく，基礎疾患のある症候性やせも考える必要がある．診断のポイントは，詳細な問診と成長曲線の作成である．

女児では月経の状況も確認する．そのうえで，診察，必要な検査を進めていく．体操などクラブ活動によっては，厳しいカロリー制限を行っている場合もある．

また，二次性徴の時期には，誤った食習慣が形成されやすく，さらにスリムな体型への執着が潜在している場合もある．そのような状況下で，とくに思春期には神経性食欲不振症に注意が必要である．神経性食欲不振症は心理的要因を主として発症し，飢餓と嘔吐によりさまざまな合併症をきたす．その多くは内分泌異常であり，病因として，ストレスホルモンの上昇，低栄養による視床下部障害を中心とする内分泌腺の障害があげられる．具体的には，低ゴナドトロピン血症，euthyroid sick/low T_3 症候群，高

コルチゾール血症，副腎機能異常，成長障害，低レプチン血症，骨粗鬆症などである[7]．

肥満度 −30％以下，学童期で Rohrer 指数 90 以下，思春期で BMI 15 以下の場合には，積極的な入院も考慮すべきである．

学童・思春期のやせ，栄養不良は，診断，初期治療後，長期間にわたりフォローしていく必要がある．

やせ，体重減少の内分泌的鑑別診断

やせをきたす代表的な内分泌的鑑別診断を，主な症状，所見とともに❸に示し，それらの疾患を診断するポイントを以下に述べる[2,8,9]．

甲状腺機能亢進症

自己免疫により産生された抗 TSH 受容体抗体（TRAb，TBII），甲状腺刺激抗体（TSAb）により甲状腺が刺激され，甲状腺ホルモンの分泌が亢進する Basedow 病が代表である．

甲状腺中毒症所見として，手指振戦，発汗増加，暑がり，食欲亢進，体重減少，筋脱力，下痢，動悸，いらいら，集中力低下，不眠，全身倦怠感，多動などが認められ，小児では学力低下や成長促進がみられることがある．成長促進のため肥満度などは減少するが，食欲亢進のため体重自体は減少が目立たない例もあり，注意が必要である．

三主徴は頻脈，眼球突出，びまん性甲状腺腫であり，検査上，甲状腺ホルモンは高値となり，TSH は抑制される．抗 TSH 受容体抗体，甲状腺刺激抗体などの自己抗体は陽性となるが，陰性の症例も存在し，診断に放射性ヨード摂取率，シンチグラフィーが必要なこともある．

甲状腺機能低下症

先天性甲状腺機能低下症（クレチン症）が，新生児マススクリーニングによって発見される．ただし，TSH の上昇でスクリーニングしている

❸ やせを呈する代表的な内分泌的鑑別診断

疾患名	主な症状・所見
甲状腺機能亢進症	甲状腺腫，頻脈，眼球突出
甲状腺機能低下症	活気不良，成長障害，骨成熟遅延
糖尿病	多飲，多尿
尿崩症	多飲，多尿
副腎不全	皮膚色素沈着，低血圧，電解質異常
間脳症候群	著明なやせ，皮下脂肪減少，嘔吐

ため，遊離サイロキシン（fT_4）が同時測定されない場合には，中枢性のものは発見されないので注意が必要である．原発性では形成異常，ホルモン合成障害などが原因であり，fT_4 低下，TSH 上昇が認められる．

主な症状として，黄疸遷延，便秘，臍ヘルニア，体重増加不良，皮膚乾燥・落屑，不活発，巨舌，嗄声，四肢冷感，浮腫，小泉門開大，甲状腺腫などがチェックリストにあげられる．しかし，新生児マススクリーニングによる早期発見，早期治療のため，これらの症状がそろう症例はほとんどみられなくなっている．

糖尿病

1 型糖尿病では，インスリンの不足によりブドウ糖をエネルギー源として利用できなくなり，またタンパク異化，脂肪分解が亢進し，体重減少を呈するようになる．同時に，尿糖による浸透圧利尿のため多尿，脱水となり，体重はさらに減少する．多飲多尿，全身倦怠感に加え体重減少を呈するような症例では，診断は比較的容易である．高血糖を認め，尿中ケトン体が陽性となり，糖尿病性ケトアシドーシスを呈するようになる．内因性インスリン分泌能は低下し，抗 GAD 抗体，抗 IA-2 抗体，インスリン自己抗体などが陽性化する．

尿崩症

抗利尿ホルモン（アルギニンバソプレシン〈arginine vasopressin：AVP〉）の分泌低下や腎臓での不応のため，尿の濃縮障害となり，多尿

をきたす．多尿による口渇のため水分過剰摂取となって食欲が低下し，成長率の低下，体重減少をきたすことがある．しかし，尿崩症であっても自発的な飲水が可能であれば，脱水を呈することはない．

診断のためには水制限試験が必要な場合もある．後天的な中枢性尿崩症では，腫瘍によるものとの鑑別のため，画像診断が必須である．

副腎不全

副腎不全では，哺乳力低下，体重増加不良，嘔吐，脱水を認め，進行するとショックを起こすようになる．

さまざまな遺伝的疾患があるが，先天性副腎皮質過形成症のうち最も多い21-水酸化酵素欠損症は，新生児マススクリーニングの対象疾患となっており，17-ヒドロキシプロゲステロン（17-OHP）高値により発見される．副腎皮質刺激ホルモン（ACTH）も高値となり，典型例では皮膚の色素沈着と女児では外性器の男性化が認められる．

残存酵素活性により，臨床的に，塩喪失型，単純男性型，非古典型に分類される．未治療の塩喪失型では，新生児マススクリーニングで早期発見された場合でも，低Na血症，高K血症を伴って副腎不全を呈していることがあり，早急の治療が必要である．また，感染症などのストレス時には，急性副腎不全を予防するため，補充量の適切な増量が必要である．

間脳症候群

視床下部における器質的病変により多彩な臨床症状が現れ，とくに乳幼児では体重が増加せず，皮下脂肪は減少し，著明なやせを特徴とする．嘔吐を伴うこともある．頭部MRIなどの画像診断が必要である．

まとめ

やせの原因は多様である．その大部分は体質性やせであり，やせ以外に症状がなくて成長曲線に沿って身長も体重も伸び，食欲と活動性が保たれているようであれば問題があることは少ない．治療すべき症候性やせか，治療の必要がない体質性やせかを鑑別し，その背景にある病態を見逃さないことが重要である．さらに全年齢において，問診と全身所見から虐待を見逃さないことも重要である．

診断においては，体重の数字のみで評価するのではなく，身長との関連で評価すべきである．また，継続した体重の変化をみることも必要である．その基本は，原因検索について十分な問診と診察を行うことであり，成長曲線の活用も不可欠である．

■文献

1) 日本小児内分泌学会・日本成長学会合同標準値委員会. 日本人小児の体格の評価に関する基本的な考え方. http://jspe.umin.jp/medical/files/taikaku_hyoka.pdf
2) 田久保憲行. やせ. 日本小児内分泌学会編. 小児内分泌学. 東京：診断と治療社；2009. p.65-8.
3) 村田光範. やせ・栄養不良の定義，診断，評価. 小児内科 2009；41：1259-63.
4) 山口修一. 肥満とやせ. 小児内科 2000；32：505-11.
5) 髙野智子, 田尻仁. 乳幼児のやせ・栄養不良へのアプローチ. 小児内科 2009；41：1297-300.
6) 山田寛之, 虫明聡太郎. 学童・思春期へのやせ・栄養不良へのアプローチ. 小児内科 2009；41：1301-5.
7) 堀川玲子. 神経性食欲不振症にみられる内分泌異常. 日本小児内分泌学会編. 小児内分泌学. 東京：診断と治療社；2009. p.541-4.
8) 堀川玲子. やせに関連する疾患 Q14 鑑別すべき疾患. 小児科学レクチャー 2012；2：1039-47.
9) 和田美夏, 浦上達彦. 子どものやせ・栄養不良への対応 疾患とそのやせ・栄養不良の病態・特徴および対応と予防. 小児内科 2009；41：1319-21.

（都　研一）

> **Keyword**
>
> **やせ**：身長と比較して体重が著しく少ない状態，または体重の減少もしくは増加不良がある状態をさす．やせには，基礎疾患が認められる症候性やせと，健康で成長障害を伴わない体質性やせがある．
> **肥満度**：(実測体重－標準体重)/標準体重×100(%)で計算され，実測体重が標準体重に対してどれだけ増減しているかを示す指標である．
> **Kaup指数**：体重(g)/身長$(cm)^2$×10で計算され，乳幼児期の指標として用いられる．
> **Rohrer指数**：体重(g)/身長$(cm)^3$×10^4で計算され，学童期の指標として用いられる．

18 低血糖

小児の血糖値と低血糖の定義

成人の空腹時正常血糖値は 80～100 mg/dL とされる．小児では出生後 1～2 日の間にいったん急速に低下して，その後徐々に上昇し，生後 3～4 日で安定化する（❶）[1]が，成人と比較して低めである．そのため，一般には小児の低血糖の定義は成人の定義と若干異なり，成人で血糖 55 mg/dL（～3 mmoL/L）以下，小児で血糖 45 mg/dL（～2.5 mmoL/L）以下を低血糖と扱っている．また，血糖値のより低い新生児期には別の基準が使用されることもあり，たとえば低出生体重児で 20 mg/dL，成熟児で 30 mg/dL とするものもある．実際にどの程度の低血糖があると永続的な合併症をきたしうるのかは明らかではない．

❷ に，成人でよく知られている低血糖による生理的反応を示す[2]．血糖値が 70 mg/dL 前後を下回ると拮抗ホルモン分泌上昇が始まり，50

❶ 出生直後の血糖値の推移

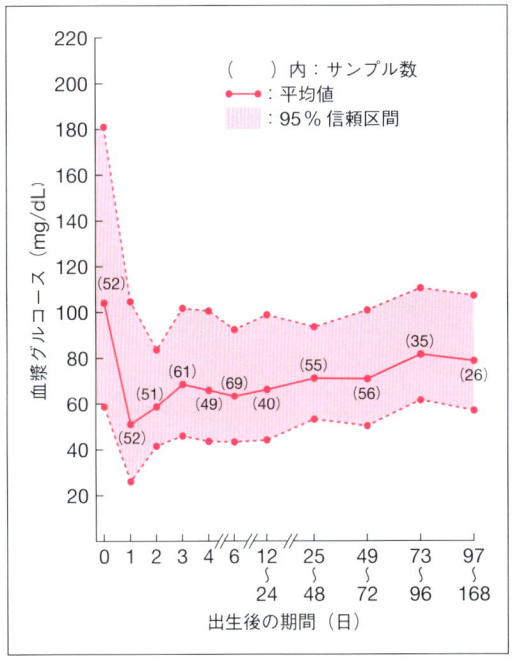

(Srinivasan G, et al. 1986[1])

❷ 血糖値に対応する生理的反応

血糖値 (mmol/L〈mg/dL〉)	生理的反応
5.5 (99.1)	インスリン分泌上昇
4.6 (82.88)	インスリン分泌低下
3.8 (68.47)	グルカゴン，アドレナリン，成長ホルモンの分泌増加
3.2 (57.66)	コルチゾール分泌増加
2.8 (50.45)	意識レベルの低下
1.7 (30.63)	発汗，吐き気，脱力

(Boyle PJ, et al. 1988[2])

Consideration points

小児の低血糖症は緊急事態であるが，鑑別のため計画的に治療を進める

❶ 低血糖症は緊急事態であり早急な治療が必要であるが，救急治療しながらでもある程度の鑑別が可能である．クリティカルサンプルの検査結果と合わせ鑑別診断を行う．
❷ 新生児・乳児の持続性低血糖症のほとんどは先天性高インスリン血症による．ジアゾキシド不応性の場合は，早急に膵局所性病変を鑑別して後遺症のない治療をめざすべきである．

mg/dLを下回るとさまざまな中枢神経症状をきたすようになる．高インスリン性低血糖では，拮抗ホルモンの分泌抑制があるため血糖70mg/dLを下回ると早期に中枢神経症状を示すレベルの低血糖に至る可能性があり，他の原因による低血糖よりも危険度が高い．そのため，米国糖尿病学会・内分泌学会では全年齢層において低血糖を血糖70mg/dL以下とすることを推奨している[3]．

低血糖による障害

脳はATP源をグルコースとケトン体に依存している．飢餓時にも脳のATPのおよそ50％はグルコースに依存しているのに対して，筋や心筋には脂肪酸β酸化の酵素群があり，飢餓時にはケトン体と脂肪酸を有効に使用できる．また，脳ではグリコーゲンなどの形でのグルコース貯蔵が少なく，低血糖に際して最も影響を受けやすい．低血糖に伴う症状も多くは脳のエネルギー欠乏に起因する（neuroglycopenic symptoms）．

高度の低血糖による脳障害は典型的には後頭葉優位の皮質下白質の障害であるが，他の部位の障害を認めることもあり多彩である[4]．永続的中枢神経障害を残す低血糖の閾値は知られていないが，けいれんなどの症状の有無，発症年齢と低血糖の頻度が要因の一つである．すなわち，①けいれん・意識障害の既往，②低年齢（5歳未満）の低血糖，③繰り返す低血糖発作が，予後不良の要因である[5]．

血糖維持の機構

健常人の血糖値は血糖上昇の機構と血糖低下の機構のバランスにより比較的狭い範囲に維持されているが，低血糖は血糖低下機構の亢進か血糖上昇機構の欠損により発症する．血糖低下

❸ 食後の経過時間と血糖維持機構

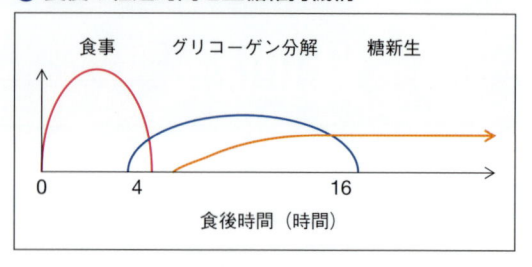

機構はインスリンのみでその作用をインスリン拮抗ホルモン（グルカゴン，アドレナリン，成長ホルモン，コルチゾール）が調整している．

血糖上昇の機構は3種類あり，①食事の腸管からの吸収によるグルコース産生，②肝でのグリコーゲン分解によるグルコース産生，③肝および腎におけるピルビン酸を起点としておおむね解糖系の逆方向への進行によるグルコース産生（糖新生）があり，食後の経過時間により主役が交代する（❸）．

低血糖発症の原因

❹によく知られている小児低血糖症の原因をあげる．

血糖低下機構の亢進はほとんどがインスリン分泌過剰による．成人では糖尿病の際のインスリン過多とインスリノーマ，ダンピング症候群が大部分であるが，小児では糖尿病児のインスリン過多を除くと先天性高インスリン血症が主体となる．まれではあるが，インスリン拮抗ホルモン分泌低下症ではインスリン感受性亢進類似の表現型となり，高インスリン血症様の病態でインスリン高値が証明できないときは考慮する必要がある．

低血糖はこれらの内分泌性のもののほか，さまざまな先天代謝異常症や薬剤性の低血糖があり，その鑑別には内分泌・代謝全般の知識が必要である．

❹ 低血糖の原因疾患

疾患群	疾患
高インスリン血症・拮抗ホルモン欠損症	高インスリン血症
	拮抗ホルモン異常症 　汎下垂体機能低下症 　副腎皮質機能低下症
グリコーゲン分解の異常	肝型糖原病 　Ⅰa：グルコース-6-ホスファターゼ 　Ⅰb：グルコース-6-ホスファターゼトランスロカーゼ欠損症 　Ⅲ：グリコーゲン脱分枝酵素欠損症 　Ⅵ：肝グリコーゲンホスホリラーゼ欠損症 　Ⅷ：ホスホリラーゼキナーゼ欠損症 　Ⅺ：Fanconi-Bickel 症候群，Glut 2 欠損症 　0 型：グリコーゲン合成酵素欠損症
糖新生系異常	糖新生関連酵素異常症 　フルクトース 1,6-ビスリン酸欠損症 　ピルビン酸カルボキシラーゼ欠損症 　ホスホエノールピルビン酸カルボキシキナーゼ欠損症 　その他 　　シトリン欠損症 　　グリセロールキナーゼ欠損症 　　ケトン性低血糖症 など
	脂肪酸酸化異常症 　脂肪酸β酸化異常症 　カルニチン代謝異常症 　ミトコンドリア病 　二次性カルニチン欠乏症 　　食事性 　　抗菌薬（ピボキシル系） 　　有機酸血症 　ケトン体産生異常症 　　3-ヒドロキシ-3-メチルグルタリルCoA（HMG-CoA）リアーゼ欠損症 　　HMG-CoA 合成酵素欠損症
糖代謝異常による反応性低血糖症	ガラクトース血症（乳糖摂取時）
	フルクトース不耐症（果糖摂取時）

❺ ベッドサイドでの低血糖の鑑別

	グリコーゲン分解異常	糖新生異常	高インスリン血症
食事後時間	4〜6 時間	12〜16 時間	食直後 2 時間以外いつでも
生理的グルコース産生量のブドウ糖輸液で血糖が維持できるか？	できる	できる	できない
グルカゴン注射に対する血糖上昇（>35 mg/dL）	なし	なし	あり

❻ 低血糖時に行うべきファーストライン検査

検体	検査項目
血液	・CBC，CRP，血液一般生化学検査，電解質 ・血糖値 ・インスリン，C ペプチド ・血液ガス分析 ・遊離脂肪酸 ・アンモニア ・血中ケトン体分画 ・乳酸，ピルビン酸 ・ACTH，コルチゾール ・fT₄，TSH ・GH，IGF-I（ソマトメジンC） ・血清アシルカルニチンプロフィル（タンデム質量分析計） ・血清保存（凍結）
尿	・検尿 ・尿有機酸分析（ジカルボン酸尿など） ・尿保存（凍結）

CBC：complete blood count（全血球算定）
CRP：C-reactive protein（C 反応性タンパク）
ACTH：adrenocorticotropic hormone（副腎皮質刺激ホルモン）
fT₄：free thyroxine（遊離サイロキシン）
TSH：thyroid stimulating hormone（甲状腺刺激ホルモン）
GH：growth hormone（成長ホルモン）
IGF-I：insulin-like growth factor I（インスリン様成長因子 I）

(依藤亨, 2011[6])

原因鑑別の基本

原因鑑別のためには，低血糖発症の原因を系統的に鑑別する．

血糖上昇機構の欠如による低血糖症は，食後から低血糖症発症までの時間が良い手がかりとなる．すなわち，グリコーゲン分解の異常による低血糖は食後数時間，糖新生異常症による低血糖は食後 12〜13 時間以降に発症する．

これに対し，インスリン過剰による低血糖は食直後を除き，どの時間帯にも発症する．すなわち，食後 2〜3 時間で低血糖を起こしたとすると，ほとんど原因は高インスリン血症，まれに拮抗ホルモン異常症である．高インスリン血症にはその他に，①正常血糖値を維持するために生理的糖産生量（新生児では 4〜6 mg/kg/分）を超えるブドウ糖静注が必要なこと，②グルカゴン皮下注射に対する反応が良いことなどの特徴があり，ベッドサイドでのある程度の鑑別が可能である（❺）．

❼ 高インスリン性低血糖症の原因

先天性	持続性 (非症候群性)	K$_{ATP}$ チャネル遺伝子異常 　SUR1（*ABCC8*） 　Kir6.2（*KCNJ11*） グルタミン酸脱水素酵素（*GLUD1*）遺伝子異常 グルコキナーゼ（*GCK*）遺伝子異常 HADH（short chain hydroxyacyl-CoA dehydrogenase）欠損症 UCP2異常症 インスリン受容体異常症 運動誘発性（*SLC16A1*異常症）	AR, AD, 局所性 AD, 高アンモニア血症 AD, 活性型変異 AR AD AD AD
	持続性 (症候群性)	Beckwith-Wiedemann症候群 congenital deficiency of glycosylation 1a, 1b, 1c 　　　　　　　　　　　　　　　　　　　　　　　など	
	一過性	糖尿病母体児 SGA出生児 ストレス誘発性高インスリン血症 母体ウテメリン®投与後 *HNF4A*異常症 *HNF1A*異常症	 AD AD
後天性		インスリン過多投与 インスリノーマ adult nesidioblastosis 胃バイパス術後 胃食道逆流（Nissen）術後	

AD：常染色体優性遺伝，AR：常染色体劣性遺伝

原因鑑別のための検査

　原因鑑別のための検査として，低血糖時の検査所見が重要である（クリティカルサンプル）．低血糖発作に遭遇した際は，ブドウ糖静注のための静脈路を確保し，ブドウ糖静注前に可能な限りファーストライン検査（❻）を施行する必要がある．

　低血糖時（血糖＜45 mg/dL）のクリティカルサンプルの検査結果の解釈は次の3つに分かれる．
① インスリン高値のとき（インスリン＞3 μU/mL）：高インスリン血症を示唆．ケトン体は低値（＜1,500 μmol/L）のことが多い．
② インスリン低値，遊離脂肪酸高値，ケトン体低値のとき：脂肪酸β酸化異常症，カルニチン代謝異常症，ケトン体産生障害を示唆する．
③ インスリン低値，遊離脂肪酸高値，ケトン体高値のとき：通常の飢餓と同様で，糖新生異常症，グリコーゲン分解異常などを示唆する[6]．

　最終的な診断は，それぞれ示唆された疾患に応じて，内分泌負荷試験や酵素活性測定，遺伝子検査などによって確認する必要がある．

　低血糖時の検体が得られなかったときは，入院監視下の絶食試験が有用である（controlled fast）．厳重な監視下で絶食を続けて低血糖を誘発し，低血糖時にクリティカルサンプルを採取するとともに，グルカゴンに対する反応をみる．15分で反応がない場合はただちにブドウ糖を静注して症状を起こさせないことが重要である．また，脂肪酸β酸化異常症の場合は，絶食が不整脈を誘発して致死的となることがあるので，あらかじめタンデムマススペクトロメトリーによるアシルカルニチンプロフィルと尿有機酸分析を行って，これらの疾患を除外しておくことが必要である[7]．

高インスリン性低血糖症の原因

　新生児・乳児の持続性低血糖症の最も多い原因である．生後数週で改善する一過性のものと，以後も持続する持続性のものが知られている（❼）．一過性のものは，生後間もなく発症し，低出生体重児，SGA（small for gestational

❽ 救急での低血糖に対する対応

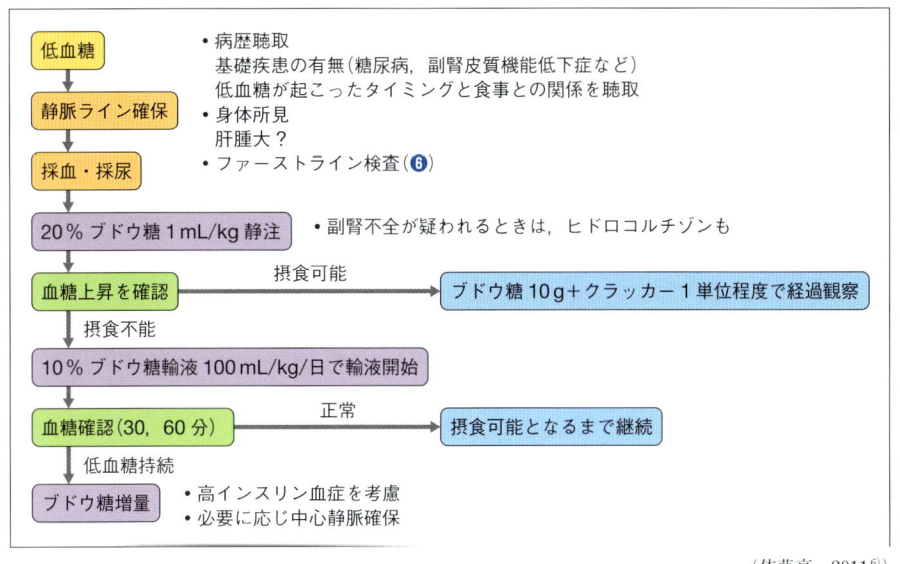

```
低血糖
 ↓
静脈ライン確保    ・病歴聴取
 ↓                基礎疾患の有無（糖尿病，副腎皮質機能低下症など）
採血・採尿        低血糖が起こったタイミングと食事との関係を聴取
 ↓              ・身体所見
                  肝腫大？
20％ブドウ糖1mL/kg静注  ・ファーストライン検査❻
 ↓              ・副腎不全が疑われるときは，ヒドロコルチゾンも
血糖上昇を確認 ──摂食可能→ ブドウ糖10g＋クラッカー1単位程度で経過観察
 ↓ 摂食不能
10％ブドウ糖輸液100mL/kg/日で輸液開始
 ↓
血糖確認（30，60分） ──正常→ 摂食可能となるまで継続
 ↓ 低血糖持続
ブドウ糖増量   ・高インスリン血症を考慮
              ・必要に応じ中心静脈確保
```

（依藤亨．2011[6]）

age）児や新生児期に低酸素血症などのトラブルを経験した児に多いのに対し，持続性高インスリン血症は新生児期～乳児期に発症し，胎内での高インスリンを反映して出生体重は正常～過体重であることが多く，大部分は遺伝子異常によると考えられている[8]．

　高アンモニア血症を伴う場合は，GLUD1遺伝子異常（グルタミン酸脱水素酵素異常症）の可能性が高く，運動誘発性の場合はSLC16A1遺伝子異常による可能性が高いが，その他の病型を症状から鑑別することは困難である．

　治療に対する反応性が鑑別の助けとなり，ジアゾキシド不応性の場合は80～90％がK_{ATP}チャネル遺伝子異常である．機能喪失型変異により血糖値によらないチャネル閉鎖が続きインスリン過分泌をきたす．ジアゾキシドは，K_{ATP}チャネルの開放剤であるが，K_{ATP}チャネルそのものに異常のあるK_{ATP}チャネル性高インスリン血症には無効のことが多い．

低血糖の救急治療（❽）

　ブドウ糖静注による治療を行うが，原疾患不明の場合は疾患鑑別のために計画的な治療を行うことが必要である．すなわち，①まず20％ブドウ糖1～1.5mL/kgをゆっくりワンショット静注，②血糖正常化が確認できたら，引き続き，生理的ブドウ糖産生量に対応するレベルのブドウ糖持続静注（新生児，乳児：4～6mg/kg/分，成人：1～2mg/kg/分，小児2～4mg/kg/分）を行い，血糖値の推移を観察する．血糖値が維持できない場合は，高インスリン性低血糖症を示唆する．あらかじめ糖尿病と知られている場合は最初から多めのブドウ糖投与を行う．また，脳腫瘍や副腎皮質過形成症などのように，あらかじめ副腎皮質機能低下症が疑われる場合はヒドロコルチゾンの同時静注も必須である．

先天性高インスリン血症治療のポイント

　先天性高インスリン血症を診断したら，ブドウ糖輸液で血糖＞60mg/dLを維持しつつ，ジアゾキシド5～15mg/kg/日の内服を試みるのが一般的な対応である．反応良好の場合は，そのまま継続する．不応性の場合は，K_{ATP}チャネ

⑨ 膵頭部の局所性先天性高インスリン血症の ^{18}F-DOPA PET 所見

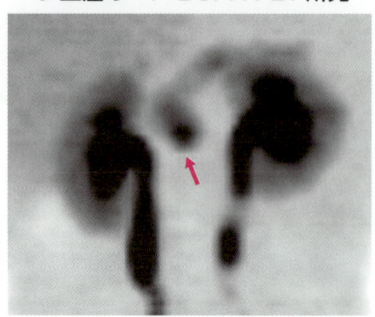

（木沢記念病院 増江道哉，西堀弘記先生提供）

ル遺伝子異常を疑う．

　K_{ATP}チャネル遺伝子異常による先天性高インスリン血症には，異常β細胞が膵全体に分布するびまん性のものと，膵の一部にのみ局在する局所性病変が存在する（⑨）．局所性病変は父由来のK_{ATP}チャネルの片アレル異常をもつ個体に膵発生のレベルで母由来アレルの喪失が起こったときに発症する．

　低血糖がコントロールできない場合は，膵切除を試みることになるが，びまん性病変では膵亜全摘となり術後糖尿病が高頻度なのに対し，局所性病変は局所切除で後遺症なく治癒するため両者の鑑別が重要である．鑑別にはK_{ATP}チャネル遺伝子解析と^{18}F-DOPA PET による局在診断がカギとなる[9]．K_{ATP}チャネル遺伝子解析は筆者の施設で緊急検査に対応しているので，必要時はご連絡いただきたい．

■文献

1) Srinivasan G, et al. Plasma glucose values in normal neonates：a new look. J Pediatr 1986；109：114-7.
2) Boyle PJ, et al. Plasma glucose concentrations at the onset of hypoglycemic symptoms in patients with poorly controlled diabetes and in nondiabetics. N Engl J Med 1988；318：1487-92.
3) Seaquist ER, J et al. Hypoglycemia and diabetes：a report of a workgroup of the American Diabetes Association and the Endocrine Society. Diabetes Care 2013；36：1384-95.
4) Gataullina S, et al. Topography of brain damage in metabolic hypoglycaemia is determined by age at which hypoglycaemia occurred. Dev Med Child Neurol 2013；55：162-6.
5) Hershey T, et al. Frequency and timing of severe hypoglycemia affects spatial memory in children with type 1 diabetes. Diabetes Care 2005；28：2372-7.
6) 依藤亨．低血糖．小児科診療 2011；74：247-52.
7) 依藤亨．低血糖鑑別のための負荷試験．小児内科 2013；45：2013-5.
8) 川北理恵ほか．本邦における先天性高インスリン血症の実態調査．日児誌 2011；115：563-9.
9) Arnoux JB, et al. Congenital hyperinsulinism：current trends in diagnosis and therapy. Orphanet J Rare Dis 2011；6：63.

（依藤　亨）

🗝 Keyword

K_{ATP} チャネル：膵β細胞膜に存在する．血糖値上昇に伴って細胞内 ATP 濃度が上昇すると，本チャネルが閉鎖して細胞膜の脱分極をきたし，同じ細胞膜上の Ca チャネルが開いて細胞内へ Ca が流入してインスリン分泌を起こす．4分子の Kir6.2 サブユニット（KCNJ11 遺伝子がコード）が内孔を形成し，その周囲を4分子の SUR1 サブユニット（ABCC8 遺伝子がコード）が取り囲んでチャネル活性を調節している．

GLUD1遺伝子：グルタミン酸脱水素酵素をコードしている．グルタミン酸をαケトグルタル酸とアンモニアに分解する．機能獲得型変異により高インスリン高アンモニア血症症候群をきたす．

^{18}F-DOPA PET：^{18}F-DOPA（dihydroxyphenylalanine）を核種とする PET で，膵β細胞の DOPA デカルボキシラーゼにより取り込まれる．膵局所性病変の局在診断に有用であるが，保険未収載である．

19 高血糖

血糖制御機構の破綻

　血糖値は体内でのグルコースの供給と消費のバランスにより規定され，健常人の場合，70〜130 mg/dL（食後も含む）と比較的狭い範囲の変動にとどまる．空腹時のグルコースは主に肝グリコーゲン分解と肝糖新生によって供給され，絶食延長により腎での糖新生も加わる．空腹時のグルコース消費は中枢神経系，血球などが主たる場所であり，食後は肝，筋肉，脂肪組織に移る．この調節にはインスリンと抗インスリンホルモン（グルカゴン，成長ホルモンなど）が重要な役割を果たしている[1]．

　この制御機構破綻により高血糖が惹起されるが，糖尿病にみられる高血糖は主としてインスリン抵抗性（インスリン作用障害）とインスリン分泌障害，および両者の混合に由来する．肥満を伴う糖尿病の初期にみられる高血糖は，主として肝からの糖放出増加が原因で，末梢組織でのグルコース消費低下が主因ではない．ブドウ糖負荷に対する血中インスリンの初期反応が糖尿病では障害されており，これがブドウ糖負荷後高血糖の一因である[2]．

高血糖の評価・診断

症状と症候

　高血糖はなんらかの原因で血液中のグルコース濃度（血糖値）が上昇した状態である．随時血糖≧200 mg/dL，あるいは空腹時血糖≧126 mg/dLは明らかな高値と考えられる．高血糖が持続すれば，血中グルコースにより直接的に血漿浸透圧が上昇し，さらに浸透圧利尿によって多尿が起こる．そのために口渇，多飲，多尿（夜間尿）などの症状がみられるようになるが，一過性あるいは短期間では無症状のことが多い．

　慢性的な高血糖症は，糖尿病とよばれる．1型・2型糖尿病のほか，さまざまな疾患や病態で，インスリン分泌の低下やインスリン抵抗性増大が引き起こされ，糖尿病を発症する[3]．

　小児では，脱水の治療でブドウ糖を含む輸液を行ったとき，けいれん重積，敗血症などの重

Consideration points

小児の糖尿病：自己免疫性の1型糖尿病，肥満に伴う2型糖尿病

❶ 高血糖はなんらかの原因で血液中のグルコース濃度（血糖値）が上昇した状態である．
❷ 小児では脱水治療でのブドウ糖輸液時，けいれん時，敗血症などの重症感染症で一過性高血糖がみられる．これは，ストレスによって惹起されたステロイドホルモン，カテコールアミンなどのインスリン拮抗ホルモンにより，一時的にインスリン抵抗性が高まったためである．
❸ 慢性的な高血糖症は，糖尿病とよばれる．1型・2型糖尿病のほか，さまざまな疾患や病態で，インスリン分泌低下やインスリン抵抗性増大が引き起こされ，糖尿病を発症する．

症感染症などでも一過性の高血糖がみられる．これはストレスによって分泌されたステロイドホルモン，カテコールアミンなどのインスリン拮抗ホルモンによって，一時的にインスリン抵抗性が高まったためと考えられる．胃切除後のダンピング症候群では食後に高血糖がみられる．

検査診断の進め方[3,4]（❶）

問診，診察

高血糖による口渇，多飲，多尿などの症状がないか，その期間はどのくらいか聴取する．多尿については夜間排尿の有無が重要である．食事摂取の有無および摂取時間と血糖測定時との関係をチェックする．

❶ 高血糖症の鑑別診断フローチャート

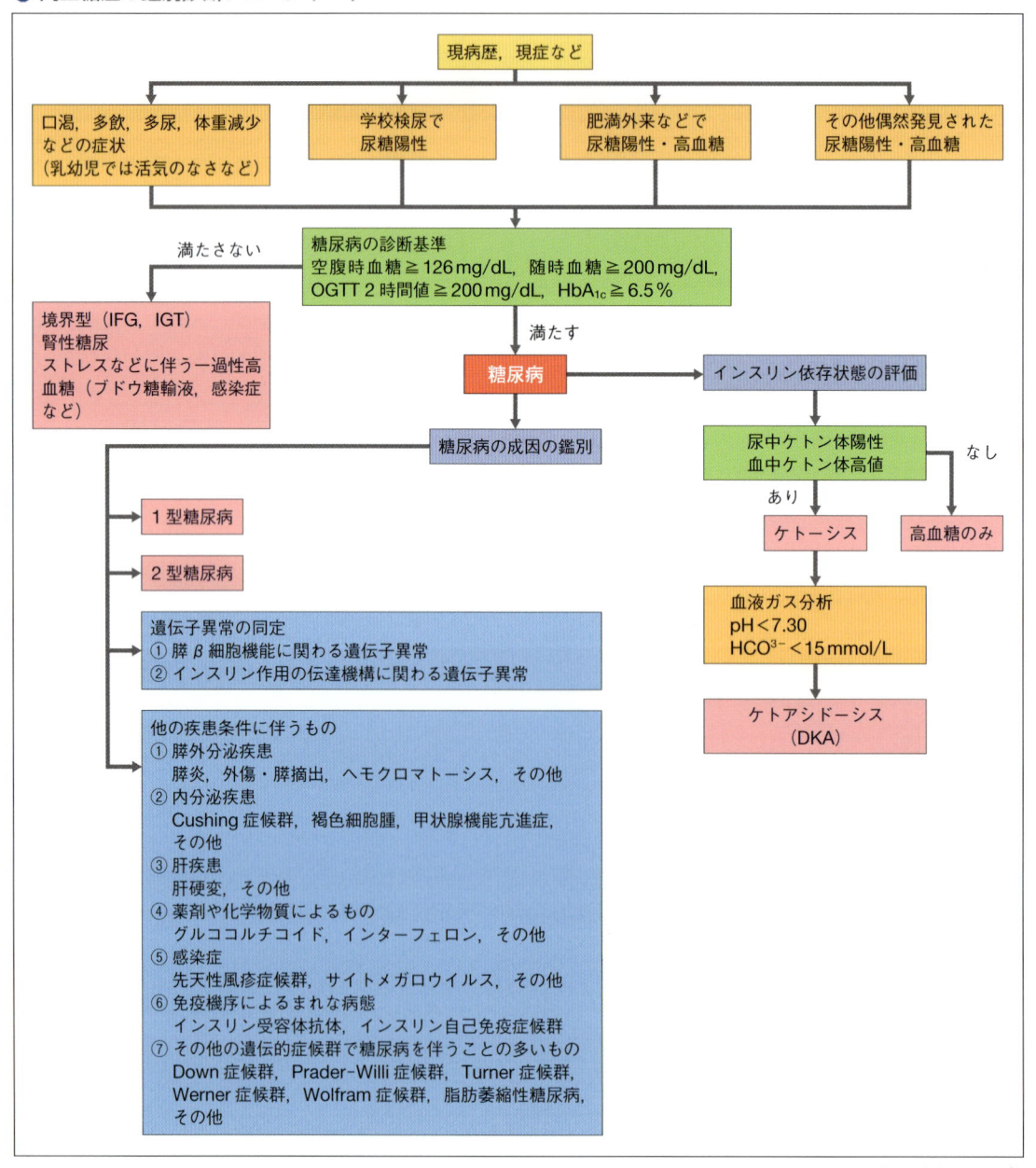

現病歴，現症など

- 口渇，多飲，多尿，体重減少などの症状（乳幼児では活気のなさなど）
- 学校検尿で尿糖陽性
- 肥満外来などで尿糖陽性・高血糖
- その他偶然発見された尿糖陽性・高血糖

糖尿病の診断基準
空腹時血糖 ≧ 126 mg/dL，随時血糖 ≧ 200 mg/dL，OGTT 2 時間値 ≧ 200 mg/dL，HbA$_{1c}$ ≧ 6.5 %

満たさない → 境界型（IFG，IGT）、腎性糖尿、ストレスなどに伴う一過性高血糖（ブドウ糖輸液，感染症など）

満たす → **糖尿病**

糖尿病の成因の鑑別：
- 1 型糖尿病
- 2 型糖尿病
- 遺伝子異常の同定
  ① 膵 β 細胞機能に関わる遺伝子異常
  ② インスリン作用の伝達機構に関わる遺伝子異常
- 他の疾患条件に伴うもの
  ① 膵外分泌疾患
    膵炎，外傷・膵摘出，ヘモクロマトーシス，その他
  ② 内分泌疾患
    Cushing 症候群，褐色細胞腫，甲状腺機能亢進症，その他
  ③ 肝疾患
    肝硬変，その他
  ④ 薬剤や化学物質によるもの
    グルココルチコイド，インターフェロン，その他
  ⑤ 感染症
    先天性風疹症候群，サイトメガロウイルス，その他
  ⑥ 免疫機序によるまれな病態
    インスリン受容体抗体，インスリン自己免疫症候群
  ⑦ その他の遺伝的症候群で糖尿病を伴うことの多いもの
    Down 症候群，Prader-Willi 症候群，Turner 症候群，Werner 症候群，Wolfram 症候群，脂肪萎縮性糖尿病，その他

インスリン依存状態の評価 → 尿中ケトン体陽性 血中ケトン体高値
- なし → 高血糖のみ
- あり → ケトーシス → 血液ガス分析 pH < 7.30，HCO$_3^-$ < 15 mmol/L → ケトアシドーシス（DKA）

（杉原茂孝，2009[4]）

基礎疾患の有無について，膵外分泌疾患，内分泌疾患（Cushing 症候群，甲状腺機能亢進症など），肝疾患，感染症などの有無をチェックする．

ステロイド剤などの薬剤や化学物質の摂取状況をチェックする．

その他の遺伝的症候群（Down 症候群，Prader-Willi 症候群，Turner 症候群）の有無についてもチェックする．

体重減少の有無を確認する．最近，急激な体重減少があれば，1 型糖尿病や甲状腺機能亢進症などを疑う．肥満や体重増加を伴う場合，2 型糖尿病や Cushing 症候群，ステロイド剤内服などインスリン抵抗性の病態が疑われる．とくに頸部や腋窩に黒色表皮腫がみられれば，インスリン抵抗性が強いと考えられる．

その他，基礎疾患に伴う所見の有無について診察する．

■必須検査項目，鑑別診断[3]

血糖値

血糖値の測定は，静脈採血後，解糖阻止薬である NaF と抗凝固薬入りの採血管に移し，検査室で血漿中のグルコース濃度を測定する方法が一般的である．採血後検体を長時間保存すると測定結果の低下がみられるので注意が必要である．

外来やベッドサイドで血糖値を迅速に測定する場合，指先や耳朶に専用穿刺針を刺して得られる少量の血液を用いて簡易血糖測定器で測定する．現在，数機種の簡易測定器が利用されている．

ケトン体

インスリン依存状態の評価のために，血中・尿中ケトン体の測定は重要である．高血糖のみでなく，ケトーシス，ケトアシドーシスをきたした場合はインスリン治療が必要となる．

糖尿病の成因の鑑別

他の疾患条件に伴うものについて，代表的なものを以下に示す．

① 膵外分泌疾患（膵炎，ヘモクロマトーシス）：血中・尿中アミラーゼの上昇．

② 内分泌疾患：Cushing 症候群ではリンパ球減少とアルカリホスファターゼ（ALP）の低下，血中コルチゾールの日内変動の消失，デキサメタゾン抑制試験でのコルチゾールの低下の消失がみられる．甲状腺機能亢進症では，甲状腺刺激ホルモン（thyroid stimulating hormone：TSH）低下と遊離サイロキシン（free thyroxine：fT_4），遊離トリヨードサイロニン（free triiodothyronine：fT_3）の上昇などがみられる．その他，先端巨大症，褐色細胞腫，グルカゴノーマなど特殊な疾患が疑われた場合は，それぞれの疾患について鑑別する．

③ 肝疾患：慢性肝炎，肝硬変などの有無．

④ 感染症：発熱，CRP などの炎症反応の上昇．先天性風疹症候群，サイトメガロウイルス感染など．

⑤ 免疫機序によるまれな病態：インスリン受容体抗体，抗インスリン抗体の測定など．

⑥ その他の遺伝的症候群で糖尿病を伴うことの多いもの：Down 症候群，Prader-Willi 症候群，Turner 症候群などが疑われた場合，必要に応じて染色体検査を行う．

■糖尿病の病型分類[3]

1 型糖尿病は膵臓のインスリンを産生する β 細胞が破壊されてしまうもので，インスリンで治療しないと状態が悪化し，ついには生命の維持ができなくなる．生命の維持にはインスリンが絶対的に必要であるという意味でインスリン依存型とよばれた．さらに，自己免疫が原因と考えられる自己免疫性 1 型（1A 型）と原因の同定できない特発性 1 型（1B 型）に分類される．

2 型糖尿病は成人に多く，肥満を伴い徐々に進行し，体重の減量や経口血糖降下薬によって治療される．2 型糖尿病は小児ではまれな疾患と考えられていたが，学校検尿で尿糖の検査が行われるようになり，肥満児童の増加に伴って多く見つかるようになった．今では小児期，と

くに中学生以降では，1型よりも2型のほうが多いといわれている．

近年，生活習慣病という言葉がよく使われる．1型糖尿病は日常の食習慣や運動習慣などの生活習慣がその発症に関与していないので，生活習慣病とよぶべきではない．1型糖尿病の場合，「これまでの食習慣が悪かったから糖尿病になってしまったのではないか」という不必要な心配をさせることは正しくない．一方，肥満のある子どもに発症する2型糖尿病は食習慣の偏りや運動不足による体重の増えすぎ（肥満）によるインスリン抵抗性が糖尿病の発症に大きく関与していると考えられる．2型糖尿病ではその発症に生活習慣の関与の重要性は明らかで，小児期の糖尿病のうち生活習慣病といえるのは肥満を伴う2型糖尿病のみである．

近年，1型・2型以外の糖尿病として単一遺伝子異常による糖尿病が注目されている．単一遺伝子糖尿病には，MODY（maturity-onset diabetes of the young），Kir 6.2遺伝子（*KCNJ 11*）異常やインスリン（*INS*）遺伝子異常，ミトコンドリア遺伝子異常症などがある．

1型糖尿病

病因

■ 自己免疫反応（❷）

なぜインスリンを産生するβ細胞という工場が破壊されてしまうのか．多くの場合，発症早期の子どもの血液中に自己抗体が検出されるので，免疫反応によって膵β細胞が破壊されてしまうと考えられている．最初の引き金はよくわからないが，本来外敵の侵入に対して自分を守るために反撃する免疫細胞（とくにリンパ球やマクロファージ）が，膵β細胞に攻撃を仕掛けてしまったものと考えられている．これを自己免疫反応とよぶ．このように，自己免疫反応によって起こる内分泌疾患は他にも多く，甲状腺，副腎，下垂体，副甲状腺などでもみられる．

β細胞に対する自己免疫反応の最初の引き金については，欧米では牛乳タンパクやウイルス感染の関与が報告されている．米国小児科学会では，家族に1型糖尿病がある場合，乳児期に牛乳を飲ませることは避けたほうがよいという

❷ 糖尿病の病型によるインスリン産生形式の違い

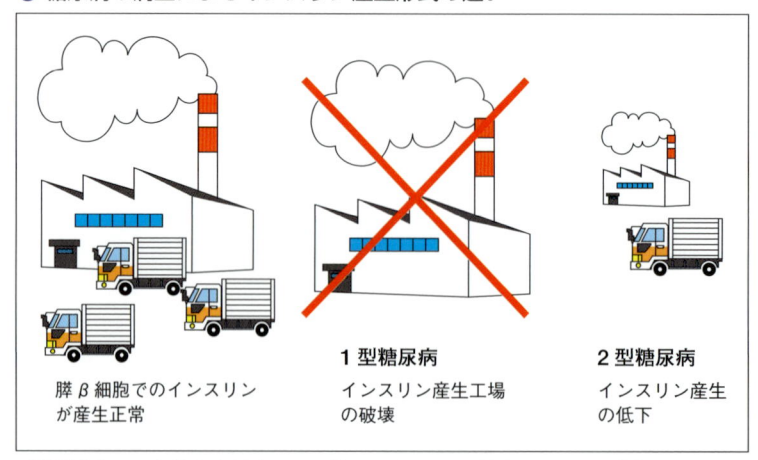

| 膵β細胞でのインスリンが産生正常 | 1型糖尿病 インスリン産生工場の破壊 | 2型糖尿病 インスリン産生の低下 |

1型糖尿病では自己免疫反応やその他のいくつかの原因によって，膵臓のインスリンを産生するβ細胞が破壊されてしまう．2型ではインスリンを産生するβ細胞という工場の作業工程が滞っているのに対し，1型では工場そのものが破壊されてしまっているので，薬（SU薬など）でインスリン産生を増やすように工場長が作業員に命令しても反応がない．

勧告を出している．この勧告のなかで，人工乳（ミルク）と牛乳は別として考え，必ずしも人工乳を止める必要はないとコメントしている．日本人では発症機序が異なり当てはまらないかもしれない．また，コクサッキーウイルスなどのかぜを引き起こす病原体が関与しているかもしれないという報告はあるが，病因はさまざまであると考えられる．

膵島関連自己抗体としては，GAD抗体，IA-2抗体，ICA抗体，インスリン自己抗体（insulin autoantibody：IAA），などがある．GAD抗体は，日本人においても白人同様に1型糖尿病患者の発症早期に高率（約70％）に陽性となり，診断マーカーとして有用である．IA-2抗体は幼児期の症例のほうが思春期発症例より陽性率が高い．

自己免疫性ではない特殊なタイプとして，劇症1型糖尿病がある．急激に膵β細胞が破壊されインスリン依存状態に陥る．これは，妊婦や成人に比較的多いが，小児ではまれである．現在のところ，ウイルス感染の関与が強く疑われている．

■遺伝素因（❸）

「1型糖尿病は，遺伝する病気ですか？」と質問されることがある．1型糖尿病は，昔からいわれているようないわゆる遺伝病ではない．2型糖尿病では親戚に糖尿病の人がいることもよく聞かれるが，1型では親戚に糖尿病の人がいないことがむしろ多い．しかし，1型糖尿病は，多因子遺伝を示すといわれる．1A型では，HLAクラスⅡ遺伝子の関与が最も大きいことがわかっている．ただし，日本人小児では白人と異なるタイプのHLA遺伝子の関与がある（❹)[5]．

さらに，1型糖尿病についての最近のゲノムワイドの遺伝子研究（GWAS）では，免疫調節分子の遺伝子を含む40か所以上の遺伝子部位が1型糖尿病の発症リスクに関与すると報告されている．ただし，ほとんどの遺伝子のオッズ比は1.5以下であり，個々の遺伝子の関与は弱い．

疫学調査により，1型糖尿病は白人に多く，黒人や黄色人種に少ないことがわかっている．日本は世界のなかでも1型糖尿病の発症率の低い国であり，発症率の高いフィンランドやイタ

❸ 1型糖尿病と多因子遺伝

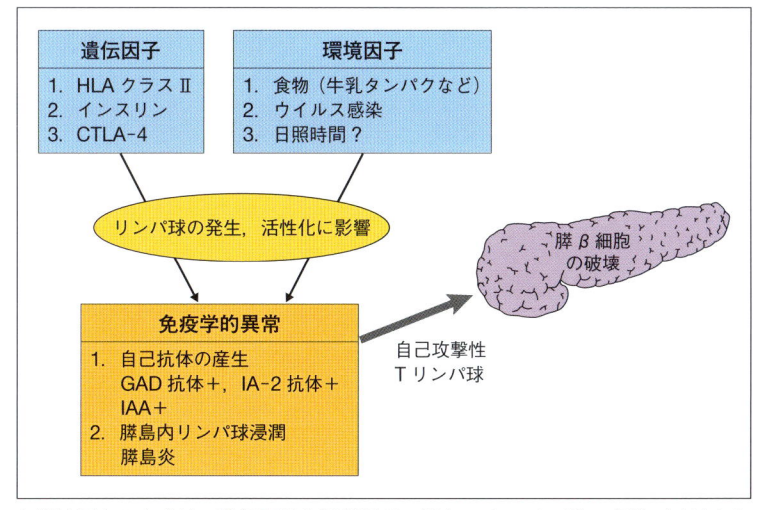

遺伝因子	環境因子
1. HLAクラスⅡ 2. インスリン 3. CTLA-4	1. 食物（牛乳タンパクなど） 2. ウイルス感染 3. 日照時間？

リンパ球の発生，活性化に影響

免疫学的異常
1. 自己抗体の産生
   GAD抗体＋，IA-2抗体＋
   IAA＋
2. 膵島内リンパ球浸潤
   膵島炎

自己攻撃性Tリンパ球 → 膵β細胞の破壊

1型糖尿病の多くは，遺伝因子と環境因子の関与によって，膵β細胞が破壊される自己免疫疾患である．多因子遺伝とは発症に数多くの遺伝子が関与しており，親から子に伝えられる体質がそれぞれの病気のかかりやすさに関係するというものである．2型糖尿病，肥満，Basedow病，アトピー性皮膚炎，気管支喘息など多くの疾患の発症にこのような体質が関与すると考えられている．

❹ 日本人小児1A型糖尿病におけるHLA疾患感受性・疾患抵抗性遺伝子型のまとめ

	HLA クラスⅡ			HLA クラスⅠ			RD
	DRB1	DQB1	DPB1	A	C	B	
疾患感受性アレル	*04:05-	*04:01-			*01:02-	*54:01	0.697
	*09:01-	*03:03-			*08:01-	(*40:06)	0.597
	*08:02-	*03:02-					0.857
			(*02:01)	(*24:02)		(*07:02)	—
			(*03:01)				
疾患抵抗性アレル	*15:02-	*06:01-	*09:01-		*12:02-	*52:01	0.861
	*15:01-	*06:02					
	*08:03-	*06:01					0.907
				*33:03-	*14:03-	(*44:03)	0.842
	(*04:06)	*03:01	(*04:02)	(*11:01)	(*15:02)	*15:01	—
				(*26:01)			

( )内はcase-control studyでは有意だが，TDTでは有意でないものを示す．
−でつながれ横一列に並べられたアレルは，高い連鎖不平衡値（RD）を示す．
RD：relative linkage disequilibrium
　　多くの白人民族でも報告されているアレルを示す．
　　日本人小児の関与が大きい疾患感受性アレルを示す．
　　日本人小児の関与が大きい疾患抵抗性アレルを示す．

リアのサルディニアの約1/20である．欧米の白人の発症率は日本人の約10倍である．これら発症頻度の人種差や地域差には，遺伝的素因の影響が大きいと考えられる．また，環境因子の違いも関連していると考えられる[6]．

病態，症状

■高血糖

高血糖により血液が粘稠になると，のどが渇き，飲水量が増加する．尿量が増加し，夜間尿が出現する．乳幼児では，症状がわかりにくく重症化しやすい．

1型糖尿病においても，学校検尿で発症早期のインスリン分泌能がまだ残っている時期に発見されれば，無症状であり，インスリン治療が不要のこともある．しかし経過をみていると，インスリン欠乏が次第に悪化し，インスリン治療が必要であることが明らかになる．まれではあるが，学校検尿で一次検診のみ尿糖陽性で二次では正常と判定が出たので，すぐに治療を行わなかったために数か月後に重症のケトアシドーシスに陥ってしまったケースさえある．

■尿糖

血中のグルコースが160〜180mg/dL以上になると腎臓から排泄され，尿に糖（尿糖）が出る．グルコースが尿中に出ると水分も引っ張られ（高浸透圧利尿），尿量が多くなる（多尿）．

多尿は，幼児ではおむつが取れていた子がおもらし（遺尿）をしだして気づかれることがある．学童以後では，夜間にトイレに起きるようになって気づかれることがある．

■糖尿病性ケトアシドーシス（DKA）

インスリンが不足するとタンパク質や脂肪が分解され，体重が減る原因となる．また，脂肪分解の増大によりケトン体が産生される．ケトン体は有機酸なので，ケトン体が多量に蓄積すると血液の酸塩基平衡がくずれ酸性に傾く．このような状態を糖尿病性ケトアシドーシス（diabetic ketoacidosis：DKA）とよぶ．同時に高度の脱水を伴うことが多く，意識障害（昏睡）がみられるようになる．

治療

日常の治療

治療の基本は在宅インスリン自己注射であり，可能な限り生理的なインスリン動態に近づけ，適切な血糖コントロールを達成する．このため，いずれの年齢の児に対しても，頻回注射療法（multiple daily injection：MDI）もしくは持続皮下注入療法（continuous subcutaneous insulin infusion：CSII）による強化インスリン療法を行う．

MDI の基本は，基礎-追加インスリン療法（basal-bolus 療法）である．本注射法では，1日のインスリン量として 40～50％ が基礎インスリン，残りが超速効型などの追加インスリンとなる．追加インスリンはほぼ 3 等分して各食前に注射するが，実際は朝食前の比率が高くなることが多い．摂取する炭水化物量に応じてインスリン量を調節するカーボカウントも用いられる

CSII は MDI に比べて生理的なインスリン供給が可能となり，MDI によるヘモグロビン A_{1c}（hemoglobin A_{1c}：HbA_{1c}）の改善がない例や血糖の動揺が大きい例に適応となる．

DKA の治療

血糖の正常化に加えて，電解質，脱水の補正が必要となる．インスリン投与は速効型の持続静注（0.1 U/kg/時）を血糖値の低下速度が 100 mg/dL/時を超えないように行う．脳浮腫発症のリスクを高めるため，インスリンの急速静脈内投与は行わない．脱水補正は，血糖，電解質，血中ケトン体を確認しながら，生理食塩水，ソリタ-T2，T3，T3G 輸液® を適宜使い分けていくこととなる．

脳浮腫は治療開始 4～12 時間後に発症することが多いが，意識レベル低下，けいれんなどの発症が疑われた場合，0.5～1 g/kg の D-マンニトール® を 20 分以上かけて静注する．効果がないときは繰り返すこととなる．

2 型糖尿病

病因，病態

生活習慣病としての 2 型糖尿病

小児期に発症する 2 型糖尿病の約 70～80％ は肥満を伴っている．これは日本人成人の糖尿病で肥満が多くないことと異なる．日本小児内分泌学会による 2003 年全国調査で，診断時における肥満度を調べたところ，肥満度＋20％ 以上は，男子で 78％，女子で 63％ であった．肥満度＋50％ 以上の高度肥満は，男子で 39％，女子で 23％ に認められた．ただし，肥満を伴わない 2 型糖尿病も約 20％ 存在する．

小児肥満から 2 型糖尿病への進行について，経過や頻度を長期的に調べた研究はいまだみられない．ただし，糖尿病の診断に経口ブドウ糖負荷試験（oral glucose tolerance test：OGTT）を用いた場合，糖尿病が高頻度で発見されるという報告がある．肥満小児の 4～7％ に 2 型糖尿病が発見されたとするこれらの報告例は，肥満が 2 型糖尿病の重要なリスクファクターであることを裏づけるとともに，肥満小児への対応の重要性を示唆している．

肥満を伴う 2 型糖尿病の発症機構（❺）

遺伝因子と環境因子（食習慣・運動習慣の変化）の関与のもとで肥満が起こり，とくに内臓脂肪の蓄積に伴ってアディポサイトカイン（adipocytokine）の分泌異常が起き，肝・筋でのインスリン抵抗性が高まって，さらにインスリン分泌の低下が起こったときに糖尿病が発症すると考えられている．

肥満に関連する遺伝素因

一般にみられるほとんどの肥満は，多数の遺伝子によって規定される（多因子遺伝）と考えられている．食事・エネルギー摂取およびエネルギー消費の調節に関与する遺伝子として，レプチン遺伝子，レプチン受容体遺伝子，ニューロペプチド Y 遺伝子など，また，主にエネルギ

❺ 肥満に由来する 2 型糖尿病，メタボリックシンドローム発症の機序

栄養摂取過多
運動不足
(遺伝素因)

2 型糖尿病：高血糖
脂肪肝　：AST・ALT・コリンエステラーゼの上昇
高脂血症：総コレステロールの上昇，
　　　　　中性脂肪の上昇，HDL-C の低下
高血圧
メタボリックシンドローム：心筋梗塞や脳梗塞
　　　　　　　　　　　　　のリスク

アディポサイトカイン
TNF-α
PAI-1
アディポネクチン
レプチン
レジスチン
RBP4
IL-6

肥満
(内臓脂肪蓄積)

肥満（内臓脂肪蓄積），黒色表皮腫，糖尿病家族歴，民族差，人種差（遺伝素因），思春期（性ホルモンによるインスリン抵抗性の増大）などが小児 2 型糖尿病のリスクファクターとしてあげられる．

―消費の調節に関与する遺伝子として，$β_3$ アドレナリン受容体遺伝子，$β_2$ アドレナリン受容体遺伝子，脱共役タンパク質遺伝子，peroxisome proliferator-activated receptor（PPAR）遺伝子などの 1 塩基多型の関与が明らかになっている．

■ DOHaD の概念

Barker らをはじめとするいくつかの疫学研究から，胎児期の発育不良が，のちのインスリン抵抗性，2 型糖尿病や冠動脈疾患などの生活習慣病発症に関与すると考えられるようになった．小児・思春期のインスリン抵抗性や耐糖能の検討でも，出生体重との逆相関が報告されている．生活習慣病発症に胎児期の環境が影響するという考え方が，はじめ thrifty phenotype などとよばれ，さらに Developmental Origins of Health and Disease（DOHaD）として概念が発達してきた．

DOHaD では，胎児が胎内環境に応じて出生後の環境を見越したように適応する predictive adaptive response（PAR）を有し，出生後の環境とのミスマッチが生じた場合に健康状態が悪化するという考え方である．

■ インスリン抵抗性

インスリン抵抗性は，肝や骨格筋細胞などのインスリンの感受性が低下し，血糖の恒常性を維持するために，より多くのインスリンを必要とする状態と定義される．

■ アディポサイトカイン

近年，脂肪細胞は多くのホルモンやサイトカイン（アディポサイトカイン）を分泌する内分泌臓器であることが明らかとなった．脂肪細胞のサイズ，あるいは蓄積部位（内臓脂肪と皮下脂肪）によって，アディポサイトカイン分泌機能は変化する．内臓脂肪の増加に伴う TNF-α（tumor necrosis factor-α）の増加やアディポネクチンの低下はインスリン抵抗を誘導する主要な因子である．

内臓脂肪の蓄積に伴うインスリン抵抗性の増大は，2 型糖尿病の発症のみならず，高血圧，高脂血症とも関連し，メタボリックシンドロームの病態としても重要である．

脂肪毒性

遊離脂肪酸が，肝臓，筋肉，膵β細胞といった非脂肪組織に流入し過剰に存在することで，インスリン分泌やインスリン作用を阻害することを脂肪毒性（lipotoxicity）とよぶ．

内臓脂肪は門脈を介して肝臓に遊離脂肪酸やグリセオールを供給する．放出された遊離脂肪酸によって肝での糖新生の亢進，解糖系の阻害やインスリン抵抗性が引き起こされる．血中遊離脂肪酸が骨格筋や膵に取り込まれると，そこでのインスリン抵抗性が増大する．

糖毒性

インスリン抵抗性に伴い血糖が上昇しはじめると高血糖によってインスリン受容体の機能障害が起こり，膵β細胞のインスリン合成や分泌能が低下し，糖尿病が発症すると考えられている．高血糖とそれに伴う酸化ストレスの増加によってインスリン遺伝子発現が減少する．

2型糖尿病でも，重症感染時や清涼飲料水を多量に飲んで代謝状態が悪くなったときなどには，インスリン依存状態となりうる．このような状況では，2型糖尿病でもインスリン注射が必要になりうる．

黒色表皮腫（❻）

黒色表皮腫は，頸部，腋窩などに黒いあかのようにみられる皮疹であり，高度肥満や2型糖尿病で高頻度に認められる．肥満に伴う黒色表皮腫は，インスリンの過剰存在下で表皮成長因子が表皮細胞の分裂・増殖を促進することが成因と考えられている[7]．

治療

■ インスリン抵抗性に応じた治療方針

原則はインスリン抵抗性への原因治療である．インスリン抵抗性は，肥満，とくに腹腔内（内臓）脂肪蓄積と関連が強い．このため，食事療法，運動療法といった生活習慣改善が治療の必要条件となる．体重減少は5kg程度でもインスリン抵抗性は顕著に改善し血糖改善がみられる．

糖尿病と診断がつく状態では，上記に加えインスリン抵抗性改善薬を用いる．欧米および日本でも，メトホルミン塩酸塩がよく利用される．ただし，血糖コントロールの改善がみられずHbA_{1c}が7％を超えている場合には，膵β細胞に負担が大きく糖毒性が増大しており，スルホニル尿素薬（SU薬），グリニド系薬，α-グルコシダーゼ阻害薬などの併用が試みられる．さらに，持効型インスリンの注射を行うこともある．血糖値が高く，インスリン感受性が低下していれば，膵β細胞は減少傾向にあり，1つあたりのβ細胞に大きな負荷がかかっている．従来，このようなインスリン導入は，糖毒性改善という概念で受け入れられてきたが，近年は膵β細胞を休ませる（アポトーシス予防）ためと考えられている[8]．

■ インクレチン関連薬

腸管からブドウ糖が投与された場合は，経静脈的に投与された場合に比べて血中インスリン濃度が増加する．これは，小腸粘膜に局在する細胞から分泌されインスリンの分泌を促進する作用をもつホルモン（インクレチン）の作用による．

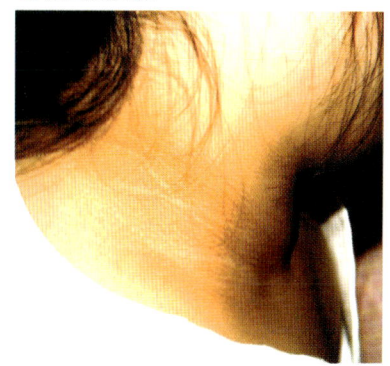

❻ 黒色表皮腫

肥満外来通院児の約40％に黒色表皮腫が認められ，黒色表皮腫陽性の児では陰性の児に比べ，肥満度，BMI（body mass index），腹囲が有意に大きく，空腹時インスリン値，HOMA-R（homeostasis model assessment ratio）なども高値である．

（松岡尚史，杉原茂孝．2012[7]）

❼ 病態に合わせた経口血糖降下薬の選択

```
        インスリン抵抗性
        増大                    ビグアナイド薬（メトホルミン）
インスリン                        肝での糖新生の抑制
分泌能低下
        ↓                      スルホニル尿素薬（SU薬）
                                インスリン分泌の促進
   インスリン作用不足
        ↓                      グリニド系薬（ナテグリニド）
                                すみやかなインスリン分泌促進と
     食後高血糖  ←               食後高血糖の改善
        ↓
                                α-グルコシダーゼ阻害薬（α-GI）
     空腹時高血糖 ←               グルコースの吸収遅延
  （2型糖尿病の病態の進行）
```

同一疾患である2型糖尿病に対しても，各製剤が異なった作用機序を有し，患者の病態，病期に応じた選択が必要となる．単独使用での血糖コントロールが不十分な場合，2剤，3剤併用も考慮される．

　インクレチンには，グルカゴン様ペプチド-1（glucagon-like peptide-1：GLP-1）とグルコース依存性インスリン分泌刺激ポリペプチド（glucose-dependent insulinotropic polypeptide：GIP）があるが，ともに分泌後数分以内にタンパク分解酵素の一つであるジペプチジルペプチダーゼ-4（dipeptidyl peptidase-4：DPP-4）によって不活化される[9]．

　インクレチン関連薬にはGLP-1受容体作動薬とDPP-4阻害薬がある．インクレチン関連薬は，血糖が高い場合にのみインスリン分泌を促進するとともにグルカゴン分泌を抑制し，空腹時・食後高血糖を改善する．インスリン分泌が血糖に依存して行われるため，単独で低血糖を生じる可能性はきわめて低い．

　GLP-1受容体作動薬は胃内容物排出抑制作用・食欲抑制作用を有し，臨床試験ではプラセボ群と比較して体重増加が抑制され，また動物実験の成績から膵β細胞に対する保護作用も期待されている．GLP-1受容体作動薬の主な副作用としては胃腸障害（下痢，便秘，嘔気），急性膵炎がある．

　ただし，インクレチン関連薬はいまだ使用期間が短く，未知の副作用が生じる可能性などが考えられ，長期的な安全性が十分に検討されていないため，小児への使用については慎重な対応が求められる．

■ 日本の小児科領域での現状

　日本小児内分泌学会2型糖尿病委員会の全国調査[10]では，42施設，259例（男子121例，女子138例）の18歳未満が対象とされ，170例（66％）が学校検尿で発見され，174例（67％）に家族歴があった．また，診断時年齢は11.9（±2.1）歳，HbA_{1c}（JDS：Japan Diabetes Society）8.8（±2.8）％が平均値であった．

　薬物治療については，172例（66％）で開始されており，α-グルコシダーゼ阻害薬（α-glucosidase inhibitor：α-GI），インスリン，メトホルミン塩酸塩，SU薬，ナテグリニド，α-GIとメトホルミン塩酸塩の併用の順に使用頻度が高かった．またHbA_{1c}（JDS）については，インスリン（11.3±2.6％），メトホルミン塩酸塩やSU薬（9％台），α-GI（8.1±2.5％）の順であった．メトホルミン塩酸塩は肥満度の高い症

例，SU薬は低い例で使用されるなど，薬剤選択はその作用特性に基づいた傾向が確認できた（❼）．

■ 文献

1) 河盛隆造．糖の流れとその制御．門脇孝編．糖尿病の分子医学．東京：羊土社；1992. p.22-37.
2) Bruce DG. Physiological importance of deficiency in early prandial insulin secretion in non-insulin-dependent diabetes. Diabetes 1988；37：736-44.
3) 日本糖尿病学会，日本小児内分泌学会編．小児・思春期糖尿病管理の手引き．改訂第3版．コンセンサス・ガイドライン．東京：南江堂；2011.
4) 杉原茂孝．高血糖症．藤枝憲二編．小児内分泌疾患鑑別診断チャート．東京：診断と治療社；2009. p.125-6.
5) Sugihara S, et al. Japanese Study Group of Insulin Therapy for Childhood and Adolescent Diabetes (JSGIT)：HLA-class II and class I genotypes among Japanese children with Type 1A diabetes and their families. Pediatr Diabetes 2012；13：33-44.
6) Craig ME, et al. Definition, epidemiology and classification of diabetes in children and adolescents. ISPAD Clinical Practice Consensus Guidelines 2009 Compendium. Pediatr Diabetes 2009；10（Suppl 12）：3-12.
7) 松岡尚史，杉原茂孝．糖尿病，耐糖能異常．清水俊明編．小児生活習慣病ハンドブック．東京：中外医学社；2012. p.32-8.
8) 松岡尚史，杉原茂孝．血糖制御機構とインスリン抵抗性．小児内科 2012；44：528-33.
9) 原島伸一，稲垣暢也．21世紀の糖尿病治療の最新戦略－糖尿病の診断基準と治療薬選択指針－糖尿病治療薬の進歩 インクレチン関連薬．Medicinal 2011；1：64-71.
10) Sugihara S, et al. Survey of current medical treatments for childhood-onset type 2 diabetes mellitus in Japan. Clin Pediatr Endocrinol 2005；14：65-75.

（松岡尚史，杉原茂孝）

♂ Keyword

ケトーシス：糖質および脂質の代謝障害により，体内のケトン体が異常に増量し，臨床症状を示す状態．ケトン症ともよばれる．血中のケトン体が増量した状態をケトン血症，尿中のケトン体が増量した状態をケトン尿症とよび区別する．

ケトアシドーシス（DKA）：インスリンが不足するとタンパク質や脂肪が分解され，体重減少の原因となる．また，脂肪分解の増大によりケトン体が産生される．ケトン体は有機酸なので，ケトン体がさらに多量に蓄積すると血液の酸塩基平衡がくずれ酸性に傾く．このような状態を糖尿病性ケトアシドーシスとよぶ．同時に高度の脱水を伴うことが多く，意識障害（糖尿病性昏睡）がみられるようになる．

HbA_{1c}（NGSP）値と（JDS）値の違い：HbA_{1c}には，国際的に広く使用されているNGSP（National Glycohemoglobin Standardization Program）値と，日本でこれまで使用されているJDS（Japan Diabetes Society）値がある．JDS値は，世界に先駆けて精度管理や標準化が進められた測定法であるが，2012年JDS値とNGSP値の換算式が確定し，これまでの測定精度を維持しつつJDS値よりも約0.4％高い値をNGSP値とすることになった．日常診療の現場で日本だけが独自基準の数値を使っていると，海外の情報を誤って判断したり，日本から発信する情報に海外が混乱するなど，何かと不都合が生じる可能性がある．そこで日本糖尿病学会は，病院や診療所におけるHbA_{1c}の表記方法を，JDS値からNGSP値に変更した．なお，すでに学術分野では2010年7月以降，学会発表や論文発表では基本的にNGSP値に相当するHbA_{1c}の測定値表記を用いている．本項でもとくに記載がない場合はNGSP値である．

20 多飲，多尿

多飲，多尿の評価

　文字どおり，多飲は飲水量が多い状態，多尿は尿量が多い状態をさす．間脳下垂体機能障害に関する調査研究班報告の「バゾプレシン分泌低下症（中枢性尿崩症）の診断の手引き」（平成22年度総括・分担研究報告書）❶において，成人では尿量が1日3,000 mLを超えると多尿とされている[1]．小児での多尿の基準は，1日尿量 3,000 mL/m²（体表面積）がよく使用されている[2]．

　多尿によって血清浸透圧上昇をきたすと，口渇中枢が正常であれば口渇を感じて飲水行動が起こる．したがって通常，多飲と多尿は並行して起こり，尿量に見合った水分摂取が行われることによって血清 Na や浸透圧は正常範囲に保たれている．

　尿量を外来で正確に把握することは難しいため，問診ではまず飲水量と尿回数を聴取する．夜間尿が多くなり，しばしば覚醒して飲水している場合は，病的な多尿の可能性が高い．自宅で1日尿量の測定を行い，多尿の基準に合致するかをみる．

多飲，多尿の診断手順

　❷に多尿がある場合の診断手順を示す[2]．

　多尿であることが確認されたら随時尿の検尿を行い，糖尿病がないことを確認する．尿浸透圧が低張（＜300 mOsm/kg）であれば尿崩症の可能性があり，さらに精査を進める．副腎不全を合併している可能性があるときは，尿崩症があっても多尿をきたさないことがあり（仮面尿崩症），ヒドロコルチゾンの補充を行って尿量を観察する．同時に，採血を行って血清浸透圧や血清 Na 濃度を確認する．高 Na 血症や低 Na 血症を呈しているときは，その鑑別も併せて行う（「23 血中ナトリウム異常」の項参照）．

　多尿が明らかな場合の水制限試験は慎重に行う必要がある．通常は入院のうえで，注意深く全身状態を観察しながら4～6時間の水制限が行われる．試験開始までは食事・飲水は自由とし，水制限開始時に排尿させて体重を測定する．以降絶飲食で1時間ごとに採尿と体重測定を行い，尿浸透圧がプラトーに達するまで観察する．

　尿量が減少して尿浸透圧が血漿浸透圧を超え700（乳幼児では600）～1,200 mOsm/kg に達す

Consideration points

多飲・多尿をみたときに注意すべきこと

❶ 小児における多尿の基準は，1日尿量 3,000 mL/m²（体表面積）がよく使用されている．
❷ 夜間尿量の増加や夜間の飲水がしばしばみられるときは，病的な多尿の可能性がある．
❸ 鑑別すべき主な疾患は，糖尿病，心因性多飲，中枢性尿崩症，腎性尿崩症である．
❹ 中枢性尿崩症の場合，脳腫瘍などの器質的疾患の鑑別を慎重に行う．時には，数年たってから腫瘍が明らかになってくることがある．

❶ バゾプレシン分泌低下症（中枢性尿崩症）の診断の手引き（平成 22 年度改訂）

Ⅰ．主症候
　1．口渇
　2．多飲
　3．多尿

Ⅱ．検査所見
　1．尿量は 1 日 3,000 mL 以上
　2．尿浸透圧は 300 mOsm/kg 以下
　3．バゾプレシン分泌：血漿浸透圧（または血清ナトリウム濃度）に比較して相対的に低下する．5％高張食塩水負荷（0.05 mL/kg/min で 120 分間点滴投与）時には，健常者の分泌範囲から逸脱し，血漿浸透圧（血清ナトリウム濃度）高値下においても分泌の低下を認める．

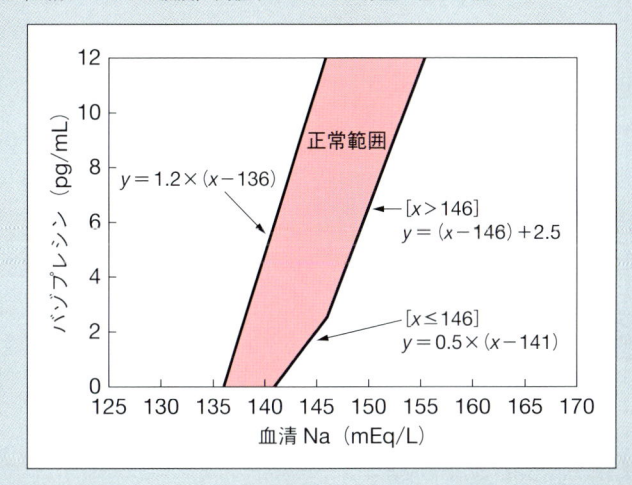

グラフ：
バゾプレシン (pg/mL) 対 血清 Na (mEq/L)
正常範囲
$y = 1.2 \times (x - 136)$
$[x > 146]$　$y = (x - 146) + 2.5$
$[x \leq 146]$　$y = 0.5 \times (x - 141)$

　4．バゾプレシン負荷試験で尿量は減少し，尿浸透圧は 300 mOsm/kg 以上に上昇する．
　5．水制限試験（飲水制限後，3％の体重減少で終了）においても尿浸透圧は 300 mOsm/kg を越えない．ただし，水制限がショック状態を起こすことがあるので，必要な場合のみ実施する．

Ⅲ．参考所見
　1．原疾患の診断が確定していることが，特に続発性尿崩症の診断上の参考となる．
　2．血清ナトリウム濃度は正常域の上限に近づく．
　3．MRI T1 強調画像における下垂体後葉輝度の低下．

［診断基準］
ⅠとⅡの少なくとも 1～4 を満たすもの．

［病型分類］
中枢性尿崩症の診断が下されたら下記の病型分類をすることが必要である．
1．特発性中枢性尿崩症：画像上で器質的異常を視床下部−下垂体系に認めないもの．
2．続発性中枢性尿崩症：画像上で器質的異常を視床下部−下垂体系に認めるもの．
3．家族性中枢性尿崩症：原則として常染色体優性遺伝形式を示し，家族内に同様の疾患患者があるもの．

［鑑別診断］
多尿を来す中枢性尿崩症以外の疾患として次のものを除外する．
1．高カルシウム血症：血清カルシウム濃度が 11.0 mg/dL を上回る．
2．心因性多飲症：高張食塩水負荷試験で血漿バゾプレシン濃度の上昇を認め，水制限試験で尿量の減少と尿浸透圧の上昇を認める．
3．腎性尿崩症：バゾプレシン負荷試験で尿量の減少と尿浸透圧の上昇を認めない．定常状態での血漿バゾプレシン濃度の基準値は 1.0 pg/mL 以上となっている．

（厚生労働科学研究費補助金難治性疾患克服研究事業　間脳下垂体機能障害に関する調査研究班．平成 22 年度総括・分担研究報告書[1] より抜粋）

るときは正常である．多尿が持続し＜300 mOsm/kg の低張尿が続くときは，4～6 時間あるいは体重が 3％減少した時点で抗利尿ホルモンであるバゾプレシン（AVP）投与（水溶性ピトレシン® 5 IU/m² 皮下注またはデスモプレシンスプレー® あるいは点鼻液® 5～10 µg の点

❷ 中枢性尿崩症が疑われる児への対応

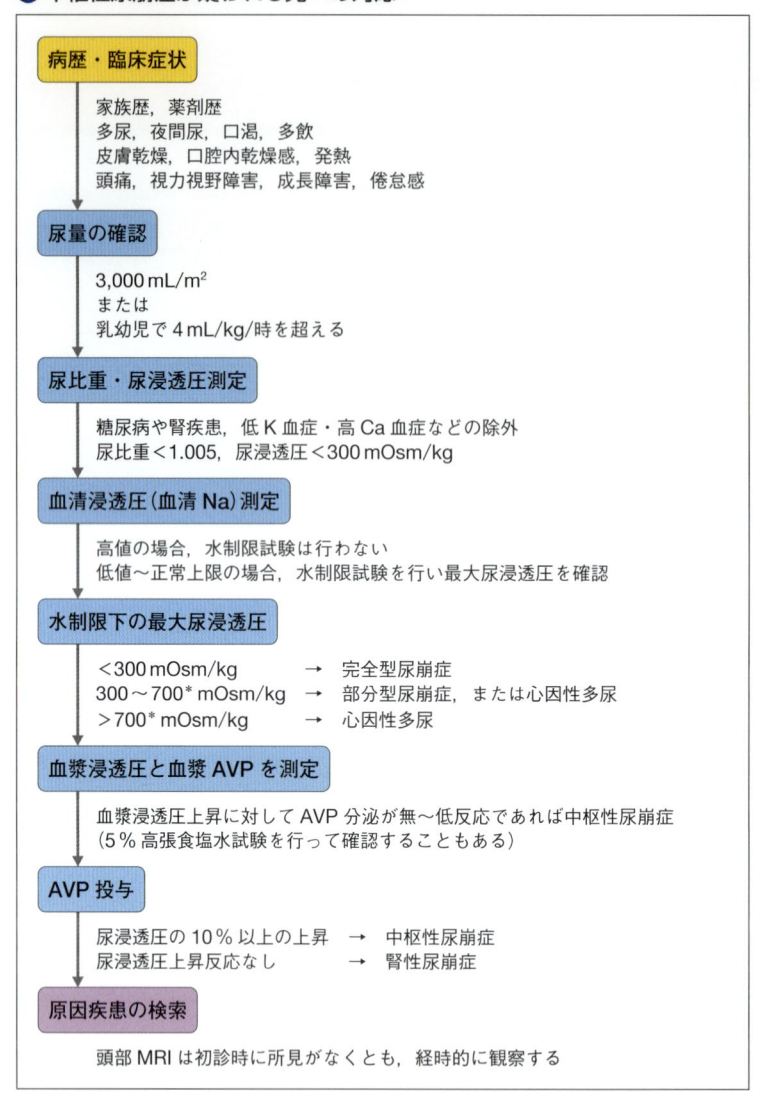

```
┌─────────────────┐
│  病歴・臨床症状  │
└─────────────────┘
        │
  家族歴，薬剤歴
  多尿，夜間尿，口渇，多飲
  皮膚乾燥，口腔内乾燥感，発熱
  頭痛，視力視野障害，成長障害，倦怠感
        │
        ▼
┌─────────────┐
│  尿量の確認  │
└─────────────┘
        │
  3,000 mL/m²
  または
  乳幼児で 4 mL/kg/時を超える
        │
        ▼
┌───────────────────┐
│ 尿比重・尿浸透圧測定 │
└───────────────────┘
        │
  糖尿病や腎疾患，低 K 血症・高 Ca 血症などの除外
  尿比重＜1.005，尿浸透圧＜300 mOsm/kg
        │
        ▼
┌──────────────────────┐
│ 血清浸透圧（血清 Na）測定 │
└──────────────────────┘
        │
  高値の場合，水制限試験は行わない
  低値～正常上限の場合，水制限試験を行い最大尿浸透圧を確認
        │
        ▼
┌────────────────────┐
│ 水制限下の最大尿浸透圧 │
└────────────────────┘
        │
  ＜300 mOsm/kg        → 完全型尿崩症
  300～700* mOsm/kg    → 部分型尿崩症，または心因性多尿
  ＞700* mOsm/kg       → 心因性多尿
        │
        ▼
┌──────────────────────┐
│ 血漿浸透圧と血漿 AVP を測定 │
└──────────────────────┘
        │
  血漿浸透圧上昇に対して AVP 分泌が無～低反応であれば中枢性尿崩症
  （5% 高張食塩水試験を行って確認することもある）
        │
        ▼
┌─────────┐
│  AVP 投与  │
└─────────┘
        │
  尿浸透圧の 10% 以上の上昇  → 中枢性尿崩症
  尿浸透圧上昇反応なし       → 腎性尿崩症
        │
        ▼
┌─────────────┐
│ 原因疾患の検索 │
└─────────────┘
        │
  頭部 MRI は初診時に所見がなくとも，経時的に観察する
```

＊ 正常下限と考えられる尿浸透圧については，成書により 600～800 の幅があるため，部分型尿崩症か心因性多尿かの判断は経過をみながら慎重に行う．

鼻）を行い，投与に反応して尿浸透圧が上昇するかどうかを確認する．

多飲，多尿をきたす疾患とその治療

糖尿病

尿糖の浸透圧利尿によって多飲，多尿をきたす．尿糖陽性の場合は糖尿病の診断手順に従って評価し，必要な治療を行う（「19 高血糖」の項参照）．

心因性多飲

幼児・学童では自ら飲水を行うことによって生ずるが，乳児においても，啼泣時にミルクなどを頻回に与えられることによって多飲，多尿をきたすことがある．

入眠中に飲水量・尿量が減り，起床時の尿浸透圧が上昇している場合には比較的尿崩症との

鑑別が容易であるが，尿浸透圧上昇が300〜600mOsm/kgにとどまっている場合，部分性尿崩症と心因性多飲との鑑別が必要となる．習慣的な飲水が長期に続くと，腎髄質の浸透圧勾配が形成されず尿濃縮が不十分となるため，多飲下の水制限試験では両者の鑑別を行うことは難しい．入院のうえで徐々に飲水量を減らして尿量を減少させてから水制限試験を再検するか，高張食塩水負荷試験時のAVP値を測定して鑑別を行う（Part 1の「7 抗利尿ホルモンと水電解質バランス」の項参照）．MRIで下垂体後葉の高信号が正常に存在することも中枢性尿崩症との鑑別に役立つ．

診断がついたら，過剰な水分摂取を避けることによって治療を行う．心因性多飲を中枢性尿崩症と誤ってデスモプレシン製剤を使用すると，水分の貯留によって低Na血症をきたすので注意を要する．

本症の背景に，多飲習慣に依存してしまう心理的要因，たとえば家族や児の不安や葛藤，児の発達障害などがあることが多く，長期化するときは心理面での対応を要する．時に虐待や代理人によるMünchhausen症候群で，養育者による強制飲水が原因のことがある[3]．

中枢性尿崩症

AVPの産生・輸送・分泌がなんらかの原因で低下すると，腎尿細管における尿の濃縮が行われず，低張尿が多量に出る状態となる．原因となる疾患には❸のようなものがあげられる[2]．

先天性のものはまれで，中枢性尿崩症の大部分は後天的なものである．視床下部・下垂体領域の腫瘍，外傷，感染症，手術や放射線治療などが原因となる．腫瘍では鞍上部胚細胞腫，頭蓋咽頭腫などがあげられる．以前は特発性尿崩症の頻度が高かったが，画像診断の進歩により病変の特定されるものが増えてきている．

❷の手順に従って診断を進め，❶の中枢性尿崩症の診断基準を満たすかどうかを検討する．中枢性尿崩症と診断された場合，必ず下垂

❸ 中枢性尿崩症の原因となる疾患

先天性
- 遺伝性：家族性中枢性尿崩症（常染色体優性，常染色体劣性）
- 先天性形成異常：中隔視神経形成異常（septo-optic dysplasia），全前脳症，脳正中部奇形症候群，下垂体低形成
- Wolfram（DIDMOAD）症候群
- 先天性サイトメガロウイルス感染症

後天性
- 腫瘍：胚細胞腫，頭蓋咽頭腫，奇形腫，下垂体腺腫，視神経膠腫，リンパ腫，髄膜腫，転移性脳腫瘍，白血病，Rathke囊胞など
- 脳外科手術後
- 外傷
- 周産期障害：下垂体茎断裂症候群
- 肉芽腫性病変：Langerhans細胞組織球症，サルコイドーシス，Wegener肉芽腫症
- 虚血性疾患：Sheehan症候群，脳死
- 感染症：ウイルス性脳炎，細菌性髄膜炎，結核，ブラストミセス症，梅毒
- 自己免疫性疾患：リンパ球性漏斗神経下垂体炎，自己免疫性下垂体炎

特発性

体部のMRIを行って下垂体後葉高信号の有無（中枢性尿崩症では通常消失）と腫瘍性病変の有無を確認する．胚細胞腫の場合，初期のMRIで腫瘍が同定できず，年余の後に病変が明らかとなってくることがあるため，診断は専門医によって慎重に行われる必要がある．

治療の基本は，AVPアナログであるデスモプレシン（l-deamino-8-D-arginine vasopressin：DDAVP）投与を行って尿量をコントロールし，多尿による生活上の不便が生じないようにすることである．最も多い副作用は水中毒による低Na血症であるが，これは習慣的な飲水過剰によって起こるため，口渇に応じて水を摂取するよう指導する．

デスモプレシン製剤には，点鼻液（250μg/2.5mL），点鼻スプレー2.5（125μg/5mL，2.5μg/0.1mL/1噴霧）および新しく発売された口腔内崩壊錠（60・120μg/錠）がある．点鼻では0.5〜10μg/回を，経口製剤は60〜120μg/回を1日2〜3回投与する．学童であれば，登校前と就寝時に適量の投与を行って，登校中あるいは入眠時に多尿がないようにする．水中毒を

避けるため，1日1回はある程度効果が切れるように調節したほうがよい．定期的に血清Naを測定して投与量に過不足がないかを確認する．必要量は症例ごとに大きく異なり，また点鼻薬の効果は鼻粘膜からの吸収量に左右される．したがって，多尿になれば随時追加投与を行って差し支えない．

1.25 μgを下回る少量点鼻投与が必要となる症例もある．これを行う方法としては，エクステンションチューブなど径の細いチューブに目盛りをつけて使用する方法と，点鼻液を生食などで2～4倍に希釈する方法がある[4]．デスモプレシンスプレー2.5®製剤は点鼻液の1/4濃度であるため，この薬液を無菌的に別容器に移し替えて点鼻チューブで計量すれば，0.1 mL＝2.5 μgとなり正確な点鼻が可能である．

手術時や意識障害のあるときなどは，輸液量/輸液組成と尿量/尿中Na濃度とのアンバランスによって水中毒や血清Naの異常をきたしやすい．半減期が数分の水溶性ピトレシン®の持続点滴静注（0.1～1.0 mIU/kg/時）でコントロールを行うと，尿量や血清Naの微調節が可能となる．意識障害時など渇感に応じた飲水ができないときに多尿で高Na血症を呈した場合は，自由水の喪失分を5％ブドウ糖液の輸液で慎重に補う．

■ 腎性尿崩症

AVP分泌は正常であるにもかかわらず，腎尿細管のAVP作用に対する抵抗性が生じているために尿崩症を呈する状態である．AVPが腎集合管のV₂受容体に結合すると，水チャネルであるアクアポリン2（AQP2）が開口して水の透過性が高まり，腎髄質の浸透圧勾配によって水の再吸収が起こる．腎性尿崩症をきたす原因としては❹のようなものがあげられる[5]．

多飲・多尿の病態は中枢性尿崩症と同様であるが，AVP分泌は保たれており，AVP投与によっても尿浸透圧が上昇しない．

V₂受容体遺伝子異常はX連鎖劣性遺伝形式

❹ 腎性尿崩症をきたす病態

家族性（遺伝性）腎性尿崩症
・バソプレシンV₂受容体遺伝子異常 ・アクアポリン2遺伝子異常
続発性腎性尿崩症
・腎疾患に伴うもの 　水腎症 　慢性腎不全 ・電解質異常に伴うもの 　低K血症 　高Ca血症 ・薬剤に起因するもの 　リチウム製剤 　抗菌薬，抗真菌薬，免疫抑制薬

を，AQP2遺伝子異常は常染色体劣性あるいは優性遺伝形式をとる．家族性の腎性尿崩症は乳児期に発症するため，多尿に気づかれないと，脱水による繰り返す発熱，哺乳不良など非特異的な症状を呈することが多い．高Na血症が遷延すると，成長・発達の障害をきたすため早期の治療が必要である．

治療はまず，必要な水分の補充を行って高Na血症を防止する．中枢性尿崩症と異なり，多尿の治療は困難である．塩類利尿薬（サイアザイドなど）やプロスタグランジン合成阻害薬（メフェナム酸など）で尿量が減少するため，治療に用いられている．溶質負荷を減らすためのNaおよびタンパク摂取制限も有効で，薬物治療と併用されている．一部の腎性尿崩症では大量のデスモプレシンに反応するものもある．多尿のため巨大膀胱や水腎症をきたすことがあり，腎超音波検査でフォローを行う[6]．

■ 文献

1) 厚生労働科学研究費補助金難治性疾患克服研究事業 間脳下垂体機能障害に関する調査研究班．平成22年度総括・分担研究報告書．バゾプレシン分泌低下症（中枢性尿崩症）の診断の手引き．厚生労働省．2010．
2) 伊藤純子．中枢性尿崩症．日本小児内分泌学会編．小児内分泌学．東京：診断と治療社；2009. p.242-5.
3) 堀川玲子．乳幼児習慣性多飲多尿．日本小児内分泌学会編．小児内分泌学．東京：診断と治療社；2009. p.258-60.

4) 横谷進. 中枢性尿崩症. 田苗綾子ほか編. 専門医による小児内分泌疾患の治療. 東京：診断と治療社；2007. p.43-9.
5) 岩崎泰正, 橋本浩三. 下垂体後葉疾患 腎性尿崩症. 日本臨床別冊 2006；内分泌症候群Ⅰ：197-9.
6) 前坂機江. 腎性尿崩症. 田苗綾子ほか編. 専門医による小児内分泌疾患の治療. 東京：診断と治療社；2007. p.54-9.

（伊藤純子）

> **Keyword**
> **中枢性尿崩症**：抗利尿ホルモンであるバソプレシン（AVP）分泌低下による尿崩症．
> **腎性尿崩症**：AVP作用に対する腎での抵抗性が生じていることによる尿崩症．
> **心因性多飲**：過剰な水分摂取により多尿をきたす．心理的要因に注意．
> **デスモプレシン**：AVPアナログ．中枢性尿崩症の治療に用いられる．

21 非典型的外性器（外性器異常）

子どもが生まれたときに，典型的な男児・女児の外性器や生殖腺（卵巣・精巣）とは異なる，「非典型的な」発育状態を呈するものを，性分化疾患（disorder of sex development：DSD）」とよぶ．自然医学的には「外性器異常」であるが，社会医学的な側面も考慮し，現在では「異常」という言葉は本疾患については使用しないことになっていることをはじめに述べておく．

外性器（性分化）の評価

性分化の過程

非典型的外性器を扱うにあたっては，性分化過程の概要を理解しておく必要がある．ヒトの「性」は，① 生物学的性，② 社会的性，③ 精神的性の 3 つに大きく分類される．新生児期に小児科医が主として扱うのは，生物学的性の評価と社会的性の選択であるが，社会的性は精神的性を考慮しながら選択する必要がある（Part 1「外性器と脳の性分化のメカニズム」参照）．

生物学的性

生物学的性は，遺伝的（性染色体の）性，性腺の性，内・外性器の性に分けられ，発生の過程でこの順に決定されていく．

遺伝的性は，主に受精卵の性染色体構成により決定される．

性腺の性は「性の決定（sex determination）」の段階であり，男性に分化するには SRY がスウィッチを押す役割を担い，WT 1，LIM 1，SF 1，SOX 9，WNT 4，RSPO，DAX 1 などの転写因子の作用により泌尿生殖隆起から未分化副腎生殖腺原基，未分化性腺を経て精巣と卵巣に分化が誘導されていく．この過程は胎生 5 週から 7～8 週に起こり，これに先立つ胎生 4 週ごろから，性腺へと分化する組織への生殖細胞の走入が開始される．

内性器と外性器の性は，分化した精巣の Leydig 細胞から分泌されるテストステロンと Sertoli 細胞から分泌される Müller 管抑制ホルモン（anti-Müllerian hormone：AMH）により誘導・形成されていく[1,2]．テストステロンは，外陰部皮膚に存在する 5α-還元酵素により男性ホルモ

Consideration points

性分化疾患は経験の豊富な施設で扱うべき疾患

❶ 男児・女児の外性器や生殖腺（卵巣・精巣）とは異なる，「非典型的な」発育状態を呈するものを，「性分化疾患（disorder of sex development：DSD）」とよぶ．「外性器異常」という言葉は使用しない．

❷ 非典型的外性器があれば，新生児期には社会的性の決定に密接に関係するため，診断は的確かつ迅速になされるべきであるが，外陰部が完全女性型あるいは完全男性型の場合，思春期になって性分化疾患が明らかとなることもある．

❸ 親の心理的ケアも含め，初期対応はとくに重要である．

❹ 性分化疾患は，その取り扱いについて経験の豊富な施設で扱うべき疾患である．

外性器の見方

ン活性の高いジヒドロテストステロンに変換され，外陰部を男性化する（❶）．この過程を「（狭義の）性の分化（sex differentiation）」といい，胎生12週ごろまでに分化の基本的過程は完了し，その後は男児の陰茎伸長や精巣の陰囊内への下降が起こる（❷）．胎生期の男性ホルモンは胎児の脳にも作用し，脳の男性化，すなわち思考や嗜好の男性化が起こる．

なお，広義の性分化疾患は，二次性徴発来の異常も含む．これには性腺そのものの分化不全に加え，視床下部-下垂体-性腺系（HPG axis）の機能低下が関与している．

外性器の所見については，❸の項目を評価する．女児の男性化，男児の男性化不全であるかの診察所見からの評価は，時に困難なこともある．

❹に，非典型的外性器の例を示す．この症例は卵精巣性性分化疾患で，性染色体は46,XX/46,XYのモザイクあるいはキメラであった．社会的性を男性とすると，本症例の外性器所見は，重度の尿道下裂，矮小陰茎，停留精巣であるが，女性とすると陰核肥大，共通泌尿生殖洞遺残となる．

女児の男性化は，Prader分類で評価する（❺）．この分類は基本的に男児の男性化不全の程度を示すものではない．

女児の男性化徴候のうち，陰唇癒合の程度を数字で評価する方法として，肛門腟長（肛門から腟開口後部〈陰唇小体〉までの長さ）を肛門陰核長（肛門から陰核基部までの長さ）で割った，肛門性器比（anogenital ratio）がある（❻）．標準値は，乳児 0.37±0.07（平均 ±SD），成人 0.36±0.07で，どの年齢においても，0.5以上の場合アンドロゲン過剰が疑われる[6]．

陰唇癒着（labial adhesion）は，先天性の陰唇癒合とは異なり，後天性に生じた小陰唇の膜性癒着であり，他の男性化徴候は伴わない．性分化疾患に伴う男性化徴候ではないので注意する．

男児の男性化不全には別にQuigley分類があ

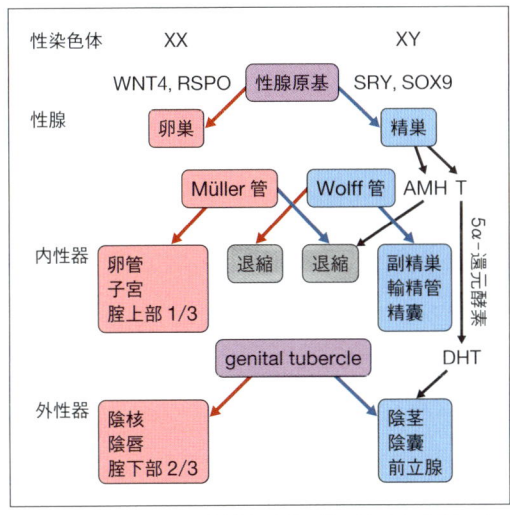

❶ 性分化の過程

T：テストステロン，DHT：ジヒドロテストステロン，AMH：Müller管抑制ホルモン．

❷ 胎生期の性分化

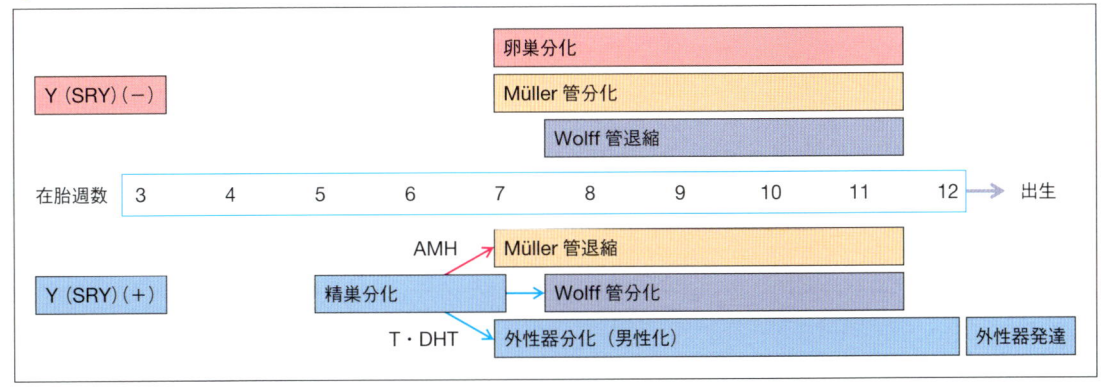

❸ 性分化疾患を疑う所見

外性器所見が典型的男児・女児とは以下の点で異なる．
1. 性腺を触知するか？：停留精巣など
2. 陰茎あるいは陰核の状態：矮小陰茎あるいは陰核肥大か？
  （＊亀頭が露出していれば陰核肥大を疑うが，露出していなくても陰核肥大でないとはいえない．）
3. 尿道口の開口部位：尿道下裂あるいは陰唇癒合がないか？ 通常の位置と異ならないか？
4. 陰囊あるいは大陰唇：陰囊低形成あるいは大陰唇の男性化（肥大し皺がよる）がないか？
5. 腟の状態：腟盲端（dimple のみの形成もあり）や，泌尿生殖洞（尿道口と共通になる）はないか？
6. 色素沈着はないか？

❹ 卵精巣性性分化疾患症例の外性器所見

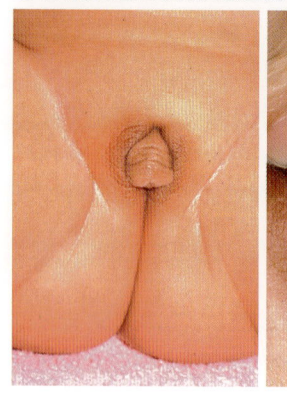

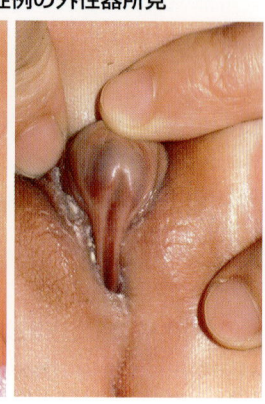

❺ Prader 分類（女児外性器の男性化評価法）

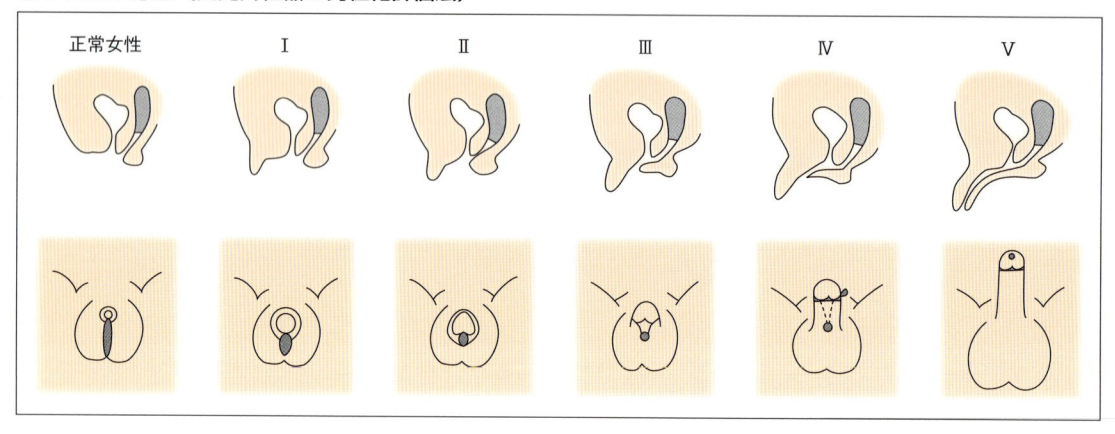

正常女性　Ⅰ　Ⅱ　Ⅲ　Ⅳ　Ⅴ

❻ 肛門性器比（AC/AF）計測による女児外性器男性化の評価法

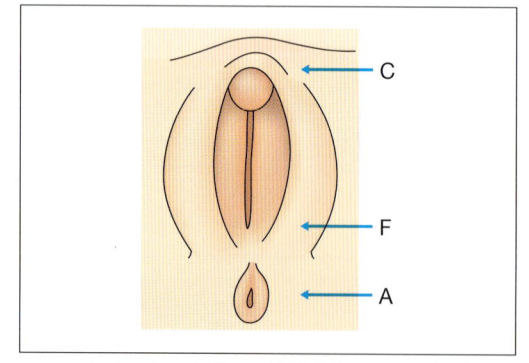

C
F
A

anogenital ratio：肛門から陰核基部までの距離（anus to base of the clitoris：AC）/肛門から陰唇小体までの距離（anus to fourchette：AF）

るが，あまり一般的ではなく，精巣の位置（腹腔内，鼠径部，陰囊上部，陰囊下部），尿道下裂の程度（亀頭冠状部，陰茎遠位，陰茎近位，陰茎陰囊境界部，陰囊，会陰部），陰茎伸展長を評価する．陰茎伸展長は，新生児期 2.5 cm 未満は矮小陰茎と考える[5,7]．また，陰茎長がある程度あっても陰茎径が 1 cm 未満のように細いのは，低ゴナドトロピン性性腺機能低下症によく認められる所見である．

性分化疾患としての精査の対象

新生児期に，男児と考えた場合，両側精巣を触知しない，尿道下裂・二分陰囊，尿道下裂を伴った停留精巣，矮小陰茎が検索の対象となる．女児では陰核肥大，共通泌尿生殖洞（腟が尿道に開口し，腟と尿道の共通部分が遺残している），性腺を触知する鼠径ヘルニアは精査が必要である．女児の外陰部男性化では，亀頭が露出していることがあるが，男児の男性化不全では亀頭の露出はみられない．

色素沈着を伴った女児の陰核肥大は，先天性

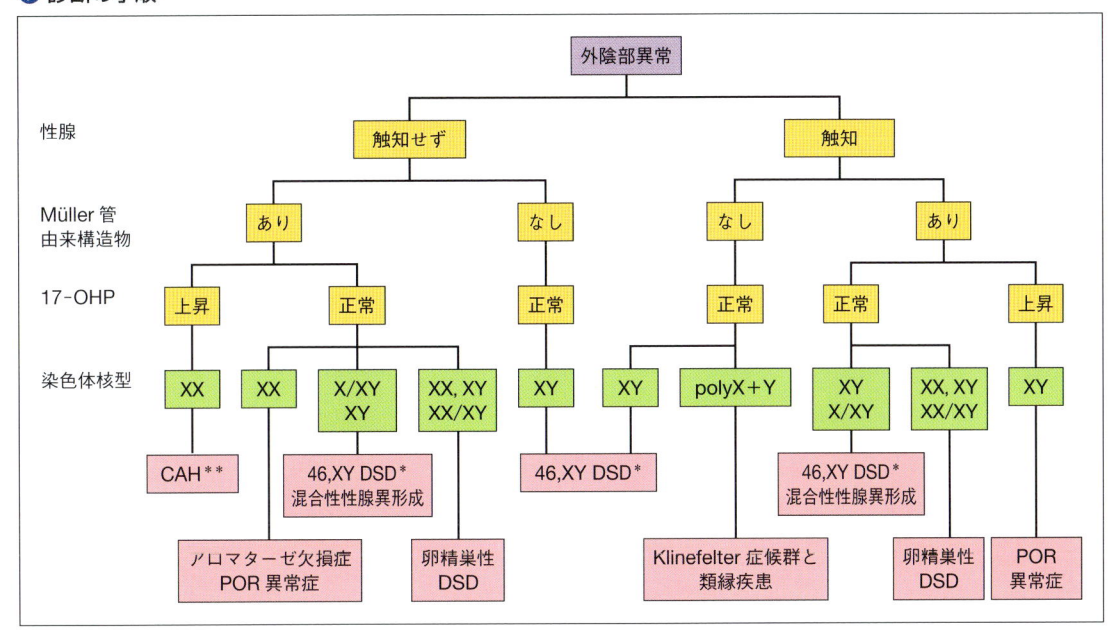

非典型的外性器（外性器異常） 143

❼ 診断の手順

性腺		触知せず				触知			
Müller管由来構造物	あり		なし		なし			あり	
17-OHP	上昇	正常		正常	正常	正常		上昇	
染色体核型	XX	XX	X/XY XY	XX, XY XX/XY	XY	XY	polyX+Y	XY X/XY	XX, XY XX/XY	XY
	CAH**		46,XY DSD* 混合性性腺異形成		46,XY DSD*			46,XY DSD* 混合性性腺異形成		
		アロマターゼ欠損症 POR異常症		卵精巣性 DSD		Klinefelter症候群と類縁疾患			卵精巣性 DSD	POR異常症

*46,XY DSD：文献3参照．
**CAH：21-水酸化酵素欠損症，3β-水酸化ステロイド脱水素酵素欠損症，11β-水酸化酵素欠損症，POR異常症．
（Hughes IA, et al, LWPES/ESPE Consensus Group. 2006[3]）をもとに作成）

副腎過形成の可能性があり，塩喪失など生命予後に関わる問題があるので，より迅速な対応が必要である．先天性副腎過形成症の男児では女児より外陰部異常はわかりにくいが，色素沈着とともに陰茎は大きめである．また，タンパク尿や電解質異常といった腎合併症がある場合も，腎疾患に対する速やかな対応が必要となる．

診断

診断の手順

非典型的外性器があれば，新生児期に的確かつ迅速になされるべきであるが，外陰部が完全女性型あるいは完全男性型の場合，思春期になって性分化疾患が明らかとなることもある．

診断の手順を ❼ [3] に，検査項目を ❽ に示す．まず視診・触診で上記の条件を確認する．必須採血項目は，染色体分析，17-ヒドロキシプロゲステロン（17-OHP），テストステロン，

❽ 血液・尿検査項目

血液検査	尿検査
電解質，血清コレステロール 性腺系：テストステロン，(LH, FSH) 副腎系：17-OHP，コルチゾール，ACTH, PRA, PAC，その他のステロイドホルモン （遺伝子検査用の検体採取） AR, 5α-還元酵素, SF-1, WT1 など	検尿（尿タンパク） 尿中ステロイド分析

注）ステロイドの測定はアッセイにより検査値が異なること，目的のステロイド以外の代謝物を測り込む可能性があることから，検査結果が絶対ではないことを認識し，診断は総合的に行うこと．
（堀川玲子．2011[9]）

ACTH，ゴナドトロピン，一般検尿，電解質である．テストステロンは，男児では生後すぐに上昇し，3〜6か月後に下降するため，必ずしもhCG負荷試験は必要でない．ただし，一般の血中テストステロン測定は，ステロイド合成中間代謝物を多く測り込むため，ガスまたは液体クロマトグラフ質量分析計（GC/LCMS）による血中・尿中ステロイド測定が望ましい．女児でも生後1か月ごろまでは多少の上昇（100 ng/dL前後）を認めることがあるが，これも他のステロイドの交差反応の可能性が高い．AMHの測

❾ 血中ゴナドトロピン（LH, FSH），テストステロン（T），Müller管抑制ホルモン（AMH）の胎生期から成人までの変化

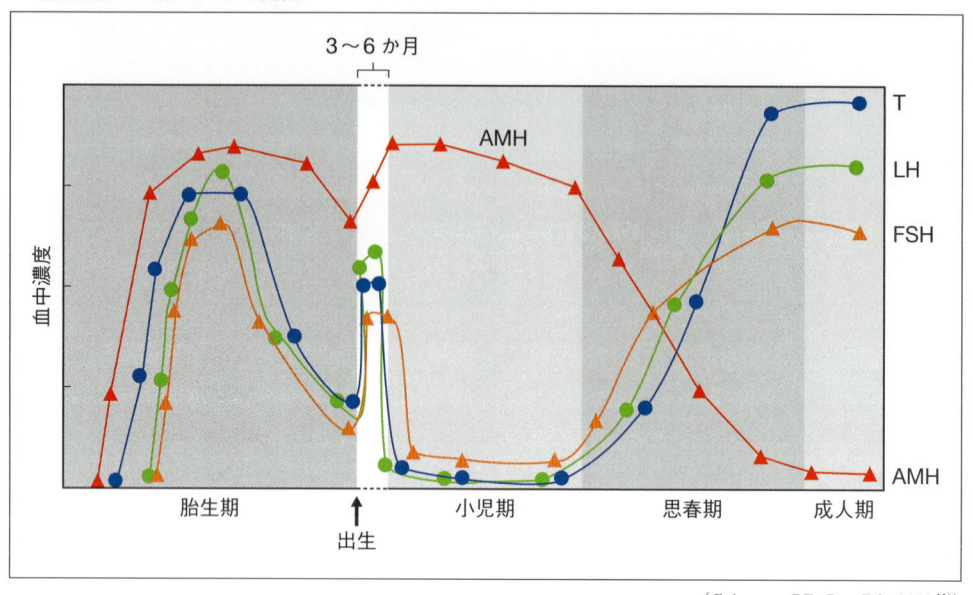

（Grinspon RP, Rey RA. 2010[11]）

定も，保険適応にはなっていないが精巣の存在を確認するうえで有用である（❾）[11]．21-水酸化酵素欠損症（CYP21A2異常症）以外のステロイド合成酵素欠損症を疑う場合は，17-OHP，デオキシコルチコステロン，プロゲステロン，プレグネノロン，DHEA，アンドロステンジオンを，迅速ACTH負荷試験時に併せて測定する．また，5α-還元酵素欠損症を疑う場合は，hCG負荷試験でジヒドロテストステロンを，17β-水酸化ステロイド脱水素酵素欠損症（17β-HSD3異常症）を疑う場合はΔ^4-アンドロステンジオンを測定する．最近では，尿のGCMSによる分析で，負荷試験を行わなくても副腎・性腺のステロイド合成酵素欠損症の診断がかなりの程度で可能となった．

卵巣成分の確認は，E_2の測定感度の問題があり，FSH（hMG）負荷試験にても判断が困難なことが多い．FSH（hMG）負荷後のインヒビンA測定の有用性が報告されているが，保険適応にはなっていない．

血液検査に並行して性腺・内性器の状態を超音波検査，MRI，尿道鏡，膣尿道造影にて確認する．内性器でMüller管由来構造物が存在し

ない場合，少なくとも胎生前期にはAMHを分泌することができる精巣が存在していたことになる．染色体核型は，最終診断の指標とはなるが，社会的性の決定的条件とはならないことも多い．

社会的性決定の判断に必要な検査を終了すれば，必ずしも新生児期に性腺の組織診断までは必要ないことが多い．しかし，血液検査や画像検査結果が社会的性決定の判断材料として不十分な場合は，新生児期でも腹腔鏡での性腺検索・生検を行うこともある．また，最終診断には開腹・生検が必要となる場合もある．とくに卵精巣性性分化疾患の診断は最終的に性腺の組織診断による．

病因からの診断

確定診断は，性分化に関わる染色体構成や遺伝子異常の確認でなされるが，現在のところ遺伝子異常が明らかとなるのは，男女合わせて20%程度である．性腺形成異常は，染色体異常を伴う場合と伴わない場合がある．性染色体構成に異常のある主な疾患としては，混合性性腺異形成症などがあり，転写因子群の異常として

⑩ 性分化疾患の分類（染色体構成をもとにした DSD 分類）

性染色体異常に伴う性分化疾患 (sex chromosome DSD)	46,XY 性分化疾患 (46,XY DSD)	46,XX 性分化疾患 (46,XX DSD)
A) 45,X（Turner 症候群など） B) 47,XXY（Klinefelter 症候群など） C) 45,X/46,XY（混合性性腺形成，卵精巣性〈ovotesticular〉DSD） D) 46,XX/46,XY（キメラ，卵精巣性〈ovotesticular〉DSD）	A) bipotential gonad への分化異常 1. 性腺無形成症 2. 泌尿生殖系分化異常（Denys-Drash 症候群，Frasier 症候群，WAGR 症候群） B) 卵精巣性（ovotesticular）DSD C) 視床下部-下垂体-性腺系（HPG axis）の異常 （Kallmann 症候群，複合型下垂体機能低下症，GnRH 受容体異常症，SF1 異常症，DAX1 異常症など）	
	A) 性腺（精巣）分化異常 1. 完全型性腺異形成（Swyer 症候群） 2. 部分型性腺異形成 3. 精巣退縮症候群 4. SOX9 異常による campomelic dysplasia など B) アンドロゲン合成障害・作用異常 1. アンドロゲン生合成障害（17β-HSD 欠損症，StAR 異常症，17α-水酸化酵素欠損症，3β-HSD 欠損症，5α-還元酵素欠損症，SLO 症候群） 2. アンドロゲン不応症（CAIS，PAIS） 3. LH 受容体異常（Leydig 細胞無形成・低形成） 4. AMH および AMH 受容体異常（Müller 管遺残症） C) その他 （重症尿道下裂，総排泄腔外反など）	A) 性腺（卵巣）分化異常 1. 精巣発生異常 testicular DSD（SRY＋，dupSOX9） 2. 性腺異形成症 B) アンドロゲン過剰 1. 胎生期アンドロゲン過剰（21-水酸化酵素欠損症，11β-水酸化酵素欠損症，3β-HSD 欠損症） 2. 胎児胎盤性アンドロゲン過剰（アロマターゼ欠損症，POR 異常症） 3. 母体性（luteoma，外因性など） C) その他 （総排泄腔外反，MURCS，腟閉鎖，Rokitansky 症候群など）

（Consensus statement をもとに作成）

は Denys-Drash 症候群，Frasier 症候群，campomelic dysplasia などがあげられる．

　性腺が精巣と卵巣に分化した後の異常として，ステロイド合成酵素異常症，ゴナドトロピン欠損症，女児の胎盤性アロマターゼ欠損症，男児の男性ホルモン不応症などがある．この結果，遺伝的性が男性の場合に十分な男性ホルモン産生がなされないと，外性器不完全男性化が起こり，遺伝的性が女性の場合に男性ホルモン過剰状態が持続すると女児の外性器男性化が起こる．女児の女性ホルモン産生能低下は外性器異常を伴わず，二次性徴の欠如が起こる．卵精巣性性分化疾患（真性半陰陽）は，卵巣と精巣の両組織を有する場合をいい，キメラの状態と考えられるが，この病因はいまだ明らかでない．

疾患分類

　2006 年に性分化異常症の専門家による国際会議が開催され，病名，診断，治療，社会的問題など全般にわたる合意文書を発表した[3,4]．それによると「インターセックス」「半陰陽（hermaphroditism）」は，不適切な呼称であるとして，国際的には「性分化疾患（DSD：disorder of sex development）」を使用することが提案されている．すなわち，男性仮性半陰陽は 46,XY DSD，女性仮性半陰陽は 46,XX DSD，真性半陰陽は ovotesticular DSD，XX,male は 46,XX testicular DSD，XY sex reversal（XY female）は 46,XY complete gonadal dysgenesis となる．

　性染色体構成に基づき DSD を分類したのが，⑩ である．合意文書では，性染色体核型は疾患分類には役立つが，疾患名としてはより明確に，「アンドロゲン不応症」といった名称を用い，性染色体核型に言及する必要はないと述べられている．

初期対応—社会的性の選択とチーム医療体制

　新生児期の病因診断と病態把握は，社会的性の決定に密接に関係するため，社会医学的に緊急性を有する．出生届は生後 14 日以内に提出

するが，その際，性別・名前は空欄でも提出できる．一度記載して提出した社会的性は，医学的な判断で変更することは可能であるが，本人・家族の社会生活に混乱をきたしたり，家庭裁判所の審査が必要となるなど手続きも煩雑であるため，拙速な判断は避けるべきである．しかし，社会的性の決定が遅延すればするほど家族に与える精神的負担が大きくなるため，できるだけ出生届の期限に間に合うように，遅くとも生後1か月以内には決定する．

このためには，小児内分泌医・小児泌尿器科医・遺伝診療科医など複数の専門医による精査と協議の態勢が整っていることが望ましい．さらに家族，本人の精神的問題を支える臨床心理士・精神科医，メディカルソーシャルワーカーの参加するチーム医療が本来は必要である．

このようなチーム医療の例を⓫に示す．そして，医療チームは社会的性の選択を提案はするが強制せず，現況と予測される予後を十分に説明したうえで，家族（両親）に最終決定を委ねることが望ましい．ただし，重大な決定の責任を医学的知識をもたない親にすべて負わせず

⓫ 性分化疾患ケアチーム（国立成育医療研究センターの例）

1 ケアチーム結成の目的
性分化疾患では，医学的診断・多科にまたがる治療から，社会的性の判定・選択・時に保留，親子の心理的サポート等，生直後より成人に至るまで幅広く息の長い診療が必要である．
このような医療が迅速かつスムーズに行われるために，病院内に組織を作り，チーム医療体制を整えておくことが求められる．
このため，相互の意見交換の下に充実した医療を提供することを目的とし，性分化疾患ケアチームを結成する．

2 構成部門・診療科
ケアチームは以下の部門・診療科より構成される．
周産期部門（産婦人科，新生児科），内分泌代謝科，遺伝診療科，泌尿器科，こころの診療部．
看護部門，ソーシャルワーカーも家族のサポートのために参加．
性分化疾患ではないが，外科的疾患（総排泄腔外反など）もチームによる対応が必要．

3 性別判定　ワークフロー

日齢0
性分化疾患（と思われる）児の出生・搬送
↓
産科/新生児科/外科からチームメンバーへの連絡
↓
診察*・採血**
*一般診察・エコーによる性腺・内性器の確認，場合によりMRIによる性腺の確認
**電解質，血糖の他　染色体検査（遺伝診療科），血中テストステロン（必須），
　症状によりACTH・17-OHP，その他
外科・副腎疾患の場合　治療開始
親への心理的介入
（性が決定するまで，周囲への出生の秘匿を勧めることも考慮する．）
↓
日齢5〜7
ケアチーム第1回会合
染色体・ホルモンデータ等検査結果報告，この時点で十分なデータが揃っていれば，社会的性の判定．
検討が不十分であれば，検査項目を話し合いこの時点では社会的性は保留．
↓
日齢10〜12
ケアチーム第2回会合
社会的性保留例について，判定
判定不能例についてはさらに検討を重ねる．

注1　社会的性の判定は　医学的かつ総合的検討の下に行う．
注2　判定した性は，判定理由とともに親に担当医（性分化疾患ケアチームの医師）から「提案」の形で伝え，決定は親に委ねるものとする．
注3　社会的性決定は，出生届の期限の14日以内を目標とするが，拙速に判定し後に性変更等の混乱をきたさないよう，慎重に行う．このため，場合によっては性別保留のまま出生届を出すこともやむをえない．
注4　社会的性決定は，最大1か月以内には完了するようにする．
注5　これらの検討・決定の過程は文書にて保存する．

4 性分化疾患のフォローアップ体制
性分化疾患では，本人に対しては乳幼児期からの外科的治療・小児期の成長発達の評価と治療・思春期からの性ホルモン補充とその全身的評価・生殖年齢での生殖治療，幼少時よりの心理的サポートが必要である．親に対しても出生時からの心理的サポートは継続が必要と考えられる．おおよその流れが決まり，それを患者家族に示すことができれば，将来の不安の軽減に役立つものと思われる．

に，責任を共有することも必要な場合もある．

なお，「中間の性」という考え方もあり，これは，新生児期に性を決定せず長じてから本人が決定すべきである，というものであるが，現時点では社会的にそのような環境で生育されることの実際性と本人の心理的負担には問題がある．

社会的性決定の基本は，染色体核型にすべて依存するものではない．性腺，内性器，外性器の状態と，胎生期のアンドロゲン曝露（アンドロゲンシャワー）の程度から総合的に判断する．胎児脳のアンドロゲン曝露は，その後の性の自認とも関連しており，将来の性同一性障害（gender identity disorder：GID）に至る可能性も考慮するべきであるが，これも絶対的指標ではない．男女ともに妊孕性は性選択の重要な指標となる．また，女児を選択する場合，子宮の存在は月経発来が可能であることを意味するので，これも重要な所見である．男児では，以前は陰茎の形成が困難であったため，男性ホルモン治療などによる陰茎増大により立位での排尿が可能かなどを指標としていたが，最近の形成外科・泌尿器科的技術の進歩により，かなりの程度の陰茎形成が可能となった．したがって，病因にかかわらず，胎児脳のアンドロゲンシャワーも含め総合的に社会的性の選択を行うことも考えるべきときになっている．

性染色体が46,XYで，外陰部が完全女性型の場合，胎生期から男性ホルモンがほとんど産生されていなかったか，男性ホルモンへの反応性が著しく低下していた（男性ホルモン受容体異常症）ことが考えられるため，一般には胎児脳のアンドロゲン暴露は無視できる程度と思われる．このような場合は，女児を選択する．

本人が，自身の社会的性に違和感を覚え，疑問をもつような場合は，再度チームとして社会的性の変更も含めて検討する．

国立成育医療研究センターにおける性分化疾患ケアチームのワークフローを ⓫ に示す．いかに早期からチームで初動を開始するか，判断に十分な検査データを得ていくか，判断をチームとして行うかがポイントとなる[8]．

初期対応の手引き・小児期対応の手引き

日本小児内分泌学会性分化委員会では，「性分化疾患の初期対応」「性分化疾患の対応—小児期」を手引きとして策定した[9,10]．これらの手引きでは，医学的なアプローチとともに，もう一つの重要な点である，親への対応を示した．一般に，疾患を有する新生児をもった親に対しては，疾患に対する十分な理解が得られるような情報の提供と心理的ケアが必要である．性別がすぐに判定できない状況は，命名の保留につながり，親には混乱が生じる可能性がある．児に対する愛着形成が障害されないよう，親に対する説明に使用する言葉も十分に配慮がなされなければならない．

⓬ に，初期対応の手引きの概要を示す．詳細は，日本小児科学会雑誌掲載の手引きまたは日本小児内分泌学会HPを参照されたい．性分化疾患の取り扱いについては，初期対応のみならず治療法を含めた長期のケアについても，最終的には個別の対応が必要となる．それを十分念頭において，手引きとして用いてもらうのが作成の意図の一つである．

治療（⓭）

内科的治療

副腎疾患には，ステロイドホルモンを補う．性ホルモンの不足には，思春期の適切な年齢から性ホルモンの補充を行う．矮小陰茎に対しては，生理的にテストステロンが上昇している生後6か月までに，テストステロン軟膏・ジヒドロテストステロン（DHT）軟膏の塗布，あるいはエナルモンデポー® 25mgを3～4週ごとに2～3回筋注を行う．

⓬ 初期対応の手引き（概要）

性分化疾患の概要：定義，主症状，緊急に対応すべき身体状況，そして最も伝えたいメッセージとして，「性分化疾患は，その取り扱いについて経験の豊富な施設で扱うべき疾患である．」と明記した．性分化疾患初期対応の標準化を図るには，集約化が最も適切な方法である．
初期対応の実際について，以下の項目に沿って表で提示した．
日齢（月齢）
診断と治療：診断に必要な検査，必要な治療
医療者間：経験豊富な施設の専門家へのコンサルト，（両）親への説明窓口の一本化，複数科（時に複数施設）の参加したチーム医療の必要性，可能であれば心理介入を初期から開始することが望ましいこと．
保護者への対応：「説明時の表現（提言），しておきたいこと」「避けたい表現・行動」に分けて提示．
　保護者への説明に最も重要であると考えたのは，①虚偽を述べないこと，②わかりうる情報を可能な限り提示し共有する，③「わからない」「不完全」「異常」といった不安を与える，あるいはネガティブな表現は使用しない，④診断を頻回に変更することのないよう，安易な説明はしない，ということである．説明時の表現として，「外性器の成熟が遅れている」という表現を提示した．「未熟である」という表現よりも治療の可能性を示唆した緩やかな表現を目指した．疾患名（性分化疾患）と状態については，日本人の親の性向やインターネットの発達による情報取得の可能性から，医学的な表現で正確に伝えた方がよいと考えた．また，家族内での責任者の議論が起こらないよう配慮し説明することも大切である．
その他：早産児の取り扱い上の注意，特に注意すべき検査結果の解釈（注釈）
必要な検査項目（❽），泌尿器科（外科）的治療プラン（⓭）と診断のアルゴリズム（❼）
付則として，戸籍法とその解釈，適用：戸籍法については，出生届における性別，名前の保留が可能であることを記し，周知するようにした．性同一性障害と性分化疾患は同じではないことを記し，性同一性障害で設けられている事項も参考として記載した．

⓭ 泌尿器科・内科治療の実際

時期		泌尿器科的治療	内科的治療
～6～12か月		外陰部形成術（尿道形成術，女性化外陰部形成術）性腺生検・性腺摘除術（必要に応じて）	男児：テストステロン療法（エナルモンデポー®，T/DHT軟膏*3）
～1歳半		外陰部形成術（尿道形成術・腟形成術）性腺生検・性腺摘除術（必要に応じて）	
小児期	男児	外陰部形成術	
思春期	男児 ～15歳	外陰部形成術	性ホルモン補充療法：テストステロン（エナルモンデポー®），HCG-FSH（ゴナトロピン®，ゴナールエフ®），塩酸メテノロン（プリモボラン®），T/DHT軟膏
	女児 ～14歳	腟内視鏡・尿道鏡（全麻下で行うこと），腟形成術	性ホルモン補充療法：エストロゲン（プリマリン®，ジュリナ®，エストラーナ® など），カウフマン療法
成人期*1		（必要に応じ）外陰部形成術，泌尿器科的治療（尿失禁等に対し）	性ホルモン補充療法継続挙児希望の場合のLHRH療法（ヒポクライン®），HCG-FSH療法は産婦人科・泌尿器科にて行う*2

*1 思春期以降は成人内科，成人泌尿器科，産婦人科への移行を考慮する．
*2 女性のFSH療法は多胎妊娠等の問題がある．
*3 T/DHT軟膏：テストステロン/ジヒドロテストステロン軟膏．テストステロン軟膏は市販薬あり．いずれの軟膏も，ワセリンを基質にして高純度化学薬品2.5～5％（重量％）の院内調剤が可能である．各病院の薬局と相談すること．

21-水酸化酵素欠損症女児の外性器男性化を防止する目的で，罹患同胞がいる場合，罹患女児の胎児治療が行われ，効果を認めている．しかし，この治療は神経学的発達などの長期予後が不明であることなどから，研究的治療である．

外科的（泌尿器科的）治療

外陰部形成術については，本人の意思尊重の立場から，社会的性の選択も含めて自己決定ができるようになるまで待つべきである，という考え方もある．しかし実生活での対応や，疾患としての必要性から，従来は早期介入がなされてきた．一般的に外陰部形成術は，性の自認（gender identity）の確立する1歳半～2歳までに終了するのが望ましいが，高度の尿道下裂などは複数回の手術が必要となる．腟形成術は小児期に行われるが，思春期年齢での再確認は必要で，再手術が必要なことが多い．小児期の腟形成術後のブジーは，必要ない．幼児期以降の処置（尿道造影，腟造影，尿道鏡など）については，精神的影響を考え，全身麻酔下にて行うなど配慮が必要である．

外科的処置に関しては，確立された方法がまだなく，小児の外陰部形成術に精通した医師も少ない．術者により術後成績が大きく異なる可能性があるため，十分な経験のある医師のいる施設にて行うべきである．

性腺摘除について

性腺組織の摘除を考慮するのは，腹腔内に染色体Y成分を有する性腺が存在するか，性腺の異形成性が強い場合である．このような場合，性腺からゴナドブラストーマが発生する可能性がある．ゴナドブラストーマは，いわゆる前癌状態の組織と考えられ，胚細胞から発生する．いわゆるCIS（carcinoma in situ）が分化した性腺組織から発生するのに比し，ゴナドブラストーマは未分化または分化異常をきたした性腺から発生する特徴がある[6]．とくにY染色体上の特定部分（TSPY）が存在すると発生しやすいと考えられるが，卵巣成分を有する異形成の強い性腺からの発生もあり，Y成分の存在がその発生に絶対なわけではない．

異形成がありY成分を有する性腺が腹腔内に存在する場合，その性腺からのゴナドブラストーマの発症率は，15～30％と報告されている．合意文書によると，この場合は「診断時に性腺摘出」が推奨されている．一方，アンドロゲン不応症や17β-水酸化酵素欠損症の腹腔内精巣からの発生がほとんどないこと，卵精巣性性分化疾患の腹腔内卵精巣からの発生も非常にまれであることから，早期の性腺摘出を疑問視する考えもある．現在のところ，組織の異形成と，Oct3/4，TSPYの免疫組織染色での発現が確認された場合は，性腺摘出を積極的に進めてよいものと考えられる[6]．

■文献

1) Achermann JC, Hughes IA. 21-Hydroxylase（CYP21）deficiency. In：Williams Textbook of Endocrinology. 11th edition. Philadelphia：Elsevier Saunders；2008. p.832.
2) Forest MG. Diagnosis and treatment of disorders of sexual development. In：DeGroot LJ, Jameson JL, editors. Endocrinology. 5th edition. Philadelphia：Elsevier Saunders；2004.
3) Hughes IA, et al, LWPES/ESPE Consensus Group. Consensus statement on management of intersex disorders. Arch Dis Child 2006；91：554-63.
4) 緒方勤，堀川玲子ほか．性分化異常症の管理に関する合同見解．日児誌 2008；112：565-78.
5) Hadziselimovic F, Huff D. Gonadal differentiation：normal and abnormal testicular development. Adv Exp Med Biol 2002；511：15-21；discussion 21-3.
6) Cools M, et al. Germ cell tumors in the intersex gonad：old paths, new directions, moving frontiers. Endocr Rev 2006；27（5）：468-84.
7) 藤枝憲二．性の分化と成熟異常．東京：メディカルレビュー社；2002.
8) 堀川玲子．性腺―外性器異常児の取り扱い．新生児内分泌研究会編著，河井昌彦，楠田聡，責任編集．新生児内分泌ハンドブック．東京：メディカ出版；2008.
9) 堀川玲子．性分化疾患初期対応．日児誌 2011；115：7-12.
10) 大山建司．性分化疾患の実態と初期対応．日児誌 2011；115：1-6.
11) Grinspon RP, Rey RA. Anti-Müllerian hormone and Sertoli cell function in paediatric male hypogonadism. Horm Res Paediatr 2010；73：81-92.

（堀川玲子）

♂ Keyword

性分化：「性」には，生物学的性，社会的性，精神的性があり，生物学的性には遺伝的（性染色体の）性，性腺の性，内・外性器の性がある．Y染色体上のSRYと複数の転写因子が分化に関与する．

性分化疾患：性分化の過程が典型的でないもの．取り扱いは経験の豊富な施設で行うべき疾患である．

社会的性の決定：新生児期は医学的な救急と考え対応する．経験豊富な小児泌尿器科医や遺伝診療科医を含めたチーム医療による判断が必要．

22 高血圧

小児の内分泌性高血圧疾患へのアプローチ

　高血圧を呈する内分泌疾患は有名な疾患が多いが，小児内分泌疾患のなかではまれである．しかし，発見早期の治療が望ましく，見逃してはならない疾患でもある．その理由は，原疾患の治療により治癒可能であること，降圧薬のみによる治療では良好な血圧コントロールが困難なため，高血圧による臓器障害が進行すること，また過剰なホルモンによる直接的な臓器障害，さらに耐糖能異常や脂質異常を介した臓器障害を引き起こすためである[1]．

　内科のようにルーチンな血圧測定を行ってさえいれば，高血圧は，特別に疑わなくても気がつくものである．しかし，実際の小児科診療では，特別なことがなければ血圧測定はなされていないのが現状である．

　一般に内分泌性高血圧は，頭痛などの高血圧関連症状よりも，高血圧以外の症状（成長障害，発汗過多，顔面紅潮，耐糖能異常，脂質異常症，低K血症など）を訴え，受診することが多い[1]．したがって，このような訴えで受診した患児には，必ず血圧測定をするべきである．

　高血圧を主訴とした患者への診断アプローチ（❶）は，①本当に高血圧か，②本態性高血圧か，二次性高血圧か，という2つステップをふむ．少しでも二次性高血圧が疑われた場合は，スクリーニング検査を施行すべきである．

高血圧の判定

■ 血圧の正しい測定方法

　高血圧と診断するには，正しい血圧測定が必要である．❷に診察室血圧測定法を示す[2]．

　幼小児では，水銀血圧計よりも電子血圧計を使用するほうが，手技も楽であり，測定者間の誤差も少なく実際的である．原則として，座位で右上腕を測定する．それが困難な場合は，臥位で測定するが，その旨を記録しておく．幼児の場合は，保護者に膝に抱いてもらい測定する．また，初回測定時は，両上腕で測定するよ

Consideration points

内分泌疾患を疑ったときは，ルーチンに血圧測定を行う

❶ 小児の内分泌性高血圧では，頭痛などの高血圧関連症状よりも，それ以外の症状を訴えることが多い．内分泌疾患を疑ったときに，ただちに血圧測定を行ことで，見逃しは防げる．
❷ 高度の高血圧，低年齢，自覚症状，その他の検査異常があれば，二次性高血圧を疑い，必ずスクリーニング検査を行う．
❸ 内分泌性高血圧は，早期発見によって治療可能な場合が多い．しかし，発見が遅れれば，高血圧，過剰なホルモン，二次的な耐糖能異常や脂質異常による臓器障害が進行する．また，腫瘍性疾患が原因であることも多い．

❶ 小児の内分泌性高血圧疾患へのアプローチ

```
内分泌疾患を疑う症状
（頭痛，成長障害，発汗過多，耐糖能異常，低K血症など）
           ↓
      ルーチンな血圧測定
           ↓
高度の高血圧，低年齢，     高血圧     左記なし
自覚症状，他の検査異常      ↓           ↓
    ↓                               本態性高血圧
二次性高血圧の    ←---   二次性高血圧を否定
スクリーニング検査                         ↑
    ↓                              高血圧の
二次性高血圧                           持続
    ↓                                  ↓
内分泌性高血圧   その他の            生活指導
              二次性高血圧       定期的血圧のフォロー
         ↓
       特異的治療
```

❷ 診察室血圧測定法

- 精度検定された水銀血圧計，アネロイド血圧計による聴診法で測定する．精度検定された電子血圧計の使用も可である．幼小児では，電子血圧計を使用するほうが，手技も楽であり，測定者間の誤差も少なく実際的である
- 座位で数分間の安静後，右上腕で測定する．ただし，初診時には，上腕の左右差を確認する
- 上腕周囲長の40％以上の幅のカフを使用する．厚手のシャツや上着の上からカフを巻いてはいけない．厚手のシャツをたくしあげて上腕を圧迫してはいけない
- カフ排気速度は2〜3mmHg/拍あるいは秒．聴診法では，コロトコフ第Ⅰ相を収縮期血圧，第Ⅴ相を拡張期血圧とする
- 1〜2分の間隔をあけて2回以上測定し，脈拍も含め，測定値はすべて記録する
- 安定した値（測定値の差が5mmHg未満）の2回の平均値を血圧値とする
- 高血圧の診断は，少なくとも2回以上の異なる機会における血圧値に基づいて行う

（高血圧治療ガイドライン2009[2]）

うにする．

小児（とくに肥満小児）では，適切なカフを選択することが大切である．目安として，3〜6歳未満は7cm幅，6〜9歳未満は9cm幅，9歳以上は成人用を用いる．ただし，年齢よりも上腕周囲長や体格に合わせて選ぶようにする．カフ内ゴム囊の幅は，上腕周囲長の40％以上，長さは上腕周囲を80％以上取り囲むものが推奨されている．

また，測定回数は，連続して最低2回（できれば3回以上）測定し，すべての測定値を記録しておく．一般に，1回目の測定値は，高めになることが多いので，2回目以降の安定した2回分の値を平均することが多い．安定した値とは，目安として測定差がおよそ5mmHg未満の近時した値をいう．ただし，集団健診では，時間的制約から何回も測定することができないため，筆者は，一律3回測定し，統計的に最も測定値が低い3回目の測定値を採用している．

後に再検討が必要になる場合に備えて，すべての測定値を記録しておくことが重要である．また，電子血圧計で測定した場合は，脈拍もすべて記録しておくと診断に役立つ．

血圧の判定

❸[2]に小児の検診用の高血圧と正常高値血圧基準値を示す．過去の調査より，95パーセンタイル値に相当する血圧を高血圧，90パーセンタイル値に相当する血圧を正常高値血圧と設定し

❸ 小児の高血圧，正常高値血圧の基準値

		収縮期血圧 (mmHg)		拡張期血圧 (mmHg)	
		正常高値血圧	高血圧	正常高値血圧	高血圧
幼児		—	120	—	70
小学校	低学年	120	130	70	80
	高学年	125	135	70	80
中学校	男子	130	140	70	85
	女子	125	135	70	80
高等学校		130	140	75	85

（高血圧治療ガイドライン2009[2]）

ている．

本態性高血圧か，二次性高血圧か

年齢が低いほど，血圧が高いほど，自覚症状やその他の有意な検査所見などがあれば，二次性高血圧を疑う．一方，無症候で，基準値程度の高血圧，肥満の存在，思春期年齢，高血圧の家族歴などがある場合は，本態性高血圧を疑う[2]．ただし，高血圧以外の症状，所見が少ない二次性高血圧もあるので，疑わしい場合は，二次性高血圧を考慮し，スクリーニング検査を施行すべきである（❹）．

高度の高血圧で，二次性高血圧が強く疑われる場合は，スクリーニング検査結果を待たずに，即日入院とし，精査，降圧治療を行うべきである．

主な内分泌性高血圧

主な二次性高血圧をきたす疾患を❺に示す．内分泌性高血圧には，甲状腺機能亢進症，甲状腺機能低下症，褐色細胞腫，Cushing症候群，原発性アルドステロン症，グルココルチコイド奏功性アルドステロン症，ミネラルコルチコイド過剰症候群，副甲状腺機能亢進症，下垂体性巨人症などがある．これらのなかでよくみられる疾患は，甲状腺機能異常だけであり，その他の疾患はまれである．したがって，高血圧初診時の甲状腺機能検査は必須である．

以下では，高血圧を主症状とする内分泌疾患を概説する．

❹ 小児の二次性高血圧のスクリーニング

二次性高血圧を疑うべき臨床所見
タンパク尿，血尿，成長障害，発汗過多，顔面紅潮，耐糖能異常，脂質異常症，低K血症，低出生体重児
身体所見
身長，体重，腹囲，成長曲線作成，肥満度算出 血圧測定：左右の上腕・下肢の血圧，脈拍測定 顔貌（満月様顔貌，眼球突出），皮膚所見（腹部皮膚線条，発汗過多） 思春期評価，外陰部の診察
血液尿検査
生化学：Na, K, Cl, Ca, P, TP, Alb, BUN, Cre, CRP, 赤沈, 血糖, HbA$_{1c}$ ホルモン：TSH, fT$_3$, fT$_4$, ACTH, コルチゾール, 血漿レニン活性, アルドステロン, DHEA-S, GH, IGF-I, LH, FSH, E$_2$, テストステロン 随時尿検査：尿定性・沈渣, 定量検査：タンパク, Cre, Na, K, Cl, Ca, P, N-アセチルグルコサミニダーゼ（NAG），β$_2$-ミクログロブリン（β$_2$MG），メタネフリン・ノルメタネフリン（Cre比） 　随時尿中メタネフリン正常上限値（μg/mg Cre） 　1～2歳：2.81，2～5歳：2.08，5～10歳：1.91，10～15歳：1.17，成人：0.49
画像検査
単純CT, 単純MRI 　褐色細胞腫クリーゼの危険があるため，スクリーニング検査では造影剤は使用しない

❺ 二次性高血圧をきたす主な疾患と特徴

分類	疾患	特徴
腎実質性高血圧	急性糸球体腎炎，慢性糸球体腎炎，腎不全，逆流性腎症など	タンパク尿，血尿，腎機能低下，尿路感染症の既往
腎血管性高血圧	線維筋性異形成，大動脈炎症候群	高度な高血圧，腹部血管雑音，レニン高値，アルドステロン高値，低K血症
内分泌性高血圧	褐色細胞腫	発作性高血圧，頭痛，動悸，発汗，体重減少，尿中・血中カテコールアミン増加
	Cushing症候群	満月様顔貌，中心性肥満，成長障害，コルチゾール高値，DHEA-S高値，LH・FSH抑制
	グルココルチコイド奏功性アルドステロン症	ACTH依存性のアルドステロン産生亢進．常染色体優性遺伝．血清K正常，血中レニン活性低値，低用量デキサメタゾン負荷後に血中アルドステロン濃度低下
	ミネラルコルチコイド過剰症候群	11β-hydroxysteroid dehydrogenase type 2 活性低下．子宮内発育遅延，成長障害，血清K低値，代謝性アルカローシス，血中レニン活性低値・正常，血中コルチゾール正常
	11β-水酸化酵素欠損症	アルドステロン低値，DOC高値，レニン低値，ACTH高値，46,XX 女児の外性器：男性化
	17α-水酸化酵素欠損症	アルドステロン低値，DOC高値，レニン低値，ACTH高値ではない．46,XY核型外性器：女性型，性腺機能不全，陰毛欠如
	原発性アルドステロン症	低K血症，レニン低値，アルドステロン高値，アルドステロン産生腺腫，両側副腎過形成
	甲状腺機能亢進症	$fT_3・fT_4$ 高値，頻脈，脈圧増大
	甲状腺機能低下症	$fT_3・fT_4$ 低値，高コレステロール血症，成長障害
	副甲状腺機能亢進症	PTH高値，高Ca血症
	下垂体性巨人症（先端巨大症）	GH産生腫瘍，GH・IGF-I高値，糖負荷試験でのGH抑制の欠如，TRH試験での奇異反応
血管性（脈管性）高血圧	大動脈炎症候群	女性に多い．上腕の血圧・脈拍の左右差，頸部・腹部血管雑音．炎症反応
	大動脈縮窄症	上下肢収縮期差（20～30mmHg以上）
中枢神経系疾患による高血圧	脳炎，脳腫瘍，脳血管障害など	頭蓋内圧亢進，交感神経活動亢進による
薬剤誘発性高血圧	非ステロイド性抗炎症薬，グルココルチコイド，カンゾウ（甘草），グリチルリチン，シクロスポリン，タクロリウムス	

DHEA-S：dehydroepiandrosterone sulfate（硫酸デヒドロエピアンドロステロン），LH：luteinizing hormone（黄体形成ホルモン），FSH：follicle-stimulating hormone（卵胞刺激ホルモン），ACTH：adrenocorticotropic hormone（副腎皮質刺激ホルモン），DOC：deoxycorticosterone（デオキシコルチコステロン），fT_3：free triiodothyronine（遊離トリヨードサイロニン），fT_4：free thyroxine（遊離サイロキシン），PTH：parathyroid hormone（副甲状腺ホルモン），GH：growth hormone（成長ホルモン），IGF-I：insulin-like growth factor I（インスリン様成長因子I），TRH：thyrotropin-releasing hormone（甲状腺刺激ホルモン放出ホルモン）

■ 褐色細胞腫

■ 概念，疫学

褐色細胞腫とは，副腎髄質におけるクロム親和性細胞から発生し，カテコールアミンを過剰産生する腫瘍である．傍神経節における同様な病変は，厳密にはカテコールアミン産生性傍神経節腫といわれるが，これも含め褐色細胞腫と総称される．

成人では，高血圧患者の0.5％，副腎外性，両側性，悪性がおのおの約10％といわれている[3]．遺伝性は，褐色細胞腫全体の25％，散発

性褐色細胞腫でも10〜15％である[4]．

日本での小児の疫学調査はないが，発症頻度は10万人に1人程度で，副腎性が約70％，副腎外性が約30％であり，片側性が約70％，遺伝性，悪性も成人よりも頻度が高いと考えられている．

■ 症状，理学所見

高血圧には持続型と発作型がある．1回の測定では，高血圧の存在を確定できないことがあるので，反復した測定が必要な場合もある．

カテコールアミン過剰による頭痛，動悸，発汗が主要三徴候であり，顔面蒼白，四肢冷汗，精神的不安定なども伴う[5]．これらを呈する発作が症状として重要である．褐色細胞腫クリーゼを誘発することがあるため，嘔気があってもメトクロプラミド静注は避ける．また，小児では体重増加不良〜減少が特徴であり，成長曲線の作成が重要である．

■ 検査所見

スクリーニング検査として，随時尿中メタネフリン，ノルメタネフリンを測定し，基準値上限の3倍以上を陽性とする．さらに，本症の機能診断として，血漿カテコールアミン高値，24時間尿中（酸性蓄尿）カテコールアミンおよびメタネフリン分画の高値を証明する．高値とは，いずれも基準値上限の3倍以上である[2]．

血漿カテコールアミンの測定の際は，採血時のストレスを避けるため，静脈に留置針をあらかじめ留置し，30分以上の安静臥床後にEDTA-2Naで採血する．採血後氷冷し，1時間以内に冷却遠沈し，$-20^\circ C$以下で凍結保存する．一般に，血漿カテコールアミン濃度（アドレナリン＋ノルアドレナリン）＞2,000 pg/mLで「カテコールアミン過剰あり」と判定し，＜500 pg/mLでは「過剰なし」と判定する[6]．

カテコールアミン過剰状態が明らかでない場合は，クロニジン試験を行う．ノルアドレナリンの抑制の欠如が特徴である．また，カテコールアミンβ作用による傍糸球体細胞からの分泌亢進，末梢血管抵抗の増加による循環血漿量の低下により血漿レニン活性高値，低K血症を呈する．

■ 画像所見

単純CTで，低吸収あるいは腫瘍内の出血，壊死，囊胞性変化のため，内部不均一となし，低〜高吸収域が混在する．ヨード造影剤により褐色細胞腫クリーゼを起こすことが報告されているので，原則として造影CTは撮影しない．どうしても必要な場合は，フェントラミンの静注の準備をする[1]．

MRIでは，T1強調像で低信号，T2強調像で高信号あるいは低〜高信号域の混在が特徴である．内部は不均一なことが多い．

^{123}I-MIBG（metaiodobenzylguanidine）シンチグラムは，皮質腫瘍との鑑別，副腎外病変，悪性褐色細胞腫の転移巣の検索に有用である．

■ 遺伝子診断

褐色細胞腫の約25％は遺伝性褐色細胞腫であり，多発性内分泌腫瘍症2型（multiple endocrine neoplasia type 2：MEN 2），von Hippel-Lindau病（VHL），神経線維腫症1型（neurofibromatosis type 1：NF 1），遺伝性褐色細胞腫・パラガングリオーマ症候群（hereditary pheochromocytoma/paraganglioma syndrome：HPPS）などが含まれる．家族歴がある場合は，積極的に遺伝子診断を行う．とくにMEN 2，VHLでは，褐色細胞腫以外の関連病変の検査につなげられるため有用である[4]．

■ 治療

腫瘍摘出が原則である．術前の血圧管理と循環血漿量補正および術中のクリーゼ防止のため，ドキサゾシンなどのα_1遮断薬を投与する．初回投与時は，起立性低血圧を起こすことがあるので，就寝前に投与する．ドキサゾシンを1 mg/日から開始し，降圧目標に達するまで，数日ごとに漸増する．降圧目標とは，可能な限り正常化，少なくとも24時間を通じて160/90 mmHg未満である．

降圧が不十分な場合は，カルシウム（Ca）拮抗薬を追加する．β遮断薬は頻脈，不整脈治療

目的で併用するが，単独投与はα作用が増強されるため禁忌である．褐色細胞腫クリーゼをきたした場合，フェントラミンの静注，点滴を行う[7]．

悪性か良性かは，病理組織での鑑別が困難なため，術後も長期に経過観察する．転移があれば悪性と判断する．

Cushing 症候群

■概念，疫学

Cushing 症候群はコルチゾール過剰状態が持続して起こる病態で，副腎皮質刺激ホルモン（adrenocorticotropic hornome：ACTH）依存性（下垂体腺腫〈Cushing 病〉，異所性 ACTH 産生腫瘍），ACTH 非依存性（副腎腺腫，副腎癌，ACTH 非依存性大結節性副腎過形成〈ACTH-independent macronodular adrenal hyperplasia：AIMAH〉，原発性色素性小結節性副腎異形成〈primary pigmented nodular adrenocortical dysplasia：PPNAD〉，McCune-Albright 症候群，医原性 Cushing 症候群）に分類される．

小児では，グルココルチコイド投与による医原性が最も多い．また，7歳以上では，Cushing 病のほうが副腎腺腫・癌よりも多いが，7歳未満では副腎腺腫・癌（とくに癌）が多い[8]．成人を含めた発症頻度は 100 万人あたり年間 2〜5 人であり，小児はそのうち 10％ 程度である．

■症状，理学所見

コルチゾールと副腎アンドロゲン過剰に伴う体重増加，肥満，成長障害，月経異常，多毛，皮膚線条，高血圧，痤瘡，思春期早発（男子），精神的変化などがみられる[9]．

小児の Cushing 症候群の特徴は，肥満の出現以前から成長率の低下がみられることで，診断には成長曲線が有用である．成人のような中心性肥満や満月様顔貌ははっきりしないことが多い[8]．

■検査所見，診断

Cushing 症候群の診断には，自律的なコルチゾールの過剰状態の証明が必要である．以下の所見を参考にする[10]．

① 尿中遊離コルチゾール高値：24 時間蓄尿（3 日間）で，少なくても 1 日間は $70\,\mu g/m^2$ 以上
② デキサメタゾン 1mg 抑制試験：デキサメタゾン $1mg/m^2$（あるいは $15\,\mu g/kg/回$）を午後 11〜12 時に内服し，翌朝 8 時空腹での血中コルチゾールが $5.0\,\mu g/dL$ 未満
③ 夜間血中コルチゾール高値：夜間 12 時の血中コルチゾールが $5.0\,\mu g/dL$ 以上

これらの検査で診断を確定した後に，血漿 ACTH 値をもとに病型診断を行う．

① 血漿 ACTH 5pg/mL 未満：ACTH 非依存性と判定する．さらに，血清硫酸ジヒドロエピアンドロステロン（dihydroepiandrosterone sulfate：DHEA-S）高値では，副腎癌を疑う．
② 血漿 ACTH 5pg/mL 以上：ACTH 依存性と判定する．さらに，下垂体腺腫と異所性 ACTH 産生腫瘍の鑑別を行う．
  ⓐ 下垂体 MRI で，径 6mm 以上の腫瘍が存在する．
  ⓑ overnight 高用量デキサメタゾン 8mg 抑制試験（$8mg/m^2$ あるいは $120\,\mu g/kg/回$）で午前 8 時の血清コルチゾール値が前値の 50％ 未満に抑制される．
  ⓒ 副腎皮質刺激ホルモン放出ホルモン（corticotropin releasing hormone：CRH）負荷試験で血漿 ACTH 前値の 1.5 倍以上に上昇する．

ⓐⓑⓒの 1 つでも満たさない場合は，異所性 ACTH 産生腫瘍を疑い，両側下垂体静脈サンプリングなどを行う．また，原発巣を探すため，CT，MRI の画像検索を行うが，発見困難な場合も多い．

■治療

腫瘍摘出術が基本である．AIMAH や ACTH 依存性で原発巣が不明な場合は，内科的治療（メチラポン）や両側副腎摘出が行われる．

片側副腎腫瘍では，ACTH が抑制されているため健側副腎が萎縮している．したがって，術後はグルココルチコイドを維持量の 3 倍投与し，

ステロイド離脱症候群に注意しながら漸減し，3～6か月で中止する．中止の際は，迅速ACTH負荷試験でのコルチゾールの反応の回復，朝8時（安静空腹時）の血中コルチゾール10μg/dL以上であることを参考にする．

両側摘出の際は，ヒドロコルチゾンと酢酸フルドロコルチゾンの補充を行う[8]．

原発性アルドステロン症

副腎皮質からのアルドステロン過剰分泌により，高血圧，低K血症，低Mg血症，血中レニンの低下をきたす病態である[11]．原因の多くは，アルドステロン産生副腎腺腫であり，過形成による特発性アルドステロン症もある．原発性アルドステロン症は，成人の高血圧の約5%といわれているが，小児ではまれである．

スクリーニング検査として，15～30分の座位後に血漿レニン活性（plasma renin activity：PRA）と血漿アルドステロン濃度（plasma aldosterone concentration：PAC）を測定し，PAC/PRA比200以上かつPAC 120 pg/mL以上で陽性とする．陽性の場合は，より厳密な条件（早朝空腹時，約30分の安静臥床後）で再検する．

スクリーニング検査陽性の場合は，アルドステロンのレニン-アンジオテンシン系非依存性の自律性分泌を証明する機能検査（カプトリル負荷試験，フロセミド立位負荷試験，生理食塩水負荷試験など）を実施する．その後，画像検査で局在診断を行う．

片側性の場合は手術療法，両側性の場合はアルドステロン拮抗薬など薬物療法が選択される．

グルココルチコイド奏功性アルドステロン症

アルドステロン合成酵素および11β-水酸化酵素を規定する*CYP 11B2*と*CYP 11B1*からキメラ遺伝子が構成されACTH依存性に*CYP 11B2*活性が亢進し，アルドステロン産生が亢進し，高血圧が発症する．高血圧以外の症状はなく，診断のためには，本症を疑うことが必要である．

常染色体優性遺伝形式をとり，内分泌学的所見では，血清K正常，血漿レニン活性低値，血漿アルドステロン高値，低用量デキサメタゾン負荷試験で血漿アルドステロン低下を示す．

画像所見では，両側副腎に所見はない．分子遺伝学的にキメラ遺伝子を証明し，確定診断を行う．

治療は，高血圧をコントロールし，かつ成長を障害しない最小量のデキサメタゾンを投与する[12]．

ミネラルコルチコイド過剰症候群

生理量のコルチゾールがアルドステロン受容体を介してミネラルコルチコイド作用を引き起こす疾患である．

腎遠位尿細管では，*11HSDB 2*が規定している11β-hydroxysteroid dehydrogenase type 2（11βHSD type 2）により，コルチゾールはコルチゾンに変換され，アルドステロンのみがアルドステロン受容体に結合している．本症は，*11HSDB 2*の変異により11βHSD type 2活性が低下し，コルチゾールがアルドステロン受容体に結合し，高血圧および低K血症を引き起こす．11βHSD type 2活性は，胎児成長にも関連するため，本症では子宮内発育遅延をきたす．

内分泌学的所見は，血清K低値，代謝性アルカローシス，血漿レニン活性低値あるいは正常，血漿アルドステロン低値あるいは正常，血中コルチゾール正常である．分子遺伝学的に*11HSDB 2*の変異を証明し，診断を確定する．

治療は，減塩，K製剤，抗アルドステロン薬の投与である[12]．

■文献

1) 成瀬光栄．高血圧．成瀬光栄ほか編．内分泌代謝専門医ガイドブック．改訂第2版．東京：診断と治療社；2009. p.2-5.
2) 日本高血圧学会高血圧治療ガイドライン作成委員会編．高血圧治療ガイドライン2009. 東京：ライフサ

イエンス社；2009.
3) 成瀬光栄. わが国における褐色細胞腫の疫学調査と診療指針の作成. ホルモンと臨床 2010；58：815-22.
4) 竹越一博ほか. 遺伝性褐色細胞腫の基礎と臨床. ホルモンと臨床 2009；57：269-77.
5) 大関武彦. 褐色細胞腫. 日本小児内分泌学会編. 小児内分泌学. 東京：診断と治療社；2009. p.382-5.
6) 大山貴子, 柴田洋孝. 褐色細胞腫の診断―生化学診断. ホルモンと臨床 2010；58：829-35.
7) 橋本重厚. 褐色細胞腫の治療―術前管理とクリーゼの治療. ホルモンと臨床 2010；58：869-74.
8) 堀川玲子. クッシング症候群. 日本小児内分泌学会編. 小児内分泌学. 東京：診断と治療社；2009.
p.370-5.
9) 天野直子, 長谷川奉延. 小児の Cushing 症候の診断と問題点. ホルモンと臨床 2008；56：1107-11.
10) 柴田洋孝. Cushing 症候群. 成瀬光栄ほか編. 内分泌代謝専門医ガイドブック. 改訂第 2 版. 東京：診断と治療社；2009. p.190-6.
11) 田代晶代. 原発性アルドステロン症. 成瀬光栄ほか編. 内分泌代謝専門医ガイドブック. 改訂第 2 版. 東京：診断と治療社；2009. p.185-9.
12) 長谷川奉延. 高血圧を特徴とする疾患. 日本小児内分泌学会編. 小児内分泌学. 東京：診断と治療社；2009. p.378-82.

〔菊池　透〕

Keyword

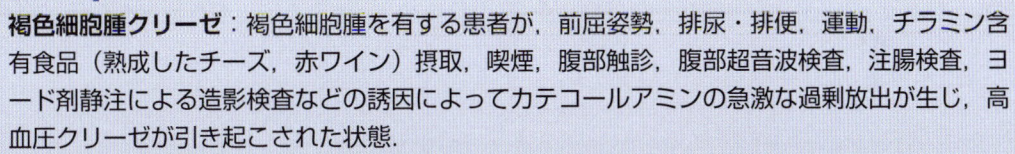

褐色細胞腫クリーゼ：褐色細胞腫を有する患者が，前屈姿勢，排尿・排便，運動，チラミン含有食品（熟成したチーズ，赤ワイン）摂取，喫煙，腹部触診，腹部超音波検査，注腸検査，ヨード剤静注による造影検査などの誘因によってカテコールアミンの急激な過剰放出が生じ，高血圧クリーゼが引き起こされた状態.

多発性内分泌腫瘍症：原発性副甲状腺機能亢進症，膵消化管内分泌腫瘍，下垂体腺腫を中心とする 1 型（MEN 1）と，甲状腺髄様癌と褐色細胞腫を中心とする 1 型（MEN 2）がある. MEN 1 は，MEN 1 遺伝子，MEN 2 は，RET 遺伝子の変異が原因であり，いずれも常染色体優性遺伝である.

von Hippel-Lindau 病：網膜血管腫，中枢神経の血管腫，腎細胞癌，褐色細胞腫，膵・腎・精巣上体の囊胞性病変をきたす常染色体優性遺伝性の多発性腫瘍症候群である. VHL 遺伝子の変異が原因である.

神経線維腫症 1 型：全身に多発する神経線維腫，視神経のグリオーマ，皮膚のカフェオレ斑を特徴とする常染色体優性遺伝性の多発性腫瘍症候群である. 褐色細胞腫カルチノイドも合併する. NF 1 遺伝子の変異が原因である.

23 血中ナトリウム異常

低Na血症の鑑別診断と対応 ❶

　低Na血症は，血清Naの喪失と体液の希釈による血清Na濃度の低下に大別される．細胞外液量の推定には体重の増減が最も簡易な目安となる[1]．レニン活性や尿酸値も有用ではあるが，臨床の緊急的な現場では実用的ではない．

▍細胞外液量が減少する低Na血症

　体内の水分とNaの両者が減少しているが，Naの喪失がより著しい場合がこれに該当する．Naが腎性に喪失する場合には，尿中に著明なNaの喪失（尿中Na>20 mEq/L）が起きる．代表的な内分泌疾患としては，副腎皮質機能低下症，偽性低アルドステロン症，中枢性塩類喪失症候群などがあげられる．

　腎外性にNaが喪失する場合は，腎性ほど喪失の程度が強くない（尿中Na<20 mEq/L）ことが多い．日常診療で多く遭遇するのは，感染性胃腸炎に合併する嘔吐・下痢症である．

■副腎皮質機能低下症

　先天性の副腎原発の副腎皮質機能低下症の場合，コルチゾールの分泌低下および副腎皮質刺激ホルモン（adrenocorticotropic hormone：ACTH）分泌過剰を認める．さらに病因とその程度により，種々の程度のアルドステロンの分泌低下や副腎アンドロゲンの分泌過剰，もしくは分泌低下を認める．

　生後早期から著明な低Na血症をきたす代表的疾患として，21-水酸化酵素欠損症の塩類喪失型がある．この病態は，マススクリーニングで17-ヒドロキシプロゲステロン（17-hydroxy-progesterone：17-OHP）の高値や，出生後より陰核肥大を認める女児では，迅速に対応されていることが多い．

　ただし，ミネラルコルチコイドの低下は一般的には生後1～2週間程度後との記載もあるが，マススクリーニング施行前後に強い電解質異常に陥る症例も存在し，とくに男児の色素沈着のみでマススクリーニング陽性からの対応が遅れた児などは，発見時にきわめて強い低Na血症をきたしている．また，単純男性型ではアルドステロン分泌が保たれているとされてはいるが，経過フォロー中にレニン活性の高値などがあれば潜在性のミネラルコルチコイドの不足を疑う

Consideration points

低Na血症は細胞外液量と尿中Na値から，高Na血症は水分不足が存在することから見分けるのがよい

❶ 低Na血症は，細胞外液量を推定し，低下がある場合には，尿中Na排泄量を指標に鑑別を進めていく．
❷ SIADHやCSWSにはなんらかの原因疾患が存在する可能性を念頭におく．時に鑑別が難しい場合が存在する．
❸ 高Na血症は，ADHの分泌・作用不全や視床下部障害による渇中枢異常によって発症する．

❶ 低 Na 血症の鑑別診断

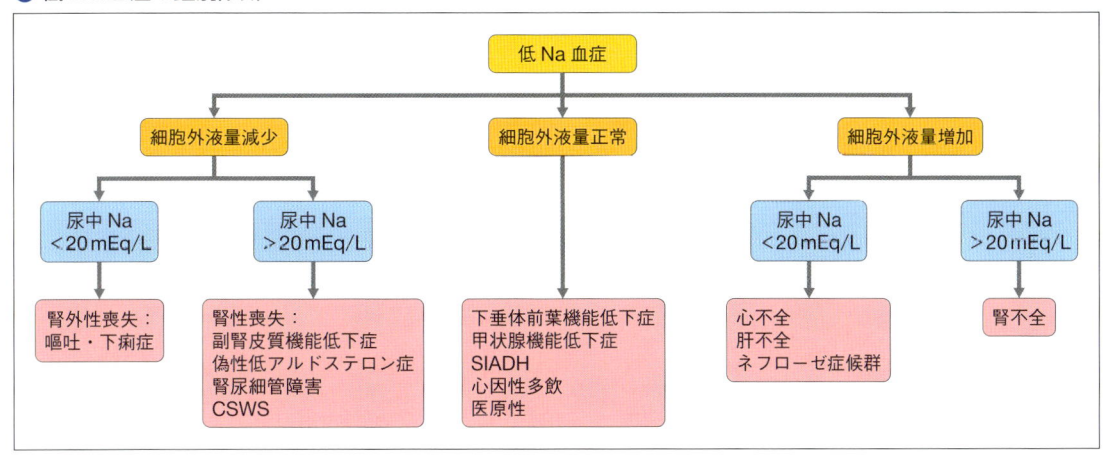

```
                           低 Na 血症
          ┌──────────────────┼──────────────────┐
      細胞外液量減少         細胞外液量正常         細胞外液量増加
      ┌─────┴─────┐                         ┌─────┴─────┐
   尿中 Na      尿中 Na                    尿中 Na      尿中 Na
  <20mEq/L    >20mEq/L                  <20mEq/L    >20mEq/L
   腎外性喪失：  腎性喪失：       下垂体前葉機能低下症   心不全      腎不全
   嘔吐・下痢症  副腎皮質機能低下症  甲状腺機能低下症     肝不全
                偽性低アルドステロン症 SIADH          ネフローゼ症候群
                腎尿細管障害       心因性多飲
                CSWS             医原性
```

CSWS：中枢性塩類喪失症候群，SIADH：ADH 不適切分泌症候群．

べきである．

17-OHP の上昇を認めない先天的な副腎皮質機能低下症として，先天性リポイド過形成症，先天性副腎低形成症，先天性 ACTH 不応症があげられる．このうち，ACTH 不応症はミネラルコルチコイド分泌が正常であることが一般的とされている．先天性リポイド過形成，先天性副腎低形成とも，新生児期にはアルドステロン分泌が比較的保たれる症例も存在するが，幼児期，学童期になって電解質異常が明らかになってくる症例が存在することは念頭におくべきである．

上記のように，慢性の原発性副腎皮質機能低下症で，アルドステロン分泌が著明に低下する病態は，出生後まもなくから低 Na 血症をきたし，きわめて緊急的な対応が必要となる．アルドステロンの分泌が下がった状況では，細胞外液量も低下するが，それを凌駕する腎性 Na 喪失（低 Na 時でも尿中 Na>20mEq/L）が起きていることになる．

上記の疾患のなかで，先天性 ACTH 不応症に代表されるグルココルチコイドのみの分泌低下をきたす疾患では電解質異常は軽度にとどまることが多い．もちろん，グルココルチコイドはストレスに対する生体防御作用を有し，生命の維持（血圧・血糖の維持）に重要な働きを有し，対応が遅れると副腎クリーゼ・ショック状態に陥るため，治療的にはやはり高い緊急性が要求される．

電解質については，アルドステロンの合成過程に異常がない場合には，Part 1「7 抗利尿ホルモンと水電解質バランス」で述べたレニン-アンギオテンシン系が代償するため，著明に塩分バランスが乱れることは少ない．ただし，コルチゾールは，腎臓の尿細管での Na 再吸収を促し，水分保持（血圧維持）に働いており，ACTH 不応症でも血中 Na は低下の方向に作用する．

さらに，後天的な脳腫瘍などにより，中枢性に ACTH の分泌が低下し，それを介したグルココルチコイドの分泌低下が起きている場合でも同様なことがいえるが，脳腫瘍の場合には，副腎原発の病態とはまったく違った次元であり，全身状態の把握はもちろん，そのほか前葉ホルモンの状態，後葉ホルモンの分泌の状態，渇中枢障害の程度などを迅速に判断して総合評価したうえで，優先順をつけて検査，治療を行うことが求められる．

■ 偽性低アルドステロン症（PHA）

偽性低アルドステロン症（pseudohypoaldosteronism：PHA）では，一般的には新生児期から塩喪失をきたし，検査データ上，低 Na 血症，高 K 血症，代謝性アシドーシス，レニン活性，

血漿アルドステロン値は新生児を考慮しても異常高値である．原発性副腎皮質機能低下ではないので，ACTHは上昇しない．ミネラルコルチコイド投与は無効とされており，NaClの補充を行う．

Ⅰ型のなかには，常染色体優性遺伝を示すものがあり，その一部にMR遺伝子異常が報告されている．また，常染色体劣性遺伝の家系も存在し，アルドステロン調節下にあるENaC遺伝子の遺伝子異常（ENaCを構成するα，β，γの各サブユニットの異常による loss of function）が報告されている．電解質異常，脱水が著明な間は補液による補正，またその後は，NaClの内服に移行する．

日常臨床で留意しておく必要があるのは，尿路感染症などを契機に発症する二次性PHAである．とくに生後7か月未満に好発するといわれる尿細管の未熟性に伴って炎症や圧損傷が加わることで，アルドステロン受容体の作用が減弱するために起こるのであろう．血中Naが120 mEq/Lを下回ることも珍しくなく，血漿アルドステロンは著明高値である．緊急性がある状態であると同時に，膀胱尿管逆流，尿路奇形，腎障害などの検索は不可欠となる．

■ 中枢性塩類喪失症候群（CSWS）

中枢性塩類喪失症候群（central salt wasting syndrome：CSWS）は，中枢神経病変を基礎にして，尿中に大量のNaと水が喪失することにより，体液量の減少と低Na血症をきたす疾患である．原因となる中枢神経病変には，くも膜下出血，脳腫瘍，髄膜炎，水頭症，頭部外傷，中枢神経系の手術などがあげられる．ただし，基礎疾患としての頭蓋内病変が存在しない場合もあること，腎からのNa喪失が主要な病態であることから，renal salt wasting（RSW）という呼称を用いるほうがよいという意見もある．

その病態については不明な点も多いが，Na利尿ペプチド（心房性ナトリウム利尿ペプチド〈atrial natriuretic peptide：ANP〉，脳性ナトリウム利尿ペプチド〈brain natriuretic peptide：BNP〉）が増加することと，交感神経系の緊張の低下により，腎近位尿細管でのNa再吸収抑制やレニン分泌抑制が起こることによると考えられている．

診断については，水とNaの過剰排泄を証明する．臨床的な脱水所見や体重減少に注目し，水とNaのバランスが負であることを確認する．SIADHとの違いは多尿，脱水症状，循環血液量減少である（❷）．

治療は，Naと水を十分に補充することが原則であるが，フルドロコルチゾンが有効とする報告もある．

❷ CSWSとSIADHの鑑別ポイント

	CSWS	SIADH
循環血液量	↓	↑
体重	↓	↑
尿量	↑↑	→〜↓
尿中Na濃度	↑↑	↑
血清尿酸値	↑	↓
血漿レニン・アルドステロン	↓	→〜↓
血漿ADH	↑	↑
血漿BNP	↑	↑

❸ バゾプレシン分泌過剰症（SIADH）の原因

1. 中枢神経系疾患	髄膜炎 外傷 くも膜下出血 脳腫瘍 脳梗塞・脳出血 Guillain-Barré症候群 脳炎
2. 肺疾患	肺炎 肺腫瘍（異所性バゾプレシン産生腫瘍を除く） 肺結核 肺アスペルギルス症 気管支喘息 陽圧呼吸
3. 異所性バゾプレシン産生腫瘍	肺小細胞癌 膵癌
4. 薬剤	ビンクリスチン クロフィブレート カルバマゼピン アミトリプチン イミプラミン

（http://square.umin.ac.jp/kasuitai/doctor/guidance/SIADH.pdf）

細胞外液量がほぼ正常な低Na血症

ADH不適切分泌症候群（SIADH）

血漿浸透圧の上昇刺激がないにもかかわらず，生理的濃度を超えて不適切にADHが分泌され，低Na血症を呈する場合があり，この病態をADH不適切分泌症候群（syndrome of inappropriate secretion of antidiuretic hormone：SIADH）という．頭蓋内・胸郭内の病変や薬剤などにより（❸）[2]，ADH分泌が亢進している状態である．

その診断の手引きを❹[2]に示す．ADHの不適切な高値により希釈性の低Na血症が認めら れる．

治療については，まずは原病の治療，その後は水分制限，症候性低Na血症の場合には，急速に補正するのではなく，緩徐に補正することが求められる（❺）[2]．

医原性低Na血症

小児の維持輸液療法は，低張液を体重に応じた速度で使用すること，という1957年にHollidayとSegarが発表した報告に基づいて行われていた[3]．しかし，低張液の静脈輸液に関連した医原性低Na血症による死亡例が報告されると，医原性低Na血症が問題視されるようになった[4,5]．

小児科領域で比較的よく遭遇する疾患のなかには，嘔気，ストレス，薬物，中枢神経病変，肺病変など，❸に示されるような高浸透圧以外の非生理的抗利尿ホルモン分泌刺激を有していることも少なくない．そういった児に安易に低張な輸液製剤（いわゆる，細胞内液よりも薄い輸液）を選択すると医原性低Na血症を起こす可能性がある．

輸液を開始する際には，血清Na値の確認が重要で，開始時すでに血清Naが低い児，高浸透圧以外でADHが分泌される可能性のある児

❹ バゾプレシン分泌過剰症（SIADH）の診断と治療の手引き（平成22年度改訂）

Ⅰ．主症候
1. 脱水の所見を認めない
2. 倦怠感，食欲低下，意識障害などの低ナトリウム血症の症状を呈することがある

Ⅱ．検査所見
1. 低ナトリウム血症：血清ナトリウム濃度は135mEq/Lを下回る
2. 血漿バゾプレシン値：血清ナトリウム濃度が135mEq/L未満で，血漿バゾプレシン濃度が測定感度以上である
3. 低浸透圧血症：血漿浸透圧は280mOsm/kgを下回る
4. 高張尿：尿浸透圧は300mOsm/kgを上回る
5. ナトリウム利尿の持続：尿中ナトリウム濃度は20mEq/L以上である
6. 腎機能正常：血清クレアチニンは1.2mg/dL以下である
7. 副腎皮質機能正常：早朝空腹時の血清コルチゾールは6μg/dL以上である

Ⅲ．参考所見
1. 原疾患（❸）の診断が確定していることが診断上の参考となる
2. 血漿レニン活性は5ng/mL/h以下であることが多い
3. 血清尿酸値は5mg/dL以下であることが多い
4. 水分摂取を制限すると脱水が進行することなく低ナトリウム血症が改善する

[診断基準]
確実例：Ⅰの1およびⅡの1～7を満たすもの

[鑑別診断]
低ナトリウム血症をきたす次のものを除外する
1. 細胞外液量の過剰な低ナトリウム血症：心不全，肝硬変の腹水貯留時，ネフローゼ症候群
2. ナトリウム漏出が著明な低ナトリウム血症：腎性ナトリウム喪失，下痢，嘔吐

(http://square.umin.ac.jp/kasuitai/doctor/guidance/SIADH.pdf)

❺ SIADHの治療

次のいずれか（組み合わせも含む）の治療法を選択する
1. 原疾患の治療を行う
2. 1日の総水分摂取量を体重1kgあたり15～20mLに制限する
3. 食塩を経口的または非経口的に1日200mEq以上投与する
4. 重症低ナトリウム血症（120mEq/L以下）で中枢神経系症状を伴うなどすみやかな治療を必要とする場合はフロセミドを随時10～20mg静脈内に投与し，尿中ナトリウム排泄量に相当する3％食塩水を投与する．その際，橋中心髄鞘崩壊を防止するために1日の血清ナトリウム濃度上昇は10mEq/L以下とする
5. 異所性バゾプレシン産生腫瘍に原因し，既存の治療で効果不十分な場合に限り，成人にはモザバプタン塩酸塩錠（30mg）を1日1回1錠食後に経口投与する．投与開始3日間で有効性が認められた場合に限り，引き続き7日間まで継続投与することができる
6. デメクロサイクリンを1日600～1,200mg経口投与する

(http://square.umin.ac.jp/kasuitai/doctor/guidance/SIADH.pdf)

❻ 高 Na 血症の鑑別診断

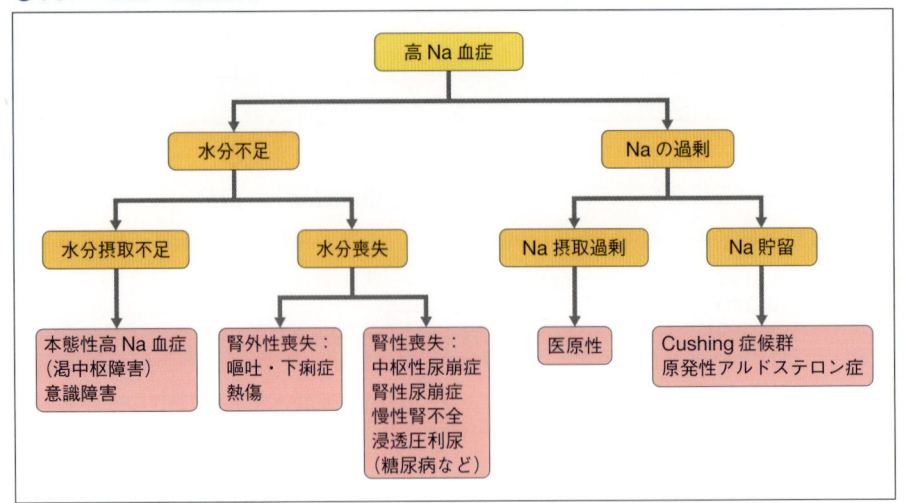

```
                            高 Na 血症
                ┌──────────────┴──────────────┐
            水分不足                        Na の過剰
         ┌─────┴─────┐                 ┌─────┴─────┐
     水分摂取不足    水分喪失          Na 摂取過剰    Na 貯留
         │        ┌───┴───┐              │           │
     本態性高 Na  腎外性喪失：腎性喪失：   医原性     Cushing 症候群
     血症        嘔吐・下痢症 中枢性尿崩症              原発性アルドステロン症
     (渇中枢障害) 熱傷       腎性尿崩症
     意識障害               慢性腎不全
                            浸透圧利尿
                            (糖尿病など)
```

では低張液による急速輸液を行わず，個々の患者に応じた輸液内容と速度を検討する必要がある[5]．

細胞外液量が増加する低 Na 血症

体内の Na 量の増加があるが，それ以上に水分量の増加がある場合である．ネフローゼ症候群，肝硬変，うっ血性心不全などの浮腫性病変が含まれる．心不全では，心筋から BNP が分泌されるため，低 Na はさらに進行する．治療は原疾患に対する治療となる．

高 Na 血症をきたす疾患（❻）

血清 Na の上昇は，小児期では，水分の不足により発症する高 Na 血症が多いことから，まず，水分の in-out を調べる必要がある．急激な水分の減少があると細胞外液量が低下するため，体重が簡便な指標となる．

中枢性尿崩症

中枢性尿崩症は，脳腫瘍に代表される種々の原因（❼）[6]により，下垂体からの抗利尿ホルモンの分泌低下によって多尿をきたす疾患である．小児においても間脳下垂体機能障害に関す

❼ バゾプレシン分泌低下症（中枢性尿崩症）の病因

- 特発性
- 家族性
- 続発性：視床下部-下垂体系の器質的障害
  リンパ球性漏斗下垂体後葉炎
  胚細胞腫
  頭蓋咽頭腫
  奇形腫
  下垂体腺腫
  転移性腫瘍
  白血病
  リンパ腫
  サルコイドーシス
  Langerhans 細胞組織球症
  結核
  脳炎
  脳出血
  外傷・手術

(http://square.umin.ac.jp/kasuitai/doctor/guidance/diabetes_insipidus.pdf)

る調査研究斑報告の「バゾプレシン分泌低下症（中枢性尿崩症）の診断の手引き」（❽）を準用して診断できる[6]．

小児での多尿の基準は，1 日尿量 3,000 mL/m^2 体表面積がよく使用されている．

尿崩症診断の際，重要なことは，重症度に応じて適切な検査を選択することである．重症例であれば短時間の水制限，あるいは随時の採血でも，すでに高浸透圧血症になっていればその同時採血で ADH の分泌能が判断できる．むし

❽ バゾプレシン分泌低下症（中枢性尿崩症）の診断の手引き（平成22年度改訂）

Ⅰ．主症候
1. 口渇
2. 多飲
3. 多尿

Ⅱ．検査所見
1. 尿量は1日3,000 mL以上
2. 尿浸透圧は300 mOsm/kg以下
3. バゾプレシン分泌：血漿浸透圧（または血清ナトリウム濃度）に比較して相対的に低下する．5％高張食塩水負荷（0.05 mL/kg/minで120分間点滴投与）時には，健常者の分泌範囲から逸脱し，血漿浸透圧（血清ナトリウム濃度）高値下においても分泌の低下を認める

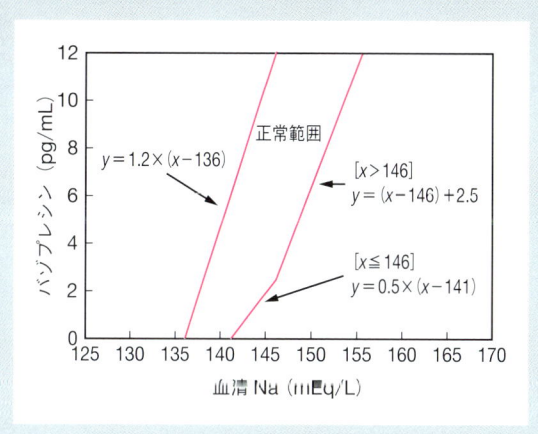

正常範囲
$y = 1.2 \times (x - 136)$
$[x > 146]$ $y = (x - 146) + 2.5$
$[x \leq 146]$ $y = 0.5 \times (x - 141)$

バゾプレシン (pg/mL) / 血清 Na (mEq/L)

（＊作図時の参考のため近似式を示す）

4. バゾプレシン負荷試験（水溶性ピトレシン5単位皮下注後30分ごとに2時間採尿）で尿量は減少し，尿浸透圧は300 mOsm/kg以上に上昇する
5. 水制限試験（飲水制限後，3％の体重減少で終了）においても尿浸透圧は300 mOsm/kgを越えない．ただし，水制限がショック状態を起こすことがあるので，必要な場合のみ実施する

Ⅲ．参考所見
1. 原疾患（❼）の診断が確定していることが特に続発性尿崩症の診断上の参考となる
2. 血清ナトリウム濃度は正常域の上限に近づく
3. MRI T1強調画像において下垂体後葉輝度の低下を認める．ただし，高齢者では正常人でも低下することがある

［診断基準］
ⅠとⅡの少なくとも1～4を満たすもの
［病型分類］
中枢性尿崩症の診断が下されたら下記の病型分類をすることが必要である
1. 特発性中枢性尿崩症：画像上で器質的異常を視床下部-下垂体系に認めないもの
2. 続発性中枢性尿崩症：画像上で器質的異常を視床下部-下垂体系に認めるもの
3. 家族性中枢性尿崩症：原則として常染色体優性遺伝形式を示し，家族内に同様の疾患患者があるもの

（http://square.umin.ac.jp/kasuitai/doctor/guidance/diabetes_insipidus.pdf）

ろ，水制限試験や高張食塩水負荷は危険を伴うことになる．

問題になるのは，軽症例で水制限が中途半端な時間で行われた場合，ADH上昇のために有効な血漿浸透圧負荷がかからないため，診断に至らないというケースである．このような場合には高張食塩水負荷試験を行う意義が高いが，比較的短時間で血清浸透圧が上昇するため，ベッドサイドで血中のNaをモニターしながら，最大限の注意を払って行うべきであろう．

脳腫瘍などで，もしACTH分泌不全が存在する場合，水利尿が障害され，多尿が明確とならず，masked DI（diabetes insipidus）とよばれる．十分量のグルココルチコイド投与後は，尿

崩症が顕性化し，Naは高値へ傾く．治療は，デスモプレシン酢酸塩水和物を点鼻あるいは内服で補充する．治療中に習慣的な多飲などが続くと水中毒になるため，口渇に応じて水分を摂取するように指導する．

■ 腎性尿崩症

先天性腎性尿崩症では約90％がX連鎖性劣性遺伝形式を示し，X染色体上に位置するバゾプレシンV_2受容体の変異に起因する．男児発症が多いが，女性も症候性保因者として発症することがある．また本症の約10％は常染色体劣性あるいは優性遺伝例が存在し，その多くは12番染色体上に位置するアクアポリン2遺伝子変異に起因する．

先天性症例は，新生児〜乳児期に発症する．多飲，多尿はもちろん存在するが，体重増加不良，不明熱，哺乳力低下，脱水などを主訴に気づかれることが多い．本症では，日常的にも嘔吐・下痢症などで，十分な水分補給がなされない場合には，容易に高Na血症に陥る．発見が遅れ高浸透圧血症を繰り返した場合には，運動・精神発達遅滞など中枢神経合併症を起こしうる．また，年長児の70％に積年の多飲による巨大膀胱，水腎水尿管症が存在する．まれに腎実質に障害が及び，腎不全に至る症例が存在するが，詳細な機序は不明である．

本症に対する根本的治療は現在のところ存在しないのが現状であるが，適切な塩分制限のもとでサイアザイド系利尿薬を使用することにより，20〜50％の尿量減少効果が得られる．サイアザイド系利尿薬により体液量が減少し，近位尿細管におけるNa・水の再吸収亢進により尿量が減少すると考えられている．また，低K血症予防のため，スピロノラクトンを併用，またはK製剤を補充することもある．インドメタシンのような非ステロイド性抗炎症薬が尿濃縮能を改善することもいわれているが効果には個人差が大きく，副作用の発生については十分に調べられていない．

続発的な腎集合管の障害により尿濃縮力が低下する病態として，高Ca血症，低K血症，閉塞性腎症，嚢胞性腎疾患，慢性腎盂腎炎，間質性腎炎，薬剤性腎障害（リチウム，デメクロサイクリン，アムホテリシンB，アミノグリコシド系薬剤，メトキシフルレンなど）などがあげられる．

■ 本態性高Na血症

視床下部障害に伴って，①浸透圧受容体障害などにより，ADH分泌が不適切に低下していること，②口渇中枢の障害により渇感が低下し欠如していること，により生じる高Naを主徴とする症候群を本態性高Na血症とよんでいる[7]．ほとんどの場合，視床下部の器質的疾患を伴っている．小児では，全前脳胞症（holoprosencephaly）などの頭部の正中奇形，頭蓋内胚細胞腫などの腫瘍性疾患である．

最近，視床下部に構造異常のない小児例で，Naセンサーに直接反応する自己抗体をもっていたとするたいへん興味深い報告がある[8]．

治療は，水分の十分な摂取が原則である．血中Naが大きく変動することが特徴であるため，多めの水分摂取に合わせてデスモプレシンを使いすぎると水中毒になる危険性があるので，血清Naが著しく高くなる場合に限るか，または使用する場合には少量で開始するのが無難であろう．

■ 文献

1) 大関武彦. 低ナトリウム血症. 藤枝憲二編. 小児内分泌疾患鑑別診断チャート. 東京：診断と治療社；2009. p.90-1.
2) SIADH（syndrome of inappropriate secretion of ADH）の診断と治療の手引き. 厚生労働科学研究費補助金 難治性疾患克服研究事業 間脳下垂体機能障害に関する調査研究班平成22年度総括・分担研究報告書.
3) Holliday MA, Segar WE. The maintenance need for water in parenteral fluid therapy. Pediatrics 1957；19：823-32.
4) Hugen CA, et al. Serum sodium levels and probability of recurrent febrile convulsions. Eur J Pediatr 1995；154：403-5.
5) Drysdale SB, et al. The impact of the National Patient Safety Agency intravenous fluid alert on iatrogenic hyponatraemia in children. Eur J Pediatr

2010；169：813-7.
6) バゾプレシン分泌低下症（中枢性尿崩症）の診断と治療の手引き．厚生労働科学研究費補助金 難治性疾患克服研究事業 間脳下垂体機能障害に関する調査研究班平成22年度総括・分担研究報告書．
7) 横谷進．本態性高ナトリウム血症．田苗綾子ほか編．専門医による新小児内分泌疾患の治療．東京：診断と治療社；2007. p.49-51.
8) Hiyama TY, et al. Autoimmunity to the sodium-level sensor in the brain causes essential hypernatremia. Neuron 2010；66：508-22.

（水野晴夫）

> ### ⚤ Keyword
>
> **副腎皮質機能低下症**：腎でのNa再吸収にきわめて重要に働くアルドステロンの分泌が著しく低下すると血中Naは著明に低下する．グルココルチコイドのみの分泌低下をきたす疾患の場合には，レニン-アンギオテンシン系が働くため，Na喪失は少ない．
>
> **水制限試験**：短時間の水制限あるいは随時の採血でも，すでに高浸透圧血症になっていれば，その同時採血でADHの分泌能が判断できる．むしろ，水制限試験や高張食塩水負荷は危険を伴うことになる．
>
> **高張食塩水負荷試験**：水制限で有効な血漿浸透圧負荷がかかる軽症例では，本試験を行う意義はあるが，短時間で血清浸透圧が上昇するため，ベッドサイドでのモニタリングができる体制で行うべきである．

24 血中カルシウム・リン異常

低カルシウム血症

定義

血清 Ca 値が小児期＜8.5 mg/dL，満期産児＜8.0 mg/dL，早期産児＜7.0 mg/dL の場合，低 Ca 血症と定義される．血清総 Ca の約 50% はイオン化しているが，約 40% は主としてアルブミンなどのタンパクと結合しているため，血清アルブミン値に応じて血清 Ca 値を補正する．

Payne 法：補正 Ca 値＝Ca 測定値（mg/dL）－アルブミン（g/dL）＋4.0 が簡便である．ただし，新生児期の血清タンパク構成は特有であり，成人のデータに基づいた予測式は必ずしも正確ではない．したがって，とくに新生児期に低 Ca 血症を正確に判定するにはイオン化 Ca＜0.75～0.875 mmol/L を用いることが望ましい．

症状

低 Ca 血症の症状はミオクローヌス，攣縮，驚愕反応の亢進，けいれんなど神経・筋の易刺激性に起因するものが代表的である．年長児ではテタニー，知覚異常，新生児・幼児では気管支攣縮，けいれんの頻度が高い．その他，無呼吸，チアノーゼ，多呼吸，頻脈，嘔吐，喉頭けいれん，心不全など，また心収縮力の低下とともに心電図上 QT 間隔の延長が認められる．とくに新生児期は非特異的な症状を呈することが多い．

上記の症状が認められる場合は必ず血清 Ca も検査に加える．一方，軽度の低 Ca 血症は臨床的には無症状であることが多く，血液検査で発見されることが多い[1]．

鑑別診断，診断

鑑別診断を考えるにあたって，まず発症時期，そして血清 P 値および腎機能が重要である．すなわち，❶ に示すように，新生児期とそれ以後では低 Ca 血症の原因が異なり，さらに新生児期の低 Ca 血症も発症時期により発症原因が異なるためである．また，❷ に示すように，低 Ca 血症時の血清 P 値および腎機能により，低 Ca 血症の原因を主にビタミン D 作用不足に

Consideration points

小児期に臨床の場で遭遇することが多いのは低カルシウム血症，低リン血症

❶ 小児の成長が終わるまで，すなわち著しい骨成長が持続する間は，それを支えるために Ca バランスは常にプラスでなければならない．しかしながら，日本人の標準的な食事では Ca・ビタミン D は不足しがちであり，そのため，臨床の場で遭遇することが多いのは低 Ca 血症である．また，Ca 恒常性維持に関わる諸因子の異常による低 Ca 血症はほぼすべて小児期に発症する．

❷ P はむしろ過剰摂取傾向にあるため，特殊な状況を除いては摂取不足により低 P 血症に至ることは少ない．低 P 血症の原因は腎での再吸収低下が最も多く，近年その病因が次々と明らかにされつつあり，注目を集めている．

❶ 低カルシウム血症の原因

新生児期の低Ca血症	小児期・思春期の低Ca血症
early neonatal（生後72時間以内） ・糖尿病母体児 ・妊娠中毒症 ・副甲状腺機能亢進症母体児 ・先天性風疹 ・敗血症 ・SGA，IUGR，早期産児 ・新生児仮死 ・低Mg血症 ・輸血・輸液（クエン酸血/アルカリ） ・呼吸性もしくは代謝性アルカローシス late neonatal（生後72時間以降） ・副甲状腺機能亢進症母体児 ・P負荷（人工乳の過剰など） ・ビタミンD作用不足 　ビタミンD欠乏症 　1α-水酸化酵素欠損症 　VDR機能喪失型変異 ・Ca欠乏症 ・低Mg血症 ・急性・慢性腎不全 ・低アルブミン血症（ネフローゼ症候群など） ・利尿薬（フロセミド） ・有機酸代謝異常症 ・PTH作用不全（副甲状腺機能低下症，原発性） 　22q11.2欠失症候群 　HDR症候群 　Kenny-Caffey症候群，HRD症候群 　家族性孤発性副甲状腺機能低下症 　　CASR機能獲得型変異 　　GNA11機能獲得型変異 　　GCM2遺伝子異常症 　　PTH遺伝子異常症 　　X連鎖性副甲状腺機能低下症 　　ミトコンドリア病（Kearns-Sayre症候群，Pearson病） ・偽性副甲状腺機能低下症 late-late neonatal（生後3〜4か月以内） ・未熟児代謝性骨疾患，未熟児骨減少症	・PTH作用不全（副甲状腺機能低下症） 　原発性 　　22q11.2欠失症候群 　　HDR症候群 　　Kenny-Caffey症候群，HRD症候群 　　家族性孤発性副甲状腺機能低下症 　　　CASR機能獲得型変異 　　　GNA11機能獲得型変異 　　　GCM2遺伝子異常症 　　　PTH遺伝子異常症 　　　X連鎖性副甲状腺機能低下症 　　　ミトコンドリア病（Kearns-Sayre症候群，Pearson病） 　二次性 　　自己免疫性多腺性内分泌不全症1型 　　CASR活性化型自己抗体 　　放射線照射後 　　頸部手術後 　　癌の浸潤，肉芽腫性疾患 　　ヘモクロマトーシス，サラセミア，Wilson病など 　　低Mg血症 　偽性副甲状腺機能低下症 ・ビタミンD作用不全 　ビタミンD欠乏症 　1α-水酸化酵素欠損症 　VDR機能喪失型変異 ・Ca欠乏症 ・低Mg血症 ・高P血症 　慢性腎臓病 　腫瘍崩壊症候群 　横紋筋融解（筋損傷，長鎖脂肪酸酸化異常症） ・低アルブミン血症（ネフローゼ症候群など） ・薬剤性 　利尿薬（フロセミド） 　化学療法薬（シスプラチン，アスパラギナーゼ，ドキソルビシン，シタラビン） 　輸血・輸液（クエン酸血/アルカリ） ・有機酸代謝異常症（IVA，MMA，PA）

SGA：small for gestational age，IUGR：intrauterine growth retardation（子宮内発育遅延），VDR：vitamin D receptor（ビタミンD受容体），PTH：parathyroid hormone（副甲状腺ホルモン），HDR：hypoparathyroidism, sensorineural deafness, and renal dysplasia，HRD：hypoparathyroidism-retardation-dysmorphism，IVA：isovaleric acidemia（イソ吉草酸血症），MMA：methylmalonic acidemia（メチルマロン酸血症），PA：propionic acidemia（プロピオン酸血症）． (Roth KS, 2009[1])をもとに作成）

❷ 検査値からみた低カルシウム血症をきたす病態

検査値	病態
低Ca血症 低P血症	・ビタミンD作用不全 ・hungry bone syndrome ・腎からのCa・P喪失
低Ca血症 高P血症 GFR正常	・PTH作用不全 ・低Mg血症
低Ca血症 高P血症 GFR低下	・慢性腎臓病（CKD）

よるもの，副甲状腺ホルモン（parathyroid hormone：PTH）作用不足によるもの，あるいは慢性腎臓病（chronic kidney disease：CKD）によるものに大別すると，その後の鑑別診断が進めやすい[1]．

いわゆるハイリスク児に多く認められる早発型新生児低Ca血症（early neonatal hypocalcemia）は，NICUでルーチンにハイリスク児に対して予防的Ca投与を行うようになったため，

症候性低Ca血症を認めることが少なくなった．生後72時間以降に発症する遅発型新生児低Ca血症（late neonatal hypocalcemia）も母親のビタミンD欠乏に関連するものなど，多くは一過性だが，発症後4週間以上持続する場合は先天性副甲状腺機能低下症の可能性も考慮し，厚生労働省ホルモン受容機構異常調査研究班により作成された「低カルシウム血症の鑑別診断の手引き」（❸❹）に従って鑑別診断を進める．小児期・思春期に発症した低Ca血症も同様に鑑別診断を進める．

この手引きでは，血清P値，腎機能，くる病所見の有無などからまずCKD，ビタミンD作用不全を鑑別，さらにintact PTH値により，偽性副甲状腺機能低下症を診断したうえで，PTH不足性副甲状腺機能低下症の種々の原因について鑑別を進めるように構成されている[1,2]．

❸❹からわかるように，低Ca血症・副甲状腺機能低下症をきたす疾患の多くが，Part 1の「6 副甲状腺ホルモン，ビタミンDとカルシウム代謝・骨発育」で解説したCa代謝調節機構に関与する分子の異常により発症する．一方，

❸ 低カルシウム血症の診断アルゴリズム

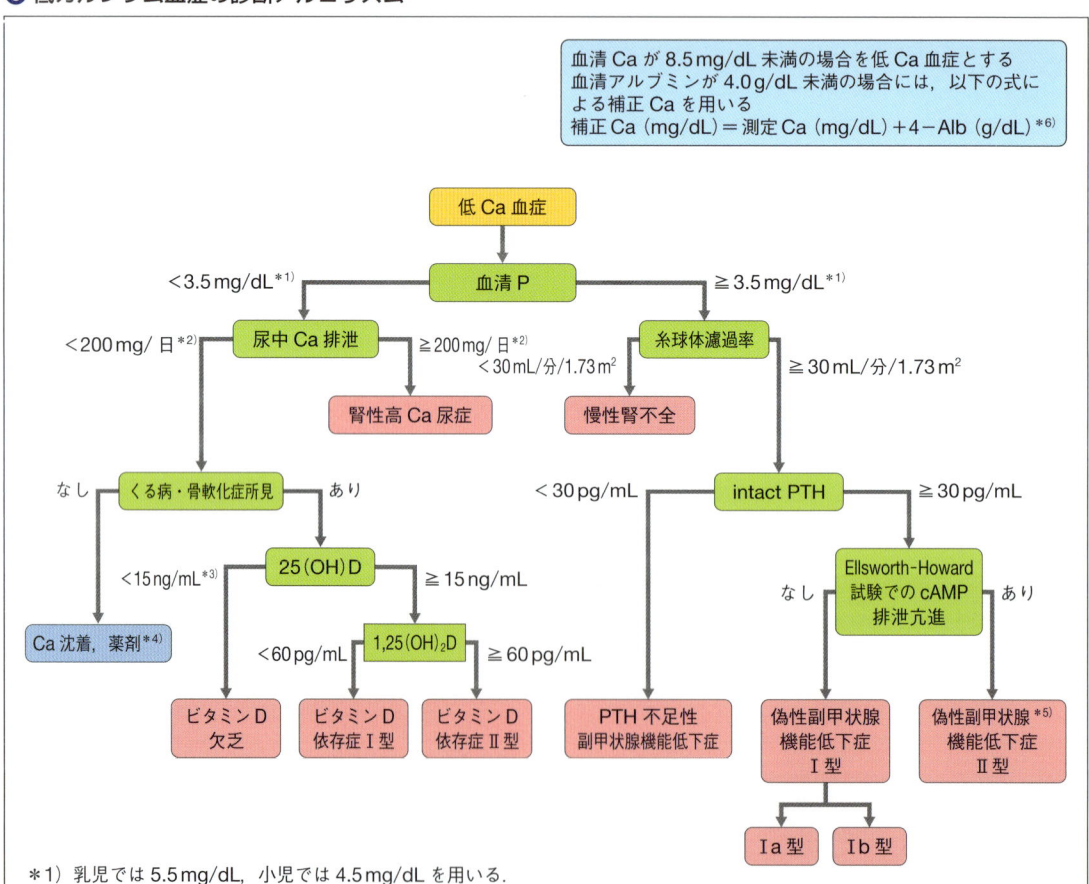

血清Caが8.5mg/dL未満の場合を低Ca血症とする
血清アルブミンが4.0g/dL未満の場合には，以下の式による補正Caを用いる
補正Ca（mg/dL）＝測定Ca（mg/dL）＋4−Alb（g/dL）[*6]

低Ca血症
├─ 血清P
│ ├─ <3.5mg/dL [*1]
│ │   └─ 尿中Ca排泄
│ │   ├─ <200mg/日 [*2]
│ │   │   └─ くる病・骨軟化症所見
│ │   │   ├─ なし → Ca沈着，薬剤 [*4]
│ │   │   └─ あり → 25(OH)D
│ │   │   ├─ <15ng/mL [*3] → ビタミンD欠乏
│ │   │   └─ ≧15ng/mL → 1,25(OH)₂D
│ │   │   ├─ <60pg/mL → ビタミンD依存症Ⅰ型
│ │   │   └─ ≧60pg/mL → ビタミンD依存症Ⅱ型
│ │   └─ ≧200mg/日 [*2] → 腎性高Ca尿症
│ └─ ≧3.5mg/dL [*1]
│   └─ 糸球体濾過率
│   ├─ <30mL/分/1.73m² → 慢性腎不全
│   └─ ≧30mL/分/1.73m²
│   └─ intact PTH
│   ├─ <30pg/mL → PTH不足性副甲状腺機能低下症
│   └─ ≧30pg/mL
│   └─ Ellsworth-Howard試験でのcAMP排泄亢進
│   ├─ なし → 偽性副甲状腺機能低下症Ⅰ型 → Ⅰa型／Ⅰb型
│   └─ あり → 偽性副甲状腺機能低下症Ⅱ型 [*5]

*1) 乳児では5.5mg/dL，小児では4.5mg/dLを用いる．
*2) 小児では4mg/kg/日を用いる．
*3) とくに小児では，血清25(OH)Dが15ng/mLを超えていても，ビタミンD欠乏が否定できない場合がある．このような場合には，まずビタミンDの補充が勧められる．
*4) 副甲状腺手術後のhungry bone syndrome，骨形成性転移，急性膵炎，ビスホスホネートなどの薬剤が含まれる．
*5) 報告されている偽性副甲状腺機能低下症Ⅱ型患者には，尿細管障害を伴う例や抗けいれん薬による治療中の例が含まれている．これらのCa代謝に影響する原因を有さない偽性副甲状腺機能低下症Ⅱ型患者が存在するかどうかは，明らかではない．
*6) クエン酸などのキレート剤は，総Ca濃度を変化させずにイオン化Ca濃度を低下させる．

(Fukumoto S, et al. 2008[2])

❹ 副甲状腺機能低下症の診断アルゴリズム

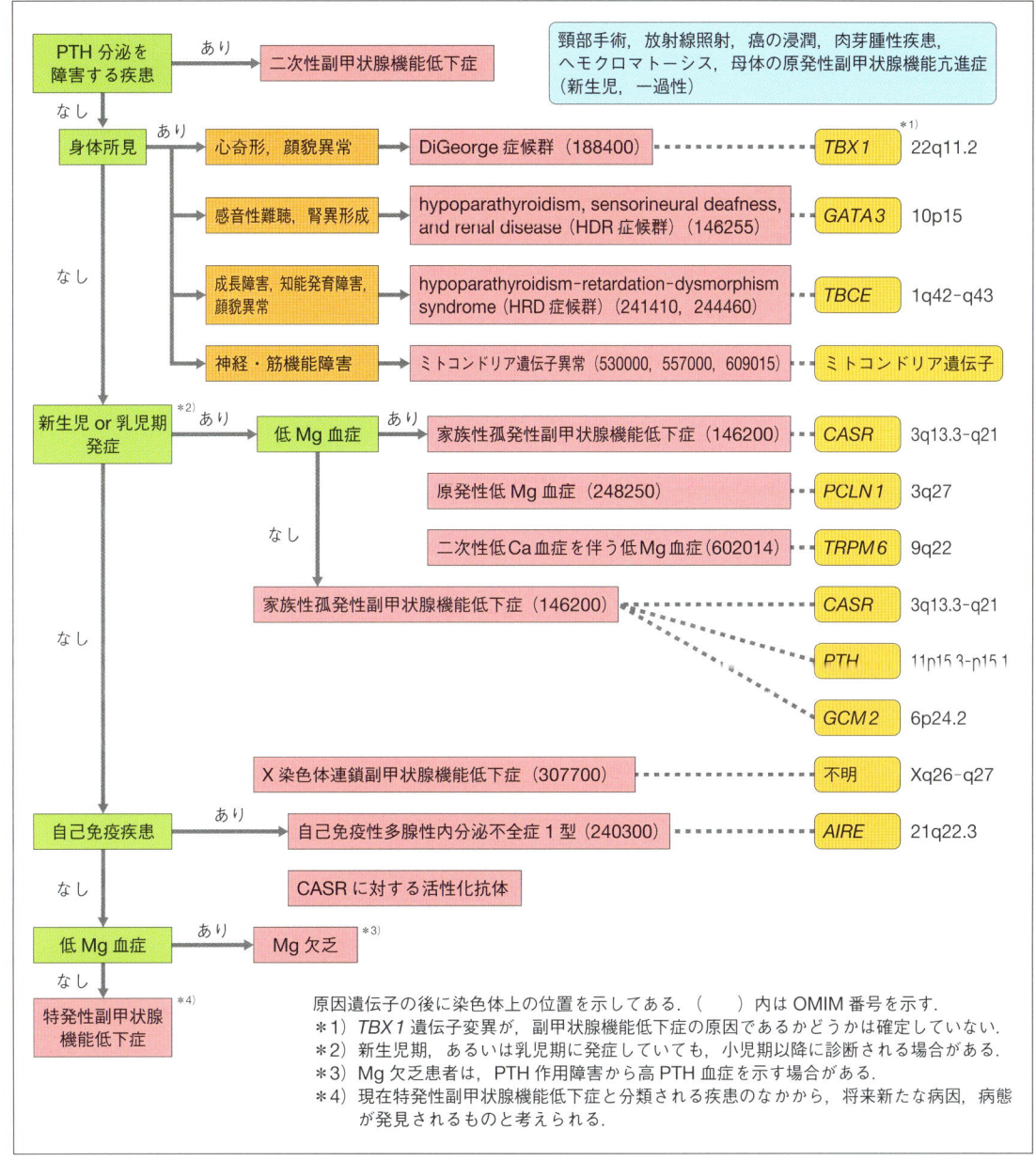

分岐	あり	疾患	遺伝子	染色体位置
PTH分泌を障害する疾患	あり	二次性副甲状腺機能低下症（頸部手術，放射線照射，癌の浸潤，肉芽腫性疾患，ヘモクロマトーシス，母体の原発性副甲状腺機能亢進症（新生児，一過性））		
↓なし 身体所見	あり 心奇形, 顔貌異常	DiGeorge 症候群（188400）	TBX1 [*1]	22q11.2
	感音性難聴, 腎異形成	hypoparathyroidism, sensorineural deafness, and renal disease（HDR症候群）（146255）	GATA3	10p15
	成長障害, 知能発育障害, 顔貌異常	hypoparathyroidism-retardation-dysmorphism syndrome（HRD症候群）（241410, 244460）	TBCE	1q42-q43
	神経・筋機能障害	ミトコンドリア遺伝子異常（530000, 557000, 609015）	ミトコンドリア遺伝子	
↓なし 新生児 or 乳児期発症 [*2]	あり 低Mg血症	あり 家族性孤発性副甲状腺機能低下症（146200）	CASR	3q13.3-q21
		原発性低Mg血症（248250）	PCLN1	3q27
		二次性低Ca血症を伴う低Mg血症（602014）	TRPM6	9q22
	↓なし	家族性孤発性副甲状腺機能低下症（146200）	CASR	3q13.3-q21
			PTH	11p15.3-p15.1
			GCM2	6p24.2
		X染色体連鎖副甲状腺機能低下症（307700）	不明	Xq26-q27
↓なし 自己免疫疾患	あり	自己免疫性多腺性内分泌不全症1型（240300）	AIRE	21q22.3
		CASRに対する活性化抗体		
↓なし 低Mg血症	あり	Mg欠乏 [*3]		
↓なし 特発性副甲状腺機能低下症 [*4]				

原因遺伝子の後に染色体上の位置を示してある．（　）内はOMIM番号を示す．
*1) TBX1遺伝子変異が，副甲状腺機能低下症の原因であるかどうかは確定していない．
*2) 新生児期，あるいは乳児期に発症していても，小児期以降に診断される場合がある．
*3) Mg欠乏患者は，PTH作用障害から高PTH血症を示す場合がある．
*4) 現在特発性副甲状腺機能低下症と分類される疾患のなかから，将来新たな病因，病態が発見されるものと考えられる．

(Fukumoto S, et al. 2008[2])

❸❹が作成された時点ではまだ同定されていなかった$G_{\alpha 11}$（Ca感知受容体〈calcium-sensing receptor〉CaSR）の下流のシグナル伝達分子）の異常による低Ca血症および高Ca血症が最近明らかにされたことから，今後さらに新たな疾患遺伝子がCa代謝調節を司る分子のなかから同定されることが予想される[3,4]．

❸を用いて低Ca血症の鑑別を進める際に注意を要するのが血清P値の解釈である．ビタミンD欠乏にP負荷（加工食品の大量摂取など）が加わり，症候性低Ca血症をきたした場合，低Ca血症時の血清P値はしばしば高値である（とくに乳児期，思春期）．低Ca，高P，PTH正常〜高値を認めた場合，頻度的にはビタミンD

欠乏症が最も多く，その除外のため血清 25 (OH) D 値を測定することが望ましいが，現在のところ保険適用できないため，血清 P 値を数回測定したうえでの臨床的判断が必要となる．

治療

症候性低 Ca 血症はただちに治療を行う．心電図モニター下で 8.5％グルコン酸 Ca (7.85 mg/mL) 0.5〜1 mL/kg（新生児期は 1〜2 mL/kg）を 5 分以上かけて静注する．症状が消失するまで上記を 6〜8 時間ごとに追加するか，維持液に 8.5％グルコン酸 Ca を 2 mL/kg/日（新生児では 4〜8 mL/kg/日）混入する．改善が得られない場合は低 Mg 血症を考慮する（❺）．

維持療法は，主に活性型ビタミン D（初期量：アルファカルシドール 0.1 μg/kg/日，分 1）により行うが，急性期からの移行期は hungry bone syndrome が解消されていないことが多く，経口 Ca 剤の併用を要することも多い．

治療により尿中 Ca 排泄は次第に増加するが，高 Ca 尿症が持続すると腎石灰化，結石をきたし，腎不全に至るため，尿中 Ca/クレアチニン比が年齢相当の正常上限を超えないように投与量を調節し，腎超音波検査でフォローする．とくに CASR 機能獲得型変異が原因の場合，腎の CaSR の作用により尿中 Ca 排泄が亢進しやすいため，無症候性であれば治療せず，症候性のみ必要最小限の治療を行う．尿中 Ca 排泄を減少させるため，サイアザイド系利尿薬を併用することもある．

治療方法が他疾患と大きく異なるのはビタミン D 受容体（vitamin D receptor：VDR）機能喪失型変異によるくる病であり，VDR に残存活性があれば大量の活性型ビタミン D（アルファカルシドール 1〜60 μg/日）を，残存活性のない重症例ではグルコン酸 Ca 持続静注で骨の Ca を充足後，乳酸 Ca（Ca 元素として 2〜5 g/日）を投与する．

高カルシウム血症

定義

血清 Ca 値＞11 mg/dL，あるいはイオン化 Ca 値＞1.4 mmol/L を高 Ca 血症と定義する．

症状

軽症の高 Ca 血症（＜12.0 mg/dL）は無症状のことが多い．中等症（12〜14 mg/dL）〜重症（＞14 mg/dL）は哺乳不良・食欲不振，便秘，体重増加不良・成長障害，多尿，脱水，嘔吐，筋緊張低下，けいれんなどの症状を呈する．

鑑別診断，診断

鑑別診断を ❻ にまとめる．新生児期の原因は低 Ca 血症と同様に多彩だが，以後に発症するものの多くは各種 Ca 代謝調節機構の破綻による．

❼ に示すように，まず特徴的な所見，検査から診断できるものを確定した後に，尿中 Ca 排泄（fractional excretion Ca：FECa），PTH，副

❺ 遺伝性低マグネシウム血症（HOMG）

	OMIM 番号	遺伝子	機能	発現部位
HOMG 1	602014	TRPM 6	カチオンチャネル	十二指腸，空腸，回腸，遠位曲尿細管
HOMG 2	154020	FXYD 2	Na+, K(+)-ATPase γ サブユニット	近位尿細管，遠位曲尿細管
HOMG 3	248250	CLDN 16	タイトジャンクション	Henle 係蹄の太い上行脚
HOMG 4	611718	EGF	TRPM 6 活性化	遍在性，Henle 係蹄の太い上行脚
HOMG 5	248190	CLDN 19	タイトジャンクション	Henle 係蹄の太い上行脚
HOMG 6	613882	CNNM 2	二価金属イオントランスポーター	Henle 係蹄の太い上行脚，遠位曲尿細管

❻ 高カルシウム血症の原因

新生児期の高Ca血症

母体のビタミンD摂取過剰

母体の低Ca血症
- 副甲状腺機能低下症母体
- 偽性副甲状腺機能低下症母体

新生児重症高Ca血症（CASR機能喪失型変異ホモ接合体，優性阻害型変異）

ビタミンD作用過剰
- ビタミンD中毒
- 皮下脂肪壊死

Ca（相対的）過剰
- Ca過剰投与
- 低P血症

Williams症候群

乳児期・幼児期以降の高Ca血症

家族性低Ca尿性高Ca血症
- CASR機能喪失型変異ヘテロ接合体
- AP2S1機能喪失型変異
- GNA11機能喪失型変異

ビタミンD作用過剰
- 特発性乳児高Ca血症（CYP24A1機能喪失型変異ホモ接合体，優性阻害型変異）
- ビタミンD中毒
- 肉芽腫性疾患（サルコイドーシス，結核，ネコひっかき病など）
- 悪性腫瘍（リンパ腫など）
- 炎症

PTH作用過剰
- 原発性副甲状腺機能亢進症
  - 孤発性
  - 多発性内分泌腫瘍症（MEN1，MEN2A）
- 異所性PTH産生腫瘍
- 悪性腫瘍に伴う液性高Ca血症（PTHrP産生腫瘍）
- Jansen型骨幹端異形成症
- 二次性副甲状腺機能亢進症
  - 慢性腎臓病（CKD）
  - 慢性高P血症

骨吸収亢進
- シュウ酸症
- 悪性腫瘍骨転移
- 甲状腺機能亢進症
- 不動
- ビタミンA中毒

骨への沈着不良
- 低ホスファターゼ症
- 骨形成不全症

腎尿細管からの再吸収亢進
- サイアザイド

その他
- Down症候群
- Addison病
- Williams症候群

（Roth KS, et al. 2009[1]）をもとに作成）

甲状腺ホルモン関連タンパク（parathyroid hormone related protein：PTHrP），25(OH)Dを測定し，鑑別診断を進める．とくにFECa<1%であれば家族性低Ca尿性高Ca血症の陽性的中率は85%である．また，血中PTHrP>1.5 pmol/LであればPTHrP産生腫瘍，1,25(OH)$_2$D>55 pg/mLであれば肉芽腫性疾患が疑われる[1,5]．

低Ca血症と同様に，高Ca血症の病因として，最近Ca代謝調節を司る因子からCYP24A1，AP2S1，GNA11が新たに同定されている[3,6,7]．

治療

原疾患の治療により高Ca血症がコントロールされるのであれば，原則的に原疾患の治療を優先する．

上述のように，軽症の高Ca血症は通常無症状であり，早急な介入は不要である．脱水予防のため，積極的に水分を補給し，高Ca血症の原因となりうる薬物は中止し，Ca，ビタミンDの摂取を制限する．

一方，中等症以上の高Ca血症は症候性のことが多く，治療を要する．生理食塩水を維持量の2倍輸液し，循環血漿量，糸球体濾過量（glomerular filtration rate：GFR）の改善を図るとともに，腎からのCa排泄を促す．さらにフロセミド（1 mg/kg，6～8時間ごと静注）を加えることにより，Henle係蹄上行脚におけるCa再吸収を抑制する．

重症の高Ca血症では，さらにパミドロネート（1 mg/kg，4時間以上かけて点滴静注）を加え，骨吸収を抑制する．パミドロネート治療時は脱水による急性腎不全を防ぐため，水分出納管理を厳格に行う．

新生児重症高Ca血症などの最重症例では緊急副甲状腺摘出術が必要となることもある．ビタミンD作用過剰による高Ca血症では，骨吸収亢進よりも腸管からのCa吸収亢進が主体なので，ステロイドが有効である．維持透析下の二次性副甲状腺機能亢進症では治療にcalcimimetics（Ca感知受容体作動薬）のシナカルセト

❼ 高カルシウム血症の診断アルゴリズム

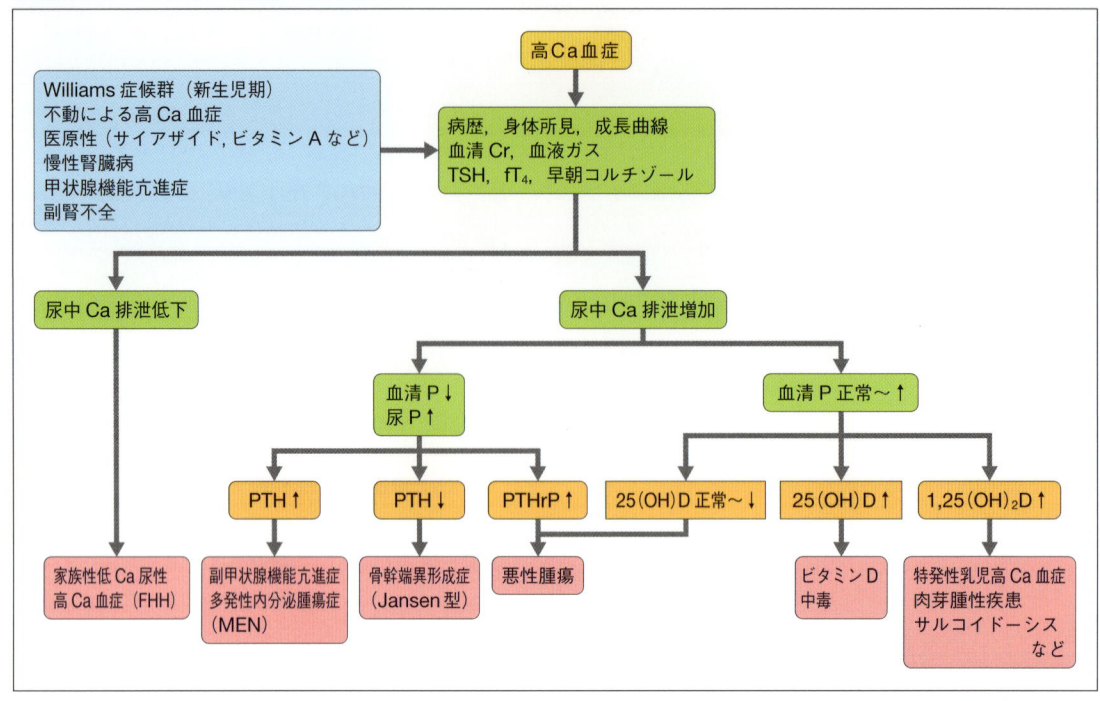

```
                                           高Ca血症
                                              │
Williams症候群（新生児期）          病歴，身体所見，成長曲線
不動による高Ca血症         ──→    血清Cr，血液ガス
医原性（サイアザイド，ビタミンAなど）  TSH，fT₄，早朝コルチゾール
慢性腎臓病
甲状腺機能亢進症
副腎不全
        │                                     │
   尿中Ca排泄低下                        尿中Ca排泄増加
        │                    ┌────────────────┴────────────────┐
        │                 血清P↓                          血清P正常～↑
        │                 尿P↑
        │          ┌────────┼────────┐              ┌────────┼────────┐
        │        PTH↑    PTH↓    PTHrP↑        25(OH)D正常～↓ 25(OH)D↑ 1,25(OH)₂D↑
        ↓          ↓       ↓        ↓              ↓           ↓         ↓
   家族性低Ca尿性  副甲状腺機能亢進症 骨幹端異形成症 悪性腫瘍   ビタミンD   特発性乳児高Ca血症
   高Ca血症（FHH） 多発性内分泌腫瘍症 （Jansen型）              中毒       肉芽腫性疾患
                   （MEN）                                                サルコイドーシス
                                                                          など
```

（難波範行．2012[5] より改変）

低リン血症

定義

血清P値は新生児期に最も高く，年齢とともに低下し，成人の正常値に近づく．また，血清P値は食事の影響も受けやすく，血清Caほど厳密にコントロールされていないため，低P血症の判断は必ずしも容易ではない．

便宜的に，乳児<4.5 mg/dL，小児<3.5 mg/dL，成人<2.5 mg/dLをカットオフとして用いているが，正確には空腹時に施設別，年齢別の正常値を用いて判定するべきであろう．

症状

急性症状は細胞内P欠乏によるものであり，赤血球中の2,3-ジホスホグリセリン酸減少・HbからのO₂放出低下による組織レベルでの低酸素症，および細胞内ATP減少による細胞機能の低下による．軽度では無症状だが，P<1.0 mg/dLまで低下するとさまざまな神経筋症状（横紋筋融解，倦怠感，脱力感，けいれん，昏睡），溶血，白血球機能障害，血小板機能障害，イレウス，嚥下困難などを呈する．慢性の低P血症では骨軟化症・くる病を発症する[1,5]．

鑑別診断，診断

低P血症は，腸管からのP吸収低下，Pの尿中排泄増加，あるいはPの細胞外から細胞内，骨への一時的移行により発症する（❽）．急性症状は栄養失調（とくに成人ではアルコール中毒）や腫瘍性骨軟化症が原因のことが多い．慢性低P血症では，尿細管P再吸収閾値（TmP/GFR）から，まずP再吸収の低下の有無を判定し，鑑別診断を進める（❾）[1,5]．

従来PはPTH，1,25(OH)₂Dにより副次的に

❽ 低リン血症の原因

腸管からの吸収低下
- ビタミンD作用不足
  - ビタミンD欠乏症
  - 1α-水酸化酵素欠損症（*CYP27B1*）
  - VDR機能喪失型変異（*VDR*）
- 飢餓
- P吸着剤過剰投与
- 嘔吐・下痢

尿中排泄増加
- PTH作用過剰（詳細は❻参照）
  - 副甲状腺機能亢進症
  - 悪性腫瘍に伴う液性高Ca血症
- 家族性低Ca尿性高Ca血症（詳細は❻参照）
- FGF23関連低P血症性くる病
  - X連鎖性低P血症性くる病（*PHEX*）
  - 常染色体優性低P血症性くる病（*FGF23*）
  - 常染色体劣性低P血症性くる病1, 2, 3（*DMP1, ENPP1, FAM20C*）
  - 腫瘍性くる病・骨軟化症
  - McCune-Albright症候群/線維性骨異形成症（*GNAS*）
  - 含糖酸化鉄、ポリマルトース鉄による低P血症性くる病・骨軟化症
  - 線状皮脂腺母斑症候群に伴う低P血症性くる病・骨軟化症（*HRAS, KRAS*）
- 腎尿細管異常
  - 高Ca尿症を伴う遺伝性低P血症性くる病（*SLC34A3*）
  - Dent病1, 2（*CLCN5, OCRL*）
  - Fanconi症候群（含医原性：バルプロ酸、アデホビルピボキシル、イホスファミドなど）
- アセタゾラミド
- 浸透圧利尿
- Cushing症候群（含医原性）

細胞外から細胞内・骨への一時的移行
- 急性呼吸性アルカローシス
- 糖尿病性ケトアシドーシス
- refeeding syndrome
- 糖質負荷（インスリン）
- hungry bone syndrome

調節されていると考えられていたが、P利尿ホルモンであるFGF23（fibroblast growth factor 23）の発見によりP代謝異常をきたす疾患の理解が急速に進んだ。とくにPの尿中排泄が増加している場合、FGF23作用過剰によるものなのか尿細管自体の問題なのかで治療法が異なる場合があり、正確な診断が重要である。低P血症時、FGF23>30 pg/mLであればほぼFGF23関連低P血症性くる病と診断できるが、現在のところFGF23は保険適用ではないため、実際には総合的な判断が必要である[8]。

❽に示すように、FGF23関連低P血症性くる病をきたす疾患の原因遺伝子が多数明らかにされつつあり、これらの因子が、FGF23とFGF23を産生する骨細胞の制御に関与することはほぼ確実である[9,10]。しかし、Ca代謝とは異なり、FGF23関連低P血症性くる病の原因遺伝子がいかにしてFGF23を制御しているのかいまだに不明であり、今後、本質的な治療を確立するためにもFGF23制御機構の解明が待たれる。

治療

P<1.0 mg/dLの場合は、原病の治療を進めつつ、P製剤を静注する。一方、慢性の低P血症では、ビタミンD作用不足の場合は主に活性型ビタミンD（詳細は「低カルシウム血症」の項参照）、FGF23関連くる病の場合は活性型ビタ

❾ 低リン血症の診断アルゴリズム

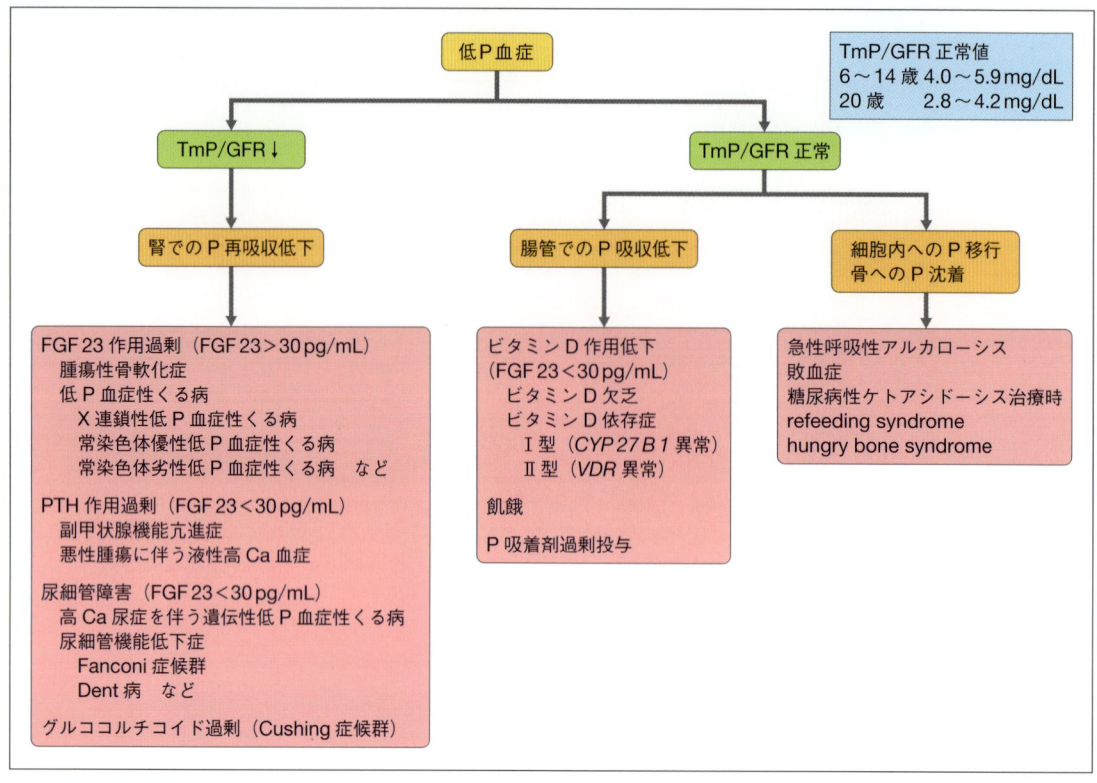

```
                          低P血症
                            │
            ┌───────────────┴───────────────┐
       TmP/GFR↓                        TmP/GFR 正常
            │                               │
            │                      ┌────────┴────────┐
      腎でのP再吸収低下          腸管でのP吸収低下   細胞内へのP移行
                                                    骨へのP沈着
```

TmP/GFR 正常値
6〜14歳 4.0〜5.9 mg/dL
20歳　　2.8〜4.2 mg/dL

腎でのP再吸収低下
FGF23 作用過剰（FGF23＞30 pg/mL）
　腫瘍性骨軟化症
　低P血症性くる病
　　X連鎖性低P血症性くる病
　　常染色体優性低P血症性くる病
　　常染色体劣性低P血症性くる病　など

PTH 作用過剰（FGF23＜30 pg/mL）
　副甲状腺機能亢進症
　悪性腫瘍に伴う液性高Ca血症

尿細管障害（FGF23＜30 pg/mL）
　高Ca尿症を伴う遺伝性低P血症性くる病
　尿細管機能低下症
　　Fanconi 症候群
　　Dent 病　など

グルココルチコイド過剰（Cushing 症候群）

腸管でのP吸収低下
ビタミンD作用低下
（FGF23＜30 pg/mL）
　ビタミンD欠乏
　ビタミンD依存症
　　I型（*CYP27B1* 異常）
　　II型（*VDR* 異常）

飢餓

P吸着剤過剰投与

細胞内へのP移行 骨へのP沈着
急性呼吸性アルカローシス
敗血症
糖尿病性ケトアシドーシス治療時
refeeding syndrome
hungry bone syndrome

（難波範行. 2012[5] より改変）

ミンD（初期量：アルファカルシドール 0.1 μg/kg/日，分1）と中性P（Pとして 30〜60 mg/kg/日，分4）で治療する．Fanconi 症候群では，さらに重炭酸，Kなどを症状に応じて加える．

注意を要するのは高Ca尿症を伴う遺伝性低P血症性くる病で，活性型ビタミンDを使用すると高Ca尿症が増悪するため，中性Pのみで治療する．PはPTH分泌促進作用を有するため，二次性，三次性副甲状腺機能亢進症に至らないように，また活性型ビタミンDは高Ca血症，高Ca尿症が発症しないようにそれぞれ投与量を調整する[11]．

高リン血症

定義

低P血症と同様の理由で高P血症の定義は難

❿ 高リン血症の原因

尿中排泄低下
- GFR低下
　急性腎不全
　慢性腎不全
- P再吸収亢進
　副甲状腺機能低下症（詳細は❶を参照）
　腫瘍状石灰沈着症
　　FGF23，*GALNT3*，*KLOTHO*
　下垂体性巨人症/先端巨大症
　甲状腺機能亢進症

P負荷増加
- ビタミンD過剰投与
- P含有緩下薬投与
- P静注
- 輸血

組織・細胞内から細胞外への移行
- 腫瘍崩壊症候群
- 横紋筋融解
- 溶血
- 悪性高熱症
- アシドーシス
- 組織の酸欠
- 骨吸収亢進
- 甲状腺機能亢進症

⓫ 高リン血症の診断アルゴリズム

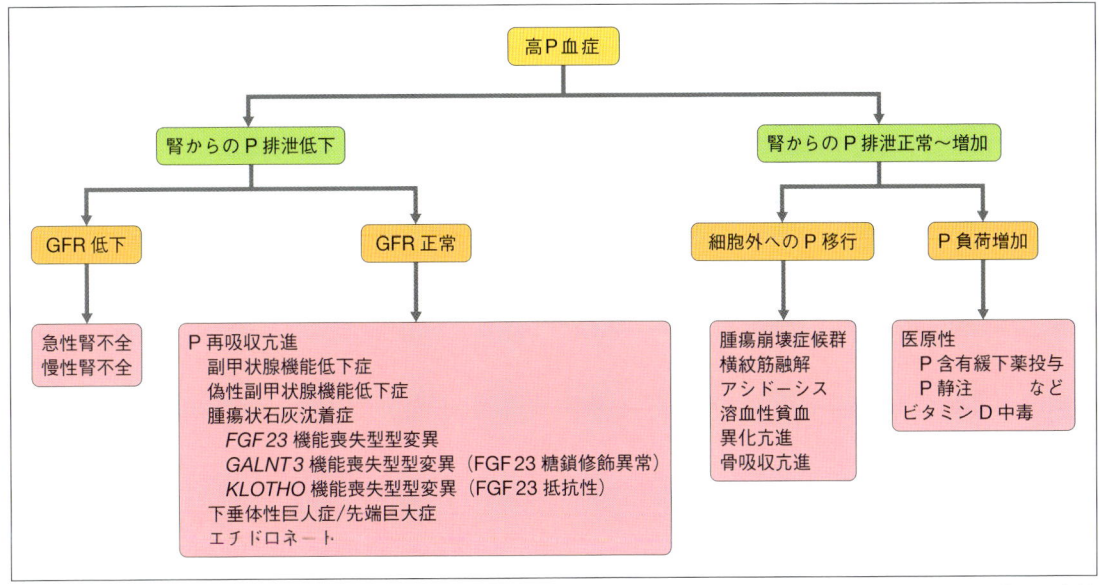

```
                            高P血症
                ┌─────────────┴─────────────┐
         腎からのP排泄低下                腎からのP排泄正常〜増加
       ┌────┴────┐                    ┌────┴────┐
    GFR低下    GFR正常            細胞外へのP移行   P負荷増加
      │          │                    │           │
   急性腎不全   P再吸収亢進         腫瘍崩壊症候群   医原性
   慢性腎不全   副甲状腺機能低下症   横紋筋融解      P含有緩下薬投与
               偽性副甲状腺機能低下症 アシドーシス    P静注    など
               腫瘍状石灰沈着症      溶血性貧血      ビタミンD中毒
                 FGF23機能喪失型型変異 異化亢進
                 GALNT3機能喪失型型変異（FGF23糖鎖修飾異常） 骨吸収亢進
                 KLOTHO機能喪失型型変異（FGF23抵抗性）
               下垂体性巨人症/先端巨大症
               エチドロネート
```

（難波範行．2012[5]）より改変）

しいが，幼児期〜小児期で血清 P>7.0 mg/dL，思春期で血清 P>5.5 mg/dL を高P血症と定義する．

症状

主要症状は急性の高P血症では低Ca血症に伴うもの，慢性の高P血症は全身性の異所性石灰化である．最も重篤な症状は大量のP負荷による急性腎不全であり，悪性腫瘍治療時など組織の大量破壊が予想される場合はさらに高尿酸血症，脱水が併存することも多く，腎不全のリスクはいっそう高まるので注意を要する．

鑑別診断，診断

高P血症の原因は，腎からのP排泄低下，P負荷の増加，および組織・細胞内から細胞外へのP移行に大別される（⓫）．実際には，急性・慢性腎不全によるものが多く，CKDの場合はCKD stage 4（GFR 15〜29 mL/分/1.73 m^2）に至ると顕在化する．したがって，鑑別診断の最初のステップは，腎におけるP再吸収亢進の有無，腎機能を確認することである（⓫）[1,5]．

遺伝的な原因としてFGF23およびその糖鎖修飾を担う分子，FGF23の補助受容体KLOTHOの異常が同定されており，今後，さらに病態の詳細が明らかにされていくものと思われる．

治療

P摂取制限と，十分な利尿が確保できる補液は必須である．P吸着剤も併用する．

■文献

1) Roth KS, et al. Disorders of calcium, phosphate and bone metabolism. In：Sarafoglou K, editor. Pediatric Endocrinology and Inborn Errors of Metabolism. New York：McGraw-Hill；2009. p.619-64.
2) Fukumoto S, et al. Causes and differential diagnosis of hypocalcemia：recommendation proposed by expert panel supported by ministry of health, labour and welfare, Japan. Endocr J 2008；55：787-94.
3) Nesbit MA, et al. Mutations affecting G-protein subunit α11 in hypercalcemia and hypocalcemia. N Engl J Med 2013；368：2476-86.
4) Mannstadt M, et al. Germline mutations affecting G α11 in hypoparathyroidism. N Engl J Med 2013；368：2532-4.
5) 難波範行．電解質異常をきたす内分泌疾患の診断アルゴリズム．小児内科 2012；44：550-6.
6) Schlingmann KP, et al. Mutations in CYP24A1 and idiopathic infantile hypercalcemia. N Engl J Med 2011；365：410-21.

7) Nesbit MA, et al. Mutations in AP2S1 cause familial hypocalciuric hypercalcemia type 3. Nat Genet 2013 ; 45 : 93-7.
8) Endo I, et al. Clinical usefulness of measurement of fibroblast growth factor 23 (FGF23) in hypophosphatemic patients : proposal of diagnostic criteria using FGF23 measurement. Bone 2008 ; 42 : 1235-9.
9) Carpenter TO. The expanding family of hypophosphatemic syndromes. J Bone Miner Metab 2012 ; 30 : 1-9.
10) Rafaelsen SH, et al. Exome sequencing reveals FAM20c mutations associated with fibroblast growth factor 23-related hypophosphatemia, dental anomalies, and ectopic calcification. J Bone Miner Res 2013 ; 28 : 1378-85.
11) Carpenter TO, et al. A clinician's guide to X-linked hypophosphatemia. J Bone Miner Res 2011 ; 26 : 1381-8.

（難波範行）

Keyword

カルシウム代謝異常：Ca は腸管から吸収され，主に骨に蓄積され，一定量が腎から排泄される．したがって，細胞外液と腸管，骨，腎の間で Ca の流入・流出に異常が生じるとカルシウム代謝異常を発症する．

リン代謝異常：P は食事による変動が大きく，Ca ほど厳密に制御されていない．最も影響が大きく反映されるのは P 尿中排泄量であり，鑑別診断には P の尿中排泄の定量分析から始める．

25 新生児マススクリーニング TSH 高値への対応

先天性甲状腺機能低下症のマススクリーニング

日本では 1979 年から公費による先天性甲状腺機能低下症（congenital hypothyroidism：CH）の新生児マススクリーニングが開始されている[1]. 現在では，ほぼ 100％の新生児がマススクリーニングを受けている状況であるが，初診時の甲状腺機能低下症の程度と知能指数（IQ）には有意な相関を認めたとの報告もあり[2]，現行のスクリーニング方法と治療法のさらなる改善が求められている．

最近では，タンデムマスによる新生児マススクリーニングが開始され，対象疾患が拡大しているが，CH はタンデムマスで検査できないため従来のスクリーニングのなかに組み込まれている．

濾紙血スクリーニング

生後 5～7 日に採血された濾紙血を用いて，甲状腺刺激ホルモン（thyroid stimulating hormone：TSH）測定によるスクリーニングが全国的に行われている[1]. 一部の地域では遊離サイロキシン（free thyroxine：fT_4）測定も行われている．fT_4 測定は中枢性 CH の早期発見にも有用である．

濾紙血中 TSH は東京都と神奈川県では血清値表示されているが，それ以外の道府県・政令指定都市では全血値表示となっている（全血値×1.6 ＝血清値）．

最近では，TSH カットオフ値が低く設定されることで，軽度から中等度の甲状腺機能低下症の発見頻度が高まってきている．

出生時体重が 2,000 g 未満の低出生体重児の場合

通常の生後 5～7 日での採血以外に，さらにもう一度の採血が推奨されている．その時期については，① 体重が 2,500 g に達したとき，② 生後 1 か月に達したとき，または ③ 退院時のいずれかとなっている．

スクリーニングの陽性基準

東京都では，TSH 値が血清表示で 40 μIU/mL 以上を示した場合には即精密検査，15～40 μIU/mL の場合には再採血となっている．初回

Consideration points

CH マススクリーニングでの濾紙血 TSH 測定は，原発性の早期発見が目的

① 先天性甲状腺機能低下症（CH）は持続期間により，永続性と一過性に大別される．
② 精密検査時には永続性，一過性の鑑別は困難であることが多い．
③ チェックリストで 2 点以上，または大腿骨遠位端骨核出現の遅れ，またはスクリーニング濾紙血 TSH 値が高値の場合には，血清検査結果を待たずに治療を開始する．
④ 血清 TSH が 30 μIU/mL 以上または fT_4 が 1.5 ng/mL 未満の場合も治療を優先させる．

測定値が上位3パーセンタイル以内の検体については，fT$_4$ も測定している．

再採血および再々採血検体についての判定基準を ❶ に示す．

精査となった症例については，TSH とともに fT$_4$ も測定している[3]．さらに全国に目を向けると，ただちに精密検査とする TSH 値は，半数以上が 30 μIU/mL（全血値）であるが，最も低い千葉県の 15 μIU/mL から，開始当初のままの 50 μIU/mL までさまざまである．要再採血とする TSH カットオフ値も，10 μIU/mL が過半数であるが，7.5～12 μIU/mL と幅がある．

新生児の fT$_4$ 基準値

新生児の fT$_4$ 基準値は，従来 1.0～3.0 ng/dL としてきたが，現在は採用していない．

❷ に在胎週数別・採血日齢別 fT$_4$ の参考値を示す[4]．

新生児マススクリーニング TSH 高値への対応

スクリーニング検査にて高 TSH 血症が認められ要精密となった場合，医療機関に精密検査の依頼が行われる．依頼された医療機関は，高 TSH 血症を呈する疾患の鑑別（❸）を適宜行い，以下のように対応していくことが必要である[1]．

初診時に行う問診，診察

家族歴：甲状腺疾患の有無，とくに母親の甲状腺疾患の病歴や診察も行う．必要に応じて，母親の甲状腺機能，甲状腺自己抗体，尿中・母乳中ヨード測定などを行う．

既往歴：子宮卵管造影の有無，妊娠中のヨード過剰摂取の有無，栄養方法．

診察：身長，体重，頭囲の記録を行う．チェックリストとして，①遷延性黄疸，②便秘，③

❶ 先天性甲状腺機能低下症スクリーニング判定基準

	初回検体	再採血検体	再々採血検体
TSH (μIU/mL)	>40：即精密検査	>20：精密検査	>8：精密検査
	15～40：再採血	10～20：再々採血	
	<15：正常	<10：正常	<8：正常

- TSH 濃度表示は，すべて血清濃度単位に換算して表している．
- TSH 上位3パーセントのものについては，遊離サイロキシン（fT$_4$）を測定し参考値としている．
- 再採血が生後3週以上経過している場合は，>8 を精密検査とする．

（杉原茂孝．2012[3]）

❷ 遊離サイロキシン（fT$_4$）の在胎週数別・採血日齢別における平均値と −2.5 SD 値

在胎週数（週）	採血日齢					
	4～7日		8～14日		15日以降	
	−2.5SD	平均	−2.5SD	平均	−2.5SD	平均
～25	<0.2	0.58	0.36	0.74	0.41	1.31
26～31	0.39	1.17	0.67	1.68	0.72	1.59
32～35	0.77	1.72				
36～37	1.26	2.27	1.20	2.22	0.86	1.88
38～	1.43	2.43				

注）fT$_4$ の単位は，ng/dL. （杉原茂孝．2005[4]）

❸ 高 TSH 血症を呈する疾患

1. 甲状腺性（原発性）先天性甲状腺機能低下症
   1) 甲状腺形成異常
      ① 甲状腺欠損または低形成
      ② 異所性
   2) 甲状腺ホルモン合成障害（甲状腺腫性）
      ① ヨード濃縮障害
      ② ヨード酸化・有機化障害
      ③ ヨードチロシン脱ヨード化障害
      ④ サイログロブリンおよびヨードサイロニンの合成障害
      ⑤ ヨード転送障害（Pendred 症候群）
   3) 地方性（ヨード欠乏）
   4) TSH 不応症
      ① 偽性副甲状腺機能低下症の一部
      ② TSH 受容体遺伝子異常
   5) ヨード曝露
   6) 胎盤からの移行物質によるもの
      放射性ヨード，抗甲状腺薬，ヨード，阻害型 TSH 受容体抗体
2. TSH 不適切分泌症候群（syndrome of inappropriate TSH secretion）
   1) TSH 産生下垂体腺腫
   2) 甲状腺ホルモン不応症
3. 乳児一過性高 TSH 血症
4. TSH 測定系への干渉物質の存在
   （抗 TSH 抗体，抗マウス IgG 抗体など）

（先天性甲状腺機能低下症マススクリーニングのガイドライン（1998年版）1998[1]）より抜粋）

❹ 先天性甲状腺機能低下症状のチェックリスト

- □ 遷延性黄疸
- □ 便秘
- □ 臍ヘルニア
- □ 体重増加不良
- □ 皮膚乾燥
- □ 不活発
- □ 巨舌
- □ 嗄声
- □ 四肢冷感
- □ 浮腫
- □ 小泉門開大
- □ 甲状腺腫

❺ AAP 治療ガイドラインによる血清 fT_4，TSH の治療目標範囲

$l-T_4$ 治療開始量：10～15 μg/kg/日

血清 fT_4（あるいは total T_4），TSH 値の測定時間
　2～4 週目に $l-T_4$ 治療の効果判定
　生後 6 か月まで 1～2 か月ごと
　6 か月～3 歳まで 2～3 か月ごと
　思春期が終わるまで 6～12 か月ごと
　$l-T_4$ 投与量の変更は 4 週後

血清 fT_4，total T_4，TSH の治療目標範囲
　fT_4：年齢別基準値の上限 1/2
　　例→基準値 0.8～2.3ng/dL なら，1.4～2.3ng/dL を目処
　total T_4：生後 2 歳まで 10～16 μg/dL，その後，年齢別基準値の上限 1/2
　TSH：5mIU/L 未満，至適値 0.5～2.0mIU/L

(Rose SR, et al. 2006[5])

臍ヘルニア，④ 体重増加不良，⑤ 皮膚乾燥，⑥ 不活発，⑦ 巨舌，⑧ 嗄声，⑨ 四肢冷感，⑩ 浮腫，⑪ 小泉門開大，⑫ 甲状腺腫を診察する（❹）．チェックリストで 2 点以上の場合は CH がより疑わしい．

初診時に行う検査

血清 TSH，遊離トリヨードサイロニン（free triiodothyronine：fT_3），fT_4 を測定して甲状腺機能低下症の有無を確認する．血清サイログロブリン（thyroglobulin：Tg）値の測定は病型診断の補助として役立つ．たとえば，先天性サイログロブリン合成障害では低値を示し，甲状腺ペルオキシダーゼ（TPO）異常症では高値を示す．必要に応じてサイロキシン結合グロブリン（thyroxine binding globulin：TBG）測定により TBG 欠損症の鑑別診断も行う．

大腿骨遠位端骨核の X 線撮影や甲状腺超音波検査は診断に有用であるため，可能なら行う．尿中ヨード測定も診断に必要になる場合もあるので，尿を採取保存しておくことが望ましい．ただ，原因不明の甲状腺機能低下症の場合には，精密検査時に永続性か一過性かの鑑別は困難である．

先天性甲状腺機能低下症の治療

チェックリストで 2 点以上（❹），または大腿骨遠位端骨核出現の遅れ，またはスクリーニング濾紙血 TSH 値が高値（たとえば，初回濾紙血 TSH なら 30 μIU/mL 以上，再採血 TSH なら 15 μIU/mL 以上）の場合には原発性 CH と考え，血清検査結果を待たずに治療を開始する．また，血清 TSH が 30 μIU/mL 以上または fT_4 が 1.5ng/mL 未満であれば治療を優先させる．

治療は l-サイロキシン（$l-T_4$）を 10 μg/kg/日（分 1）から開始する．重症例には 12～15 μg/kg/日で開始してもよい．軽症例（TSH 10～30 μIU/mL で fT_4 が 1.5ng/mL をわずかに下回るような症例）では 5 μg/kg/日で開始する．その後は，TSH は基準範囲内，fT_4 は基準範囲の上限値くらいになるように，$l-T_4$ 量を調節する．乳児期は 5～10 μg/kg/日，1～5 歳で 5～7 μg/kg/日，5～12 歳で 4～6 μg/kg/日が目安である．

American Academy of Pediatrics（AAP）の治療ガイドライン

米国のガイドライン[5,6]では，$l-T_4$ を 10～15 μg/kg/日で開始することが勧められ，治療開始後 2～4 週目に甲状腺機能を再検し，その後，生後 6 か月までは 1～2 か月ごと，3 歳までは 2～3 か月ごと，思春期が終わるまでは 6～12 か月ごとの検査が勧められている．

治療における血清 fT_4，total T_4，TSH の目標範囲は以下のとおりである．すなわち，fT_4 は年齢別基準値の上限 1/2 の範囲以内に，total T_4

は2歳までは10〜16μg/dLで，その後は年齢別基準値の上限1/2の範囲以内に，TSHは5mIU/L未満でしかも最も望ましい値としては0.5〜2.0mIU/LとなるようにI-T₄量を調節する（❺）．

治療中の管理

I-T₄投与中は，過剰投与の症状として頻脈，多汗，易刺激性，下痢，発熱などに注意する．成長，発達，骨年齢も定期的にチェックしていく．年長児に達したら，知能指数検査，神経学的検査，行動異常検査なども行う．

一過性甲状腺機能低下症への対応

CHは甲状腺機能低下症の持続期間により，永続性と一過性に大別される．精密検査時には両者の鑑別は困難であることが多い．

定義

出生時になんらかの病因による甲状腺ホルモン産生不足をきたし，治療のいかんにかかわらず，数日〜数か月の経過のあとに甲状腺機能が正常となる疾患である[7]．

病因

病因として，ヨード欠乏，胎児造影，母親への抗甲状腺薬投与，阻害型抗体であるTSBAb，母体や新生児へのヨード大量曝露，甲状腺ホルモン合成の律速段階に関与する*DUOX2*（dual oxidase 2）のヘテロ接合体変異などがあげられる．

症状

症状自体は，永続性甲状腺機能低下症と変わらない．超音波検査などで正所性甲状腺が確認されている場合は，本症も常に念頭におくことが必要である．

治療

TSH異常高値を精密検査時に認めた場合は，永続性，一過性甲状腺機能低下症の鑑別を考慮することなく治療が優先される．I-T₄の投与量については，永続性原発性甲状腺機能低下症と同様である．

管理

治療が開始された症例については，甲状腺機能低下症の持続期間が原因により異なるので，甲状腺機能を参考にしながら過剰治療にならないように注意し，適切な時期に甲状腺ホルモン剤の投与中止を考慮する．また，永続性，一過性の鑑別のための再評価を適切な時期に行うことも必要である．

乳児一過性高TSH血症への対応

定義

① 精査時に血清TSHが高値で，血清fT₃・fT₄値が常に年齢相当の正常範囲内．
② 乳児期にTSHが正常化する（TRH負荷試験で過大反応を呈するものは除く）．
③ 甲状腺機能低下を引き起こす原因がない．
④ 甲状腺エコー，または甲状腺シンチグラム・摂取率に異常がない．
⑤ TSH測定系に干渉する物質の存在が否定されることが望ましい．

以上のすべてを満たす場合を乳児一過性高TSH血症と定義する[1]．

対応

無治療にて経過観察する場合は，後年にTSHが上昇したり機能低下になったりすることがあるので，慎重に行う必要がある．小児内分泌専門医にもぜひコンサルトすべきであろう．

再評価，病型診断

再評価のポイント

　初診時に中等度以上の甲状腺機能低下症を認め治療が優先された症例や，軽度の甲状腺機能低下症が持続するために治療が開始されている症例では，甲状腺機能の再評価が必要となる．時期として，諸外国のガイドラインでは3歳以降が推奨されている．

　以下に示すいずれかの方法で行う．
① l-T_4 を 1/4 量の l-T_3 に 4 週間置き換え，7～10 日間の休薬期間をおいた後に TRH 負荷試験を行う．
② l-T_4 を 4 週間ごとに漸減して，血清 TSH 値の再上昇の有無を確認する．

評価：TRH 負荷試験での TSH 過大反応または血清 TSH 値の再上昇を認めた場合は，甲状腺機能低下症が持続しているものとしてただちに治療を再開し，病型診断まで続ける．

　TRH 負荷試験で正常反応または血清 TSH が基準範囲内にとどまる場合は，治療を中止とし，l-T_4 を中止した 1 か月後および最初の 1 年はその後 3 か月ごと，その後は 1 年ごとに甲状腺機能検査を継続する[5]．

病型診断

　小学校入学前の 5～6 歳ごろに，① 甲状腺機能低下症が永続性かどうかの評価，② 病因の検索，のため病型診断を行う．

　方法としては，l-T_4 を 1/4 量の l-T_3 に 4 週間置き換え，7～10 日間の休薬期間をおいた後に甲状腺シンチグラフィ，放射性ヨード摂取率，ヨード唾液血清比，甲状腺エコー，パークロレイト放出試験，TRH 負荷試験を行う．遺伝子異常が疑われる場合には，遺伝子解析も施行する．

　永続性と診断されれば，生涯にわたり l-T_4 を内服することが必要となる．

治療が中止された症例のフォローアップ

　再評価，病型診断時に甲状腺機能低下症と判定されず，治療が中止された場合でも，1 年に 1 回程度の甲状腺機能検査を継続することが必要である．そして，思春期以降に最終的な判断を行うべきである．

■文献

1) クレチン症マススクリーニング・ガイドライン作成委員会．先天性甲状腺機能低下症のガイドライン（1998 年版）．日児誌 1998；102：817-9.
2) 猪股弘明ほか．マススクリーニングで発見された先天性甲状腺機能低下症の知能予後—第 2 回全国調査成績および通算成績．日児誌 1994；98：33-8.
3) 杉原茂孝．先天性甲状腺機能低下症（クレチン症）の新生児マス・スクリーニング実施成績．東京都予防医学協会年報 2012；41：145-9.
4) 杉原茂孝ほか．早産児の甲状腺機能．周産期医学 2005；35：1623-7.
5) Rose SR, et al. Update of newborn screening and therapy for congenital hypothyroidism. Pediatrics 2006；117：2290-303.
6) LaFranchi SH. Approach to the diagnosis and treatment of neonatal hypothyroidism. J Clin Endocrinol Metab 2011；96：2959-67.
7) 原田正平．先天性甲状腺機能低下症．日本小児内分泌学会編．小児内分泌学．東京：診断と治療社；2009．p.160-3.

〈宮田市郎〉

♂ Keyword

先天性甲状腺機能低下症：胎児期または周産期に生じたなんらかの原因により甲状腺ホルモンの不足や作用不全をきたす疾患の総称である．病因としては，① 原発性（甲状腺性），② 中枢性（視床下部性，下垂体性），③ 末梢性に分けられる．

26 新生児マススクリーニング 17-OHP 高値への対応

17-OHP とは

　先天性副腎皮質過形成症のうち，最も多い病型である 21-水酸化酵素欠損症を対象とした新生児マススクリーニング検査は 1989 年から行われている．17-ヒドロキシプロゲステロン（17-hydroxyprogesterone：17-OHP）は ❶ に示すように，P-450$_{C21}$ の直前の代謝産物であり，21-水酸化酵素欠損症で疾患特異的に上昇するため，たいへん有用である．

　近年，疾患単位が確立された POR 異常症（P-450 oxidoreductase 欠損症）などでも軽度上昇することがあるため，最近では二次検査法として特異性に優れた液体クロマトグラフ-タンデム質量分析計（LC-MS/MS）によるステロイドプロファイル測定を行うことが勧められるようになってきた．その際には，疾患特異的なマーカーである，21-デオキシコルチゾール（21-deoxycortisol：21-DOF）の代謝産物であるプレグナントリオロン（Ptl）などを評価に用いる．

　17-OHP 高値であれば，現在，17-OHP は検査キットにより保険収載外となる可能性もあるため，外注検査業者または都道府県のマススクリーニング検査室に問い合わせることが望ましい．

　マススクリーニング陽性の場合は，21-水酸化酵素欠損症を見逃すことのないように診断し，適切な治療をすみやかに開始する必要がある．一方で偽陽性も多いため，現場で対応に苦慮することがある．

21-水酸化酵素欠損症の診断

　21-水酸化酵素欠損症は，その重症度によって塩類喪失型，単純男性型，非古典型（遅発型）の 3 型に分類されるが，CYP21 の遺伝子型により 21-水酸化酵素活性低下の程度がある程度決まり，病型が決まるとされている．塩類喪失型はほとんど残存酵素活性がなく，単純男性型，非古典型となるにつれ，残存酵素活性が増

Consideration points

17-OHP は 21-水酸化酵素欠損症を対象としたスクリーニング検査に用いられる

❶ 17-OHP が著明高値の場合は 21-水酸化酵素欠損症の可能性が非常に高いが，わずかに高値の場合は，POR 異常症などの先天性副腎皮質過形成症が存在する可能性がある．また，低出生体重児，早産児においては，胎児副腎由来のステロイドや抱合体の交差反応，また仮死などの影響により偽陽性を呈することがあるため，鑑別が必要である．

❷ 診断に苦慮する症例においては，液体クロマトグラフ-タンデム質量分析計（LC-MS/MS）によるステロイドプロファイル測定を行うことを検討しながら，小児内分泌専門医とよく連絡をとりながら対応にあたるべきである．

❶ ステロイドホルモン合成経路

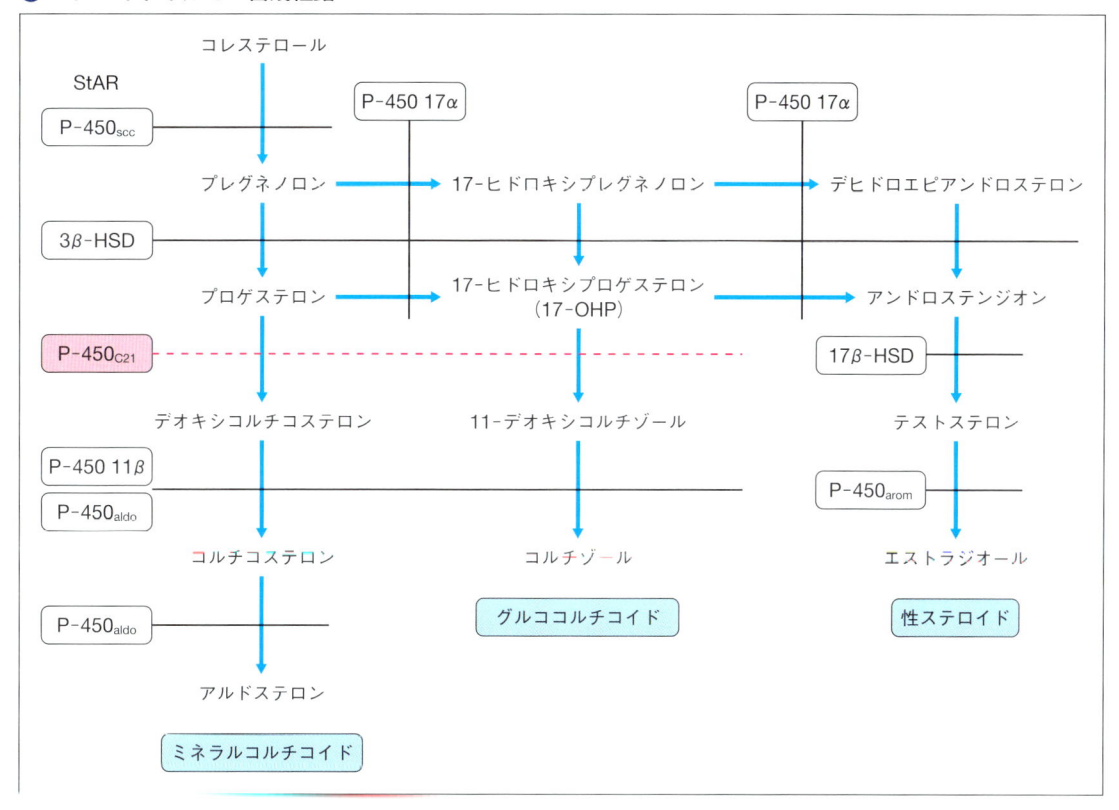

加していく（❷）．

いわゆる塩類喪失型の典型例では，出生後早期より哺乳力低下，体重増加不良，嘔吐，ショック症状などの副腎不全症状や，女児の陰核肥大，男児の伸展陰茎長の増大といった外性器の男性化徴候，ネガティブフィードバックによる副腎皮質刺激ホルモン（ACTH）上昇による皮膚の色素沈着などの特徴的な症状を呈するため，17-OHPと合わせて診断は容易である．

しかし，単純男性型ではある程度21-水酸化酵素活性が残存しているため，低Na，高Kといった塩類喪失は認めず，外性器男性化の程度も塩類喪失型に比べて軽度である．非古典型では，さらに残存酵素活性があり，新生児期には男性化症状を認めず，鑑別に用いるACTH負荷試験でも17-OHPがわずかに上昇する程度であり，小児期以降に多毛や月経異常が出現する．

さらに，これらの症状は「21-水酸化酵素欠損症の診断の手引き」[1]に記載されているが，臨床の現場ではすべてそろわない症例も存在する．単純男性型や非古典型の，とくに男児の男性化徴候などは慣れている小児内分泌科医でも評価が難しいこともあり，診断に苦慮することも少なくない．

治療の詳細は，本書Part 1の「5 副腎皮質ホルモンと生命維持」の項を参照されたい．

無症候性陽性者の取り扱いについて

17-OHPマススクリーニング陽性でも，臨床症状が非常に軽微もしくは無症状の場合がある．濾紙血17-OHPが高値をマススクリーニング陽性として扱うが，「診断の手引き」には検査値の具体的なカットオフ値は記載されていない．これは，実施主体の自治体や担当医師などの見解が統一されていないことによることが大きい．また，1回の採血では偽陽性者と臨床症状の軽微な非古典的患者を鑑別できないこともある．

❷ 21-水酸化酵素欠損症の酵素活性と臨床型

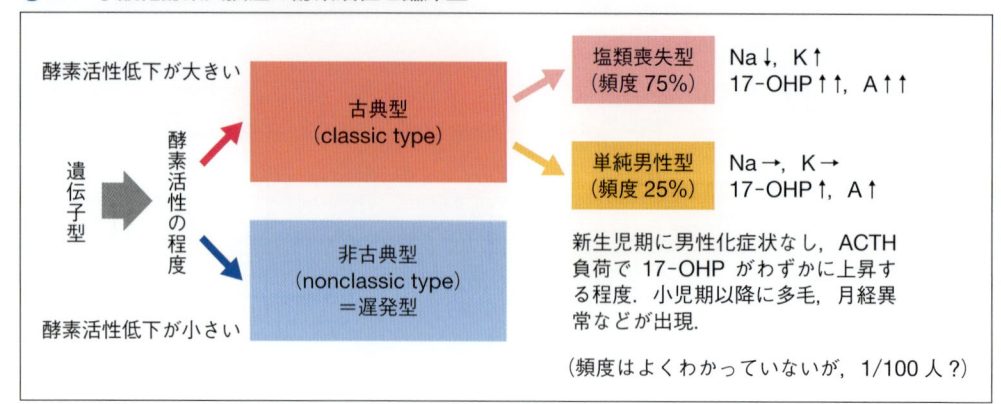

```
                                    ┌─ 塩類喪失型    Na↓, K↑
酵素活性低下が大きい                 │  (頻度75%)    17-OHP↑↑, A↑↑
            ↗ 古典型                 │
遺伝子型 → 酵素活性  (classic type) ─┤
            の程度                   └─ 単純男性型    Na→, K→
            ↘ 非古典型                  (頻度25%)    17-OHP↑, A↑
              (nonclassic type)
酵素活性低下が小さい  =遅発型
```

非古典型：新生児期に男性化症状なし，ACTH負荷で17-OHPがわずかに上昇する程度．小児期以降に多毛，月経異常などが出現．
（頻度はよくわかっていないが，1/100人？）

A：アンドロゲン，17-OHP：17-ヒドロキシプロゲステロン．

❸ 副腎不全症状がなく，血清電解質濃度が正常なスクリーニング陽性者の取り扱い

1　男性化症状（外性器異常）のある女児
ⅰ）17-OHP基礎値が20 ng/mL未満の時はACTH負荷試験#1を行う
ⅱ）17-OHP基礎値あるいは負荷頂値が20 ng/mL以上の時は21-水酸化酵素欠損症として診断し，治療する
ⅲ）負荷頂値が10 ng/mL未満の時は21-水酸化酵素欠損症ではないと診断する
ⅳ）負荷頂値が10〜20 ng/mL未満の時は他の男性化症状の出現の有無（骨成熟促進，身長増加促進）および内分泌学的所見#2などについて経過観察#3する

2　男性化症状のない女児，または男児
ⅰ）17-OHP基礎値が2 ng/mL未満の時は正常と診断し，ACTH負荷試験を行わない#4
ⅱ）17-OHP基礎値2〜20 ng/mL未満の時はACTH負荷試験を行う
ⅲ）17-OHP基礎値あるいは負荷頂値が20 ng/mL以上の時は21-水酸化酵素欠損症と診断する
ⅳ）負荷頂値が10 ng/mL未満の時は正常と診断する
ⅴ）ⅲ）の時，または負荷頂値が10〜20 ng/mL未満の時は男性化症状出現の有無（骨成熟促進，身長増加促進）および内分泌学的所見#2などについて経過観察#3する

#1 ACTH負荷量は0.25 mg/m²であり，前，60分，120分で採血を行う．21-水酸化酵素欠損症以外の病型についても念頭に置いて検索をすすめる時は，17-OHP，コルチゾール以外に，11-デオキシコルチゾール，17α-ヒドロキシプレグレノロンを測定する．
#2 17-OHP，21-デオキシコルチゾール，テストステロン，アンドロステンジオン，血漿ACTH，尿PT-3-G/Cre比などを測定する．
#3 副腎不全症状，電解質異常を認めないことが前提となる．
#4 濾紙血17-OHPの日内変動検査を行った場合，繰り返しスクリーニング陽性であった場合はACTH負荷試験を行う．

（税所純敬ほか．1999[3]）

17-OHPには日内変動があるため，偽陽性者であっても基礎値が5 ng/mL以上になりうること，また基礎値が常に2 ng/mL以下の非古典型患者が存在することがある．そのため，スクリーニング陽性の無症状者で17-OHP基礎値が常に2 ng/mL以上の場合には，ACTH負荷試験を考慮する．

負荷試験の具体的な方法については，文献2）を参照するといい．❸[3]に無症状陽性者の取り扱いを示す．

偽陽性について

低出生体重児，早産児においては，胎児副腎由来のステロイドや抱合体が血中に多量に存在し，17-OHPと交差反応を示すため，マススクリーニング採血が行われる時期に17-OHPの偽陽性高値が多いことが知られている．また，新生児仮死などのストレスも17-OHP偽陽性の原因となりうる．

このような場合，副腎皮質過形成症を疑う所

見や症状がなければ，1〜2週間ごとに 17-OHP や血清電解質を再検しながら経過観察するのが望ましいとされているが，状況によっては尿中ステロイドプロファイルも考慮してもよい．

診断に苦慮する症例への対応

男性化症状が明らかでない女児や軽症男児の単純男性化型の場合は診断に迷う場合も少なくない．その場合は，高率に診断が可能となるため，*CYP21P* 遺伝子解析を行うことが有用である．しかし，新生児期に判断しかねる場合，その後のストレス時の副腎不全症状が出現するリスクも考慮し，小児内分泌科医へのコンサルテーションも考慮すべきである．

現在，「21-水酸化酵素欠損症の診断・治療のガイドライン」（2013年改訂版）が作成されている．日本小児内分泌学会のホームページ（http://jspe.umin.jp/）での公開には，多少時間を要する．スクリーニング陽性者への対応，治療や長期予後などの最新の知見が詳細に記載されているため，大いに参考にすべきである．

■文献

1) 税所純敬ほか．先天性副腎皮質過形成症（21-水酸化酵素欠損症）新生児マススクリーニング陽性者の取り扱い基準―診断の手引き．日児誌 1999；103：695-7.
2) 天野直子．負荷試験の実際 2013　ACTH 負荷試験．小児内科 2013；45：835-7.
3) 税所純敬ほか．先天性副腎皮質過形成症マススクリーニングにおける無症状陽性者の取り扱い方針．日児誌 1999；103：408-14.

（庄野哲夫，春名英典）

♂ Keyword

17 ヒドロキシプロゲステロン（17-OHP）：CYP21 の直前の代謝産物であり，21-水酸化酵素欠損症では著明に上昇するため，新生児マススクリーニング検査に用いられている．
***CYP21P* 遺伝子解析**：この方法により患者の 90％ 程度で遺伝子異常を同定できるが，臨床症状や検査所見で 21-水酸化酵素欠損症の確定診断に至った場合は不要である．軽症など診断に苦慮する場合には一助になる．

27 Turner症候群

Turner症候群は，1938年にHenry Turner[1]が著明な低身長と性的発育欠如および翼状頸，外反肘などの小奇形を伴った7例の女児例を報告したのが始まりである．

低身長はTurner症候群の主要症状の一つである．無治療のTurner症候群患者の成人身長は，日本においては約141 cmで[2]，世界的にもTurner症候群女性は正常女性の平均成人身長より約20 cm低い[3]．

日本において，Turner症候群に成長ホルモン（growth hormone：GH）治療が認められたのは1991年からだが，「成長ホルモン分泌不全を伴う」という制限がついており，治療量も0.5 IU/kg/週という成長ホルモン分泌不全性低身長症と同じであった．1999年12月になって，ようやく「成長ホルモン分泌不全を伴う」という制限がはずれ，治療量も0.35 mg/kg/週が認められて，世界の標準的治療法ができるようになった．

成因

Turner症候群は，X染色体の短腕欠損を特徴とするX染色体異常症である．代表的な染色体の核型は45,Xであるが，46,Xi(Xq)，46,X,del(X)(p11.2)p-などの核型や，これらと46,XXや47,XXXとのモザイクなどの核型もある．

Turner症候群における低身長は，X染色体短腕にあるSHOX（short stature homeobox containing gene）の欠失と染色体不均衡が関与していると考えられている．原発性性腺機能低下症（卵巣機能不全）は，染色体不均衡による減数分裂時のペアリング不全がその原因と考えられる．リンパ管浮腫，翼状頸，外反肘などの特徴的な症状は，X染色体短腕にあるとされているリンパ管形成遺伝子の欠失によるものと考えられており，Mandelung変形，高口蓋などの症状は，SHOX遺伝子欠損によるものと考えられている．

診断

Turner症候群の最終診断は，染色体分析により決定される．したがって，Turner症候群を見逃さないためには，「低身長女児はTurner症

Consideration points

低身長はTurner症候群の主要症候の一つである

❶ 低身長の女児を診たとき，Turner症候群の特徴的な所見があれば，染色体分析を行う．
❷ 成長ホルモン（GH）に対する反応性は成長ホルモン分泌不全性低身長症より悪いが，早期のGH治療により正常身長へのcatch-upは可能である．
❸ Turner症候群の40〜45％は自然の思春期が発来し，15〜20％は初経を認める．
❹ 自然に思春期が発来しない症例では，12〜15歳ぐらいまでに140 cm前後に達した時点で，低用量エストロゲン療法を開始することにより150 cm前後の成人身長が期待できる．
❺ 成人Turner女性には，糖尿病，骨粗鬆症などに対する長期の管理が必要である．

候群の可能性がある」という目で問診，診察を行い，疑わしい所見が1つでもあれば染色体分析を行うようにする姿勢が重要である．

Turner 症候群は，年齢ごとに特徴的な症状がみられる．

新生児・乳児期

この時期に特徴的な症状は，手足のリンパ浮腫や翼状頸などである．これらの症状は，乳児期以降には消失または軽減する．先天性心疾患として，大動脈狭窄症が本疾患において非常に特徴的である．

幼児から10歳未満

この時期には，低身長を主訴に来院することがほとんどである．成長率が徐々に低下してくるので，早い例では1～2歳ごろに身長が-2 SDを下回る例もあるので，成長曲線をきちんと描いて，成長を評価することが必要である．とくに思春期年齢に近づくほど，性腺機能低下に伴う成長率の低下が明らかになってくるので，平均との差が広がってくる．

診察において，Turner 症候群に特徴的な翼状頸，短頸，被髪部低下，高口蓋，楯状胸，外反肘，中手骨の短縮，眼瞼下垂，内斜視，ほくろ，爪低形成・変形などの症状が認められたら，染色体分析を行う．あまり教科書には記載されていないが，目元がはっきりしている，とくに下まつげがはっきりしているのが，顔貌の特徴だと筆者は考えている．

10歳以降

この時期に受診する主訴も，低身長がほとんどである．性腺機能低下症がある症例では，性ホルモンによる成長率の上昇がなく，他の女児では思春期のスパートが始まるために，身長差が開いていってしまい，身長SDスコアの低下が著明になる（❶）．

性腺機能不全に伴う乳房発育の遅れを主訴に来院する場合もあるが，多くは低身長を伴って

❶ 10歳以降受診女児の身長・体重グラフ（━●━）

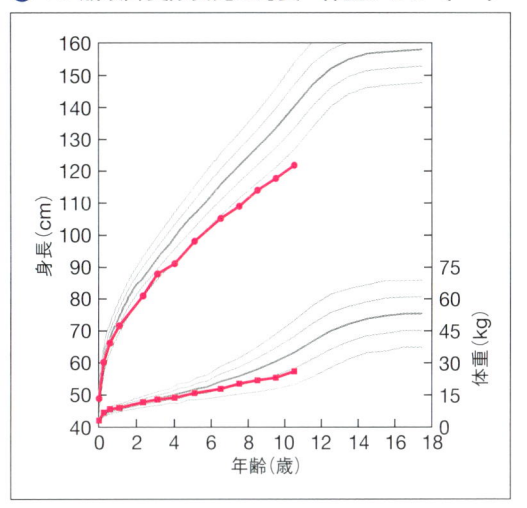

いる．しかし，Turner 症候群でも正常身長の例もあるので，その場合にはかなり高年齢になって乳房発育の遅れや初経がこないなどの主訴で来院することがある．

Turner 症候群でも乳房発育を認める例は40～45％あり，自然に初経を認める例は15～20％あることが報告[4]されているので，思春期が発来していてもTurner 症候群を否定はできない．

治療

GH治療

低身長のための治療は，GHが適応と認められている．骨端線が閉鎖しておらず，身長SDスコアが-2 SD以下で，染色体分析によりTurner 症候群と確定診断されていればGH治療が可能で，身長が145.4 cm未満なら，小児慢性特定疾患研究事業の助成も受けることができる．

日本でTurner 症候群に適応が認められているGH 製剤は，グロウジェクト®，ノルディトロピン®，ヒューマトロープ®，ジェノトロピン®，ソマトロピンBS皮下注「サンド」®の5種

類である．

GHは体重1kgあたり0.35mgの量を1週間の治療量とし，これを週6～7回に分けて就寝前に自己注射する．治療成績は治験の報告[5]では，1.0単位/kg/週（0.33mg/kg/週）の1年間投与で成長率が7.2±1.5cm/年，2年目は5.3±1.1cm/年である．これは，成長ホルモン分泌不全性低身長症が，0.175mg/kg/週で1年目約8cm/年伸びるのと比べると反応性は悪い．しかし多くの症例で軽度～重度の性腺機能低下症があり，骨年齢の進行が思春期年齢になると停滞するために，女性ホルモンの補充を遅らせることにより成人身長をある程度高くすることができている．

性ホルモン補充療法

多くの症例では，卵巣機能低下による性ホルモンの分泌低下がみられる．乳房発育が40～45％認められているが，そのまま思春期が成熟する例は少なく，初経が15～20％認められるが，その後，月経がなくなる例も多い．また20歳代で閉経を迎える例もあり，最終的にはほとんどの例で性ホルモンの補充が必要になる．

エストロゲンが，思春期年齢の骨年齢を進め，骨端線を閉鎖させることが明らかになった．したがって，早期からエストロゲンを通常量投与すると，骨年齢が促進し骨端線が閉鎖するため，成人身長の低下を招く．女性ホルモンの補充を遅くすると，それにより骨年齢が停滞していた間の成長が成人身長に寄与するが，女性ホルモンには成長促進作用もあるので，遅くすればするほど高くなれるということではない．あまり遅くすると二次性徴が発来しないという心理社会的な問題や，この時期に上昇する骨密度が上昇せず，将来的な骨粗鬆症をきたす可能性がある．

日本小児内分泌学会では，Turner症候群におけるエストロゲン補充療法のガイドライン[6]を発表している．それは低用量エストロゲン療法で，プレマリン®（0.625mg/錠）なら1/10錠の1日1回経口投与から，貼付剤のエストラーナ®（0.72mg/枚）なら1/8枚の2日ごとの貼り替えから開始し，半年ごとに約2倍量に増量していく方法である（❷）．

低用量の投与により，骨年齢はあまり促進せず，通常の思春期と同様の緩徐な二次性徴の進行が期待できる．約2年でエストロゲンとしての通常量（プレマリン®1錠/日，エストラーナ®1枚/2日）にして，プロゲステロン製剤を周期的に加えるKaufmann療法に移行することにより，定期的な月経がみられるようにする．

筆者が行っている周期性エストロゲン・プロゲステロン療法（Kaufmann療法）は，毎月1～21日までプレマリン®（0.625mg/錠）1錠，毎月10～21日までプロベラ®（2.5mg/錠）2錠を分1で服用するという方法である．これにより，毎月25日前後に月経がみられる．

総合的な成長促進治療

成人身長に関しては，患者の理想成人身長は高いと思われるが，150cmを目標とすることには，理解が得られると思われる．成人身長に重

❷ 低用量エストロゲン投与方法

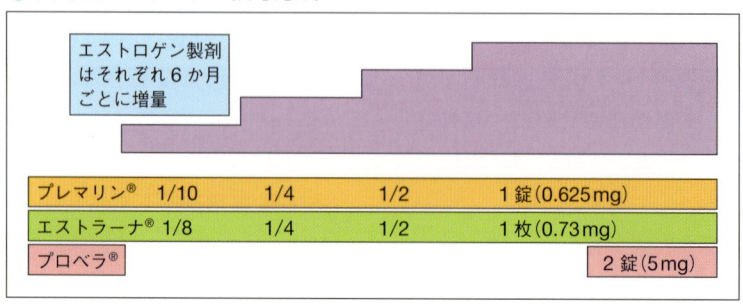

エストロゲン製剤はそれぞれ6か月ごとに増量				
プレマリン® 1/10	1/4	1/2	1錠(0.625mg)	
エストラーナ® 1/8	1/4	1/2	1枚(0.73mg)	
プロベラ®				2錠(5mg)

要なのは，骨端線を閉鎖させるエストロゲンの投与の方法とタイミングである．投与開始から成人身長までの伸びを予測することができれば，目標身長を達成できる可能性が高くなる．

エストロゲン開始時の暦年齢，骨年齢，身長から，あとどれだけ伸びるかの予測式[7]がつくられおり，12～15歳，140cmでエストロゲン治療を開始すれば，成人予測身長は12歳153.7cm，13歳151.8cm，14歳148.9cm，15歳148.0cmとなる．したがって，12～15歳の間に140cmに達した時点で少量エストロゲン治療を開始すれば，目標身長前後の成人身長に達することが可能だと考えられる．

しかしながら，なかなか140cmに達しない症例もある．その場合にはタンパク同化ホルモンを投与することもある．アロマターゼによりエストロゲンに代謝されないタンパク同化ホルモンはそれ自身の成長促進作用だけでなく，骨年齢を促進させず，内因性の性ホルモンを抑制する作用により成人身長の改善が図れる．しかし男性ホルモン作用があるため，声が低くなったり毛深くなったりする副作用が起こることがあり，事前に患者からの十分な同意をとることが必要である．

また，思春期が自然に発来するような症例では，前思春期から投与すると思春期を早く誘発する可能性があるので，11歳ごろになっても思春期が発来しない症例に投与するのがよい．筆者は，プリモボラン®を2.5mg（半錠）か5mg（1錠）を用いている．

❸に治療の一例を示した．6歳からGH治療を行ったが治療開始時の低身長の程度が重症だ

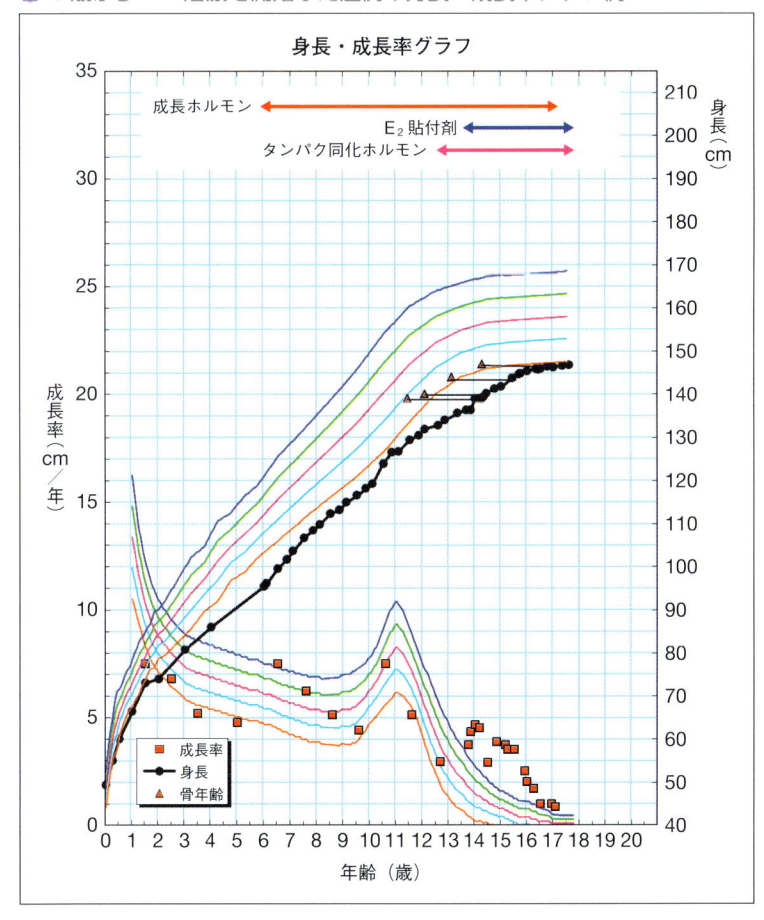

❸ 6歳からGH治療を開始した症例の身長・成長率グラフ例

ったためなかなか身長が正常化しなかった．思春期年齢にタンパク同化ホルモンを加え，14歳ごろに140cm前後に達したために少量エストロゲン治療を貼付剤で始め，147cmの成人身長に達した．

早期診断により早期からGH治療を開始することが，いちばん重要である．GH治療により12歳より遅くとも15歳までに140cmに達すれば，少量エストロゲン療法を開始することにより150cm前後の成人身長が期待される．治療開始年齢が早ければ早いほど，正常女児の思春期年齢に近く二次性徴が成熟するので，心理社会的問題も少なくなると思われる．しかしながら，思春期が自然に発来し，初経を迎える症例は，思春期が発来しないことの心理社会的問題はないが，成人身長は低く終わる傾向がある．

長期管理

GH治療などで成人身長に達したTurner女性は，ほとんどの例で女性ホルモン補充療法の継続が必要である．健康状態はおおむね良好だが，Turner症候群に特有な合併症に注意して管理していく必要がある．

肥満：Turner女性が必ずしも肥満になりやすいというわけではないが，肥満になると高血圧や糖尿病になりやすい体質があると考えられるので，体重増加には注意する必要がある．

心血管系合併症：大動脈狭窄症の合併はよく知られているが，そのほかにも超音波検査により大動脈二尖弁，僧帽弁逸脱，大動脈拡張が10～15％程度報告されている．高血圧も，成人Turner女性では合併しやすい．大動脈拡張から大動脈解離が起こりうることが報告されており，高血圧はそのリスクファクターである．

難聴：Turner症候群は，小児期より高口蓋などの解剖学的異常とリンパ浮腫のために耳管機能が低下して中耳炎にかかりやすい[8]．また年齢とともに聴覚神経の働きが低下する感音性難聴が増加するので，難聴の割合は一般成人より高率である．3～5年に1度は聴覚検査を受けるようにする．

甲状腺機能低下症：Turner症候群は橋本病（慢性甲状腺炎）になりやすく，小児期から甲状腺自己抗体が陽性の割合が思春期以降に高くなる．小児期に甲状腺機能低下症を発症することは少ないが，6か月～1年に1度，定期的な甲状腺機能検査を行う．

糖尿病：Turner症候群は糖尿病になりやすく，そのリスクは肥満により増加する[9]．肥満にならないように注意するとともに，糖尿病に関連する検査を6か月～1年ごとに行う．

骨粗鬆症：女性ホルモン（エストロゲン）は骨密度を上げる働きがあり，Turner女性は女性ホルモンの分泌が少ないため骨粗鬆症になりやすい．50歳以上のTurner女性は骨折の頻度が一般女性より10倍高いといわれているので，エストロゲン補充をきちんと続けるとともに，3～5年に1度は骨密度を測定する．

成人Turner女性のこれらの長期管理は，内科・婦人科で行われるべきだが，必ずしも紹介できる施設がない場合もあるので，小児科としても基本的なことは管理できるようにしておくことが必要である．

■文献

1) Turner HH. A syndrome of infantilism, congenital webbed neck, and cubitus valgus. Endocrinology 1938；23：566-74.
2) Isojima T, et al. Proposal of new suxological standards for Japanese girls with Turner syndrome. Clin Peidatr Endocrinol 2010；19：69-82.
3) Ranke MB, Grauer ML. Adult height in Turner syndrome：results of a multinational survey. Horm Res 1993；42：90-4.
4) Hibi I, et al. Spontaneous puberty in Turner syndrome：its incidence, influence on final height and endocrinological features. In：Ranke MB, Rosenfeld RG, editors. Turner Syndrome：Growth promoting therapies. Excepta Medica；1991. p.75-81.
5) 田中敏章ほか．ターナー症候群の低身長に対するヒト成長ホルモン（JR-8810）の成長促進作用および安全性に関する検討（改訂版）—2年間投与におけ

る成績.薬理と治療 1999；27：1857-69.
6）田中敏章ほか.ターナー症候群におけるエストロゲン補充療法ガイドライン.日児誌 2008；112：1048-50.
7）Tanaka T, et al. Prediction of pubertal growth at start of estrogen replacement therapy in Turner syndrome. Clin Pediatr Endocrinol 2008；17：9-15.
8）守本倫子ほか.ターナー症候群における聴力障害.Otol Jpn 2004；14：703-7.
9）田中敏章ほか.Turner症候群における経口ブドウ糖負荷試験―第1報 年齢による耐糖能の変化.糖尿病 2003；46：846-56.

（田中敏章）

> **Keyword**
> **Turner症候群**：X染色体の（一部）欠損により，低身長，性腺機能低下症，小奇形を特徴とする症状を呈する疾患．
> **染色体分析**：Turner症候群の確定診断は，染色体分析によって行われる．
> **GH治療**：Turner症候群の低身長に対する治療は，成長ホルモン（GH）治療が行われている．
> **低用量エストロゲン療法**：Turner症候群の性腺機能低下症の治療において，通常の思春期と同様に徐々に二次性徴を成熟させ，成長を促進させる方法として，低用量エストロゲン療法が有用である．

28 小児がん経験者

小児がん治療の現状

　小児がん新規患者数は年間約2,500人といわれ，白血病，脳腫瘍，リンパ腫，神経芽腫などで全体の約2/3を占めている．小児がん治療の進歩は目覚ましく，いまでは5年生存率が70％を超えるようになった．とくに小児がんで最も多い急性リンパ性白血病の5年生存率は90％を超え，いまや小児がんは不治の病から治る病気へと変化している．その結果，日本にも数万人以上の小児がん経験者（childhood cancer survivors：CCS）が存在していると推測され，その数は実に若年成人の約700人に1人といわれている．

　CCSの多くはなんらかの晩期合併症とともに生活しており（❶）[1]，そのなかでも内分泌疾患は最も頻度が高い合併症の一つである[2]．また，それらは成長や思春期に直接影響を与え，ほとんどが一生にわたることから，晩期内分泌合併症を適切に診療することは，CCSのquality of life（QOL）を考えるうえでも重要な課題である．

小児がん経験者の診療を始めるにあたり

　CCSの診療を始めるにあたり，いままでにどのような治療を受けてきたのか，あるいは受けているのかの治療サマリーを入手する．同一の施設で治療を受けた場合には，原疾患，治療内容などを確認することは難しくないと思われるが，他施設で治療を受けた場合には，入手困難なことがある．しかし最近では，CCSの長期フォローアップの必要性が認識され，退院時に治療サマリーを独自に作成し，患者，家族に渡している場合がある．

　日本小児白血病リンパ腫研究グループ（JPLSG）の長期フォローアップ委員会では「長期フォローアップ手帳」を作成し，治療終了後の患者に自らのヘルスケアに対する関心と深い理解を高めてもらうために，一部の施設でその手帳の配布が始まっている．手帳には「治療のまとめ」などが記載されており，CCSを診ていくうえで非常に有益であり，まず確認してみることをお勧めする．

Consideration points

小児がん経験者を診るにあたって

❶ 小児がん経験者は高率に晩期内分泌疾患を合併する．
❷ 小児がん経験者を診療するにあたり，治療サマリーを入手し，リスクファクターを整理する．
❸ リスクファクターからどのような晩期内分泌合併症が起こるかを推測する．
❹「小児がん経験者のための医師向けフォローアップガイド」は日常診療を行ううえで有用なツールである．
❺ 自覚症状がなくとも積極的な経過観察，検査を行い，晩期内分泌合併症の早期発見，早期対応に心がける．

❶ 晩期内分泌合併症

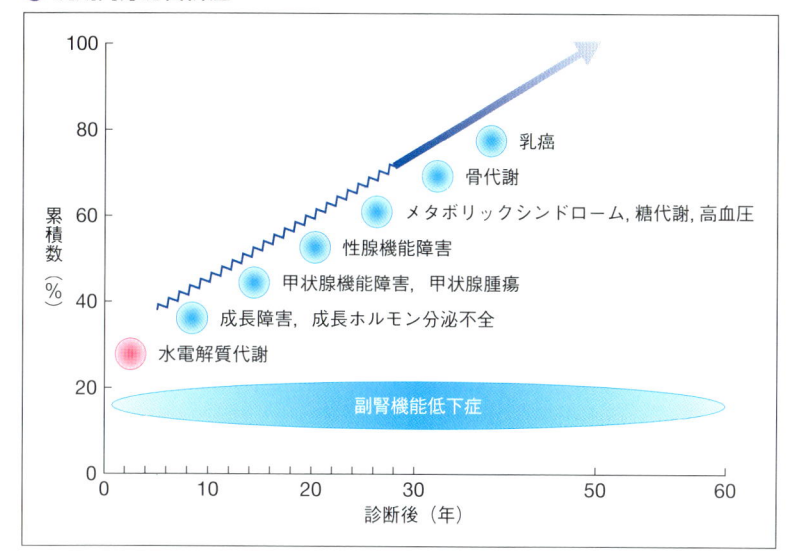

小児がんと診断された後,約30年で70％以上のCCSはなんらかの晩期合併症を罹患する.そのなかでも内分泌疾患が圧倒的に多い.
(Oeffinger KC, et al. 2006[1])をもとに作成）

❷ 晩期内分泌合併症のリスクファクター

放射線照射	とくに頭蓋,性腺,甲状腺への照射
アルキル化薬	シクロホスファミド（エンドキサン®）,ブスルファン（ブスルフェクス®）など
造血細胞移植	全身放射線照射とアルキル化薬を用いた前処置
脳腫瘍	視床下部−下垂体近傍への直接的な手術侵襲

次に,入手した治療サマリーを以下の項目に関して簡単に整理する.
① 放射線照射（照射部位,総照射線量を含む）の有無
② 化学療法薬の種類と総投与量
③ 造血細胞移植の有無
④ 手術療法の有無

これら4項目は晩期内分泌合併症のリスクファクターでもある（❷）.このリスクファクターから,どのような晩期内分泌合併症が起こるかが,ある程度推測可能である.

「小児がん経験者のための医師向けフォローアップガイド」の活用

日本小児内分泌学会CCS委員会では,CCSのフォローアップに関わるすべての医師が,急性期・晩期内分泌合併症に初期対応できることを目標に「小児がん経験者のための医師向けフォローアップガイド ver 1.1」[3]を作成した.現在,学会ホームページ（http://jspe.umin.jp/）からダウンロードすることが可能である.

本フォローアップガイドの構成は代表的な9項目の内分泌合併症をあげ,それぞれの合併症に関して臨床像や診断と治療などについて記載してある.また,本ガイドのサマリーに相当する一覧表が示され,そこを入口として本文の必要な項目を読むことができるよう工夫されている.

実際に入手した治療サマリーから,とくに放射線照射の有無,化学療法薬の種類と総投与量を「治療別内分泌合併症一覧表（❸）」と照らし合わせてみて,今後予想される晩期内分泌合併症を確認する.そして推測される各晩期内分泌合併症に関して,本フォローアップガイドの「内分泌フォローアップガイド,合併症別一覧」を参考に,（1）概要,（2）臨床像,（3）診断と治療,（4）フォローアップ項目,（5）専門医への紹介の基準,を確認する.

フォローアップ項目は,各晩期合併症に共通する項目と系統別検査に分かれている（❹）.共通する項目に関しては長期経過観察を行ううえ

❸ 治療別内分泌合併症一覧

		成長ホルモン	性腺系	副腎系	甲状腺系	肥満高脂血症	糖代謝	骨代謝	水電解質	高血圧
放射線照射	頭蓋照射　大量（>30 Gy）	◎	◎	○	◎	◎	○	△***		△
	中等量（>18 Gy）	◎	◎*	△	◎	◎	○	△***		△
	少量（7〜12 Gy）	△			△	△	△			
	局所照射		◎		◎				○	△
	全身照射（TBI）	△	○		○	△	△	○	△	△
化学療法薬	アルキル化薬**		◎						△	△
	アントラサイクリン		○							
	メトトレキサート							○	△	△
	重金属				○				○	○
	ステロイド剤			○		○	○	○		○
	L-アスパラギナーゼ						△			

◎：可能性が高い，○：可能性が十分ある，△：可能性がありうる．
* 中枢性思春期早発症の可能性があるが，次第に性腺機能低下症に移行する場合もある．
** ブスルファン，シクロホスファミドなど．
*** GHD や中枢性性腺機能低下症を伴った場合．

（日本小児内分泌学会 CCS 委員会[3]）

❹ フォローアップ項目

	成長ホルモン	性腺系	副腎系	甲状腺系
共通項目	身長・体重・血圧の計測，BMI，肥満度の算出（年2〜4回） 二次性徴を Tanner 分類で評価（年2〜4回） 成長曲線，肥満度判定曲線，BMI パーセンタイル曲線等の作成 骨年齢の測定（年1〜2回）			
系統別検査（基本的に年1〜2回程度）	一般血液・生化学検査，尿検査			
	IGF-I，TSH，fT$_4$，ACTH，コルチゾール，LH，FSH，PRL，テストステロン（男子），エストラジオール（女子），血糖，HbA$_{1c}$	LH，FSH，テストステロン（男子），エストラジオール（女子）骨密度（年1回）	ACTH，コルチゾール（採血時間はできるだけ早朝にする）	TSH，fT$_4$，甲状腺癌の疑いではサイログロブリン 甲状腺超音波検査（最低でも3年に1回）

BMI：body mass index，IGF-I：insulin-like growth factor I（インスリン様成長因子I），TSH：thyroid stimulating hormone（甲状腺刺激ホルモン），fT$_4$：free thyroxine（遊離サイロキシン），ACTH：adrenocorticotropic hormone（副腎皮刺激ホルモン），LH：luteinizing hormone（黄体形成ホルモン），FSH：follicle-stimulating hormone（卵胞刺激ホルモン），PRL：prolactin（プロラクチン）．

で非常に大切な項目ばかりである．とくに成長曲線は晩期合併症の早期発見にも有用であり，必ず作成・保管しておく．

なお，日本人小児の体格評価に有用な成長曲線や BMI 曲線などは日本小児内分泌学会ホームページから pdf 形式でダウンロードが可能である．

上記フォローアップ項目に異常を認めた場合は，専門医に紹介するのが適切と思われる．ここでいう専門医とは，日本内分泌学会認定「内分泌代謝専門医（小児科）」，あるいは「日本小児内分泌学会評議員」であることなどが目安になるが，そうした資格の有無に限らず，その領域の診療を専門的に行っている医師であればよいと考えられる．

さまざまな晩期内分泌合併症

成長ホルモン系

成長ホルモン分泌不全性低身長症が代表的な

疾患である．リスクファクターは頭蓋への放射線照射で，18 Gy 以上の頭蓋照射では成長ホルモン分泌不全症を合併する危険性が高く，また小児期では7〜12 Gy と低線量でも growth hormone neurosecretory dysfunction を呈する場合がある．これは，薬物による成長ホルモン分泌刺激試験では正常反応を示すものの，生理的成長ホルモン分泌能が低下しているものを示す．

また，前述のように成長ホルモンが最も放射線感受性が高いため，成長ホルモン以外の下垂体前葉ホルモン分泌不全症状を認める場合には，積極的に成長ホルモン分泌能検査を行う（❺）[4]．

成長ホルモン分泌不全は頭蓋照射後の年数とともに増加するので，1回だけの検査で成長ホルモン分泌が正常であっても，成長ホルモン分泌能がその後も一生正常とは限らない．繰り返し検査が必要となる場合がある．

実際の診療では，定期的な身長体重の測定が重要で，成長曲線を必ず作成する．低身長や成長率の低下には十分に注意を払う．また，脊髄照射を受けている症例では，脊椎骨への照射のために座高の伸びが低下する場合がある．一部の症例では，成長ホルモン分泌不全にもかかわらず，成長ホルモン治療なしに身長が伸びる

❺ 放射線照射後の視床下部-下垂体系機能

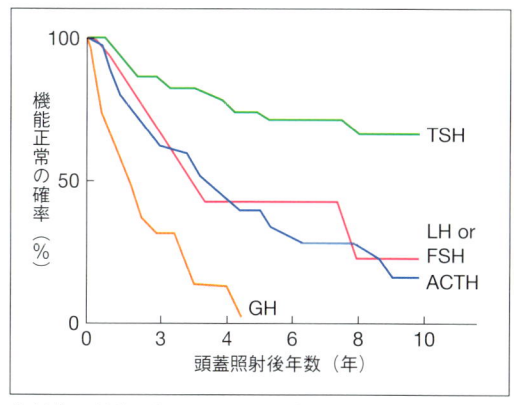

放射線照射後は経時的に視床下部-下垂体系機能が低下してくることがある．
GH：growth hormone（成長ホルモン）．
（Shalet SM, et al. 1988[4]）

"growth without growth hormone" という病態がみられるが，次第に身長の伸びは不良となることも多い．

性腺系

性腺系の障害は，中枢性と末梢性（原発性）に分けて考える．

脳腫瘍の直接的または手術侵襲，放射線照射による視床下部-下垂体障害は，機能低下症のみならず機能亢進症をもきたしうる．視床下部-下垂体系に対する放射線照射では，18 Gy 以上では視床下部を活性化し思春期早発症をきたし，また 30 Gy 以上ではゴナドトロピン分泌不全による性腺機能低下症を合併する危険性が増加する．これは男児より女児の頻度が高い．

一方，精巣，卵巣における局所の影響については，性ホルモン産生と配偶子形成に分け，また男女別に考える必要がある．男児においては，20 Gy を超えない程度の精巣への放射線照射は Leydig 細胞によるテストステロン産生能は比較的維持されるが，黄体形成ホルモン（luteinizing hormone：LH）は高値の partial Leydig cell dysfunction を示すことが多い．また，平均的な二次性徴の進行を認めるが，Sertoli 細胞や胚細胞は 2 Gy 程度の低線量でも障害を受けやすく，著しい造精能低下を認める．

造精能低下を認める症例では精巣発育も不良で，精巣サイズは 12 mL（成人の −2SD に相当）を超えることはほとんどない．女児においては，低線量の放射線照射でエストロゲン産生能低下と卵子数減少の両方を認め，また子宮の発育不全を認める．これらの影響は放射線照射時の年齢によっても異なる．

女子で 14 歳まで，男子で 15 歳までに二次性徴の徴候が現れない場合は，思春期遅発症と考える．反対に，思春期早発症では低年齢で二次性徴が出現し，成長率の上昇をきたし一時的に高身長となるが，骨年齢の進行を伴い早期に骨端線が閉鎖するため，未治療の場合は最終的に低身長となる．

副腎系

中枢性副腎機能低下症は，他の下垂体前葉ホルモン分泌不全症に比べると頻度は低く，臨床的にも症状が非特異的なことがある．しかし，それが認識されない場合は急性副腎不全を呈し，重大な結果を招くことがあるため注意が必要である．

非特異的な症状に加え，早朝（8時ごろ）の血清コルチゾール値 $10\,\mu g/dL$ 以下の場合は副腎不全の存在を疑い，さらなる精査が必要となる．

甲状腺系

甲状腺系の障害も，中枢性と末梢性（原発性）に分けて考える．

中枢性でのリスクファクターは頭蓋への放射線照射で，40 Gy 以上の頭蓋照射では中枢性甲状腺機能低下症を合併する危険性が高い．末梢性では，10 Gy 以上の甲状腺への放射線照射では原発性甲状腺機能低下症を，20 Gy 以上では甲状腺癌の発生頻度が上昇してくる．しかし，30 Gy 以上では甲状腺細胞がアポトーシスをきたし，甲状腺癌発生率が低下するともいわれている[5]．

低線量の放射線照射では，甲状腺ホルモンは正常範囲に保たれているものの，甲状腺刺激ホルモンが軽度上昇している subclinical compensated hypothyroidism も比較的多く認められ，長期間の経過観察が必要である[6]．また，明確な放射線線量は知られていないが，原発性甲状腺機能亢進症を呈することもある．

積極的な経過観察，検査の必要性

CCS のすべてに晩期合併症が発症するわけではない．しかし，これまでに受けてきた治療内容から，今後起こってくる可能性のある合併症が存在していることも事実である．CCS の長期フォローアップは，「あらかじめ CCS 自身の健康上のリスクを把握し，仮に晩期合併症が発症した場合にも早期に発見できるよう，自分自身の健康管理を積極的に行うことができるようになる」という目的もある．

晩期合併症には，治療終了後比較的早期から出現してくるものから，10年，20年経過してから出現してくるものまでとさまざまである．CCS の QOL を向上させるためにも，症状がなくとも積極的な経過観察，検査が必要であることを CCS 自身やその家族，また医療従事者も十分に理解しておく必要がある．

さらに知識を深めるために

日本における小児がん経験者長期フォローアップの臨床・研究の歴史はまだ浅く，今後，日本におけるエビデンスの蓄積や多職種による総合的なフォローアップ体制の構築が必要な領域である．

一方，米国における長期フォローアップ体制構築の歴史は比較的古く，現在 Children's Oncology Group がそのリーダー的存在を担っている．特筆すべきものに Long-term Follow-up Guideline があり，この医師向けのガイドラインは，いままでに受けてきた治療別にどのように CCS をフォローアップしたらよいかが詳細に記載されている．また，これに付随する形で患者向けに Health Links があり，各晩期合併症の定義，臨床症状，診断，治療，予防法など，小児がん経験者本人や家族が読んで理解できるように解説されている．

いずれもインターネットから自由にダウンロードできるので，診療の参考にされるとよいと思われる（www.survivorshipguidelines.org）．

■文献

1) Oeffinger KC, et al. Childhood Cancer Survivor Study. Chronic health conditions in adult survivors

of childhood cancer. N Engl J Med 2006 ; 355 : 1572-82.
2) 石田也寸志ほか．小児がん経験者の晩期合併症およびQOLの実態に関する横断的調査研究（第2報）．日児誌 2010 ; 114 : 676-86.
3) 日本小児内分泌学会CCS委員会．小児がん経験者（CCS）のための医師向けフォローアップガイド ver 1.1
4) Shalet SM, et al. Growth and pituitary function in children treated for brain tumours or acute lymphoblastic leukaemia. Horm Res 1988 ; 30 : 53-61.
5) Sigurdson AJ, et al. Primary thyroid cancer after a first tumour in childhood（the Childhood Cancer Survivor Study）: a nested case-control study. Lancet 2005 ; 365 : 2014-23.
6) Ishiguro H, et al. Long-term follow-up of thyroid function in patients who received bone marrow transplantation during childhood and adolescence. J Clin Endocrinol Metab 2004 ; 89 : 5981-6.

〔石黒寛之〕

Keyword

小児がん経験者：小児期に小児がんの治療を受け，現在，生存している小児，成人の総称である．治療の進歩とともに生存率は向上し，小児がん経験者数は増加傾向である．CCS（childhood cancer survivors）ともいう．

晩期合併症：小児がん経験者では，治療終了後にもさまざまな治療関連合併症に罹患する．そのなかでも内分泌疾患が多く，QOLに多大なる影響を及ぼすことがある．

Part 3

救急処置

29 副腎クリーゼ

定義

副腎クリーゼは，副腎皮質ホルモンの欠乏（以下，副腎不全）により，循環不全，意識障害などの重篤な症状を呈する致死的（life-threaten）な病態である[1]．典型的には，副腎皮質の予備能が慢性的に低下している患者が，感染症や外科手術などの身体的ストレスを受けたとき，十分な副腎皮質ホルモンを分泌できないため，副腎不全症状が急速に増悪し，副腎クリーゼに至る．

未治療の副腎不全患者だけではなく，すでに治療中の患者においても発症の危険はあるが，副腎皮質ホルモンの適切な投与により治療可能であり，初発時を除いては予防可能である．

基本病態

副腎皮質は，グルココルチコイド作用を有するコルチゾールと，ミネラルコルチコイドを有するアルドステロンを分泌する．

コルチゾールの欠乏により肝臓でのグルコース産生が障害され，アルドステロンの欠乏により腎臓でのNa再吸収とK・酸排泄が障害される．ストレス時，副腎不全の増悪によって食欲不振，嘔吐を生じ，経口摂取不良を介して，体内の水，グルコースおよびNa欠乏が急速に進行する．この結果，脱水，低血糖，低Na血症，高K血症，代謝性アシドーシスが進行し，循環不全，意識障害に至る．

原因

原発性と続発性の副腎不全がある．ともに副腎クリーゼの原因となりうるが，一般に原発性副腎不全のほうが，より重篤な症状を呈する．

原発性副腎不全は，先天性副腎皮質過形成症をはじめとする両側副腎病変に基づいて，コルチゾールとアルドステロン両方の欠乏を示す．一方，続発性副腎不全は，視床下部−下垂体病変による副腎皮質刺激ホルモン（adrenocortico-

Consideration points

副腎不全の第一の治療目標は，副腎クリーゼによる突然死を防止することである

❶ 先天性副腎皮質過形成症における突然死症例の多くは，感染に続発する副腎クリーゼを原因とする[8]．死亡例は，乳幼児だけでなく，年長児においても少なくないことに留意する．
❷ ストレス時，指示どおり副腎皮質ホルモンを内服できたとしても，体調に不安があれば，患者は救急外来への受診をためらうべきではない．救急外来では，副腎クリーゼを防ぐために，可能な限りの安全な方法をとるべきである．
❸ 初発時において，副腎不全が強く疑われる場合には，診断確定前であってもヒドロコルチゾン治療を開始するべきである．このとき，治療前の血液，尿検体を保存し，後に行われる精査，診断，病型分類に役立てる．

tropic hormone：ACTH）分泌不全に基づいて，コルチゾール単独の欠乏を示す．広義には，炎症性疾患などの治療のため，グルココルチコイド作用をもつ合成ステロイドを長期間にわたって全身投与された後に生じる ACTH の機能的抑制も含まれる．

なお，アルドステロン分泌は，ACTH ではなくレニン-アンギオテンシン系にコントロールされるため，続発性副腎不全においては保たれる．

臨床所見

❶に，副腎不全患者で認められる症状を示す[2]．

軽度な副腎不全では，食欲不振，嘔気，筋力低下，体重減少など非特異的な症状を呈する．感染，外傷などのストレスを受け，副腎不全が急速に増悪した場合には，発熱，腹痛や繰り返す嘔吐によって，経口摂取不良に陥る．放置すれば，脱水，血糖低下，電解質異常が進行し，血圧低下，嗜眠傾向など副腎クリーゼに至る．原発性副腎不全においては，慢性的なACTHの分泌増加により皮膚色素沈着を呈する．

内分泌所見

副腎クリーゼ発症時の内分泌所見は，副腎不全と同一である．すなわち，血中・尿中コルチゾール，アルドステロンの低値や，血中ACTH・レニン値の異常が認められる．

❶ 副腎不全の主な症状・所見

- 易疲労感，食欲不振，体重減少または増加不良，脱水，嘔気，嘔吐，腹痛，発熱
- 低 Na 血症，低血糖
- 高 K 血症，代謝性アシドーシス（アルドステロン欠乏を伴うとき）
- 皮膚色素沈着（原発性副腎不全で ACTH 高値のとき）

初発の副腎不全においては，治療前に血液・尿検体を確保し，副腎不全の診断確定，および病型分類を行うべきであるが，すでに副腎不全とその病型が診断され，ホルモン補充中の患者においては，内分泌的検査は不要である．

治療

life-threaten な病態であるので，副腎クリーゼを疑った場合には，原則として内分泌などの検査結果を待たずに，副腎皮質ホルモンの投与を開始する[3]．原発性・続発性副腎不全どちらにおいても，以下に述べる輸液および副腎皮質ホルモン投与を行う．

投与する副腎皮質ホルモンには，生理的ステロイドであり，グルココルチコイド作用とミネラルコルチコイド作用をともに有するヒドロコルチゾンを選択する[4]．

なお，コルチゾールとヒドロコルチゾンは同一のステロイドであり，本項では慣習に従って，前者を検査値，後者を治療薬として用いる．治療の概要を ❷ に示す．

▎輸液

血糖・血圧の維持を目的として，グルコースと Na を十分に含み，K を含まない初期輸液とする．例として，循環がある程度保たれている症例には１号液（ソリタ®-T1 など）を，循環不全を示す症例では生理食塩水＋グルコース（＋メイロン®）を選択する．低血糖を認める場合には，グルコースの投与を優先する．

初期輸液により循環不全が改善した後，次の24時間で電解質を補正する．アルドステロン欠乏に基づく低 Na 血症に対しては，❷の補正式に基づいて Na を投与する．Na の十分な補充は，細胞外液量の改善だけではなく，細胞外浸透圧の正常化により，高 K 血症と代謝性アシドーシスを改善させる．

重度の高 K 血症に対しては，カリメート®投

❷ 副腎クリーゼの治療

輸液		
初期輸液	1号液（ソリタ®-T1 など）　または　生理食塩水＋50％グルコース　10〜20 mL/kg/時	
循環状態改善後の輸液（24時間あたり）		
	水分	維持量＋推測喪失量－初期輸液量 [mL]
	Na	維持量（2〜3×体重 [kg]）＋推測欠乏量{(135－実測 Na 値)×体重 [kg]×0.6}－初期輸液量 [mEq]
	K	（血清 K の正常化まで投与しない）
	重炭酸	（重度のアシドーシス時のみ）　メイロン®として　(－BE)×体重 [kg]×0.3÷2 [mL]
ヒドロコルチゾン（ソル・コーテフ®，サクシゾン®，ハイドロコートン®など）投与		
初期投与量	1回 50〜75 mg/m² 静注　または　0〜3歳：25 mg，4〜9歳：50 mg，10歳以上成人：100 mg 静注	
次の24時間の投与量		
	1回 25 mg/m² を6時間ごと静注　または　1日 100 mg/m² を点滴静注（ともに成人量：200 mg/日）	

与やグルコース-インスリン治療を，重度の代謝性アシドーシスに対しては，重炭酸ナトリウム（メイロン®）の点滴静注を併用する．

ヒドロコルチゾン投与

　静脈ラインおよび血液検体を確保した後，ただちにヒドロコルチゾン（ソル・コーテフ®，サクシゾン®，ハイドロコートン®）を静注する．初回にボーラスで投与するべきヒドロコルチゾン量は，50〜75 mg/m²（体表面積 1 m² あたり，以下同じ）とされるが，年齢別の簡便な初期投与量を参照してもよい（❷）[3-5]．

　ストレス下の副腎皮質は，1日あたり約 100 mg/m² のコルチゾールを分泌することに基づき，ヒドロコルチゾン 1回 25 mg/m² を6時間ごとに1日4回静注するか，100 mg/m² を24時間で点滴静注する（❷）[2]．上記の量のヒドロコルチゾンは，グルココルチコイド作用だけではなく，交叉作用によりミネラルコルチコイド作用も有しているため，アルドステロンの欠乏に対しても有効と考えてよい．

　臨床症状および検査所見の改善後は，すみやかに漸減のうえ経口投与に変更する．健常人の非ストレス時における，1日あたりのコルチゾール分泌量は 5〜7 mg/m² 程度とされるが，経口投与においては，吸収効率および肝臓通過による不活化を考慮して，10〜15 mg/m²/日（成人量 20〜30 mg/日）分3程度の内服とする[1]．アルドステロン欠乏を伴う場合には，コルチゾールの減量後に，フルドロコルチゾン（フロリネフ®）0.025〜0.2 mg/日（成人量ほぼ同じ）分2内服を併用する．

予防

　life-threaten な病態であるため，すべての副腎不全患者に対して副腎クリーゼの予防的対応をする．

　患者本人が，副腎クリーゼの危険について知ることと，自身での対応が困難なときには，早期に救急外来を受診することが重要である．❸のような病院間の患者連絡用カードを携帯させ，最寄りの救急外来を受診できるようにしてもよい．救急外来では，軽度の副腎不全でない限り，輸液および経静脈的な副腎皮質ホルモン投与を行うほうが安全であり，血糖や電解質異常を伴うときには入院治療が推奨される．

　以下，急性疾患罹患時，周術期，グルココルチコイド離脱時における副腎クリーゼの予防について述べる．

急性疾患罹患時

　副腎不全に対してホルモン補充中の患者がストレスにさらされた場合，すなわち感冒などの発熱性疾患や，嘔吐下痢症などの消化器疾患に罹患した場合，または外傷を受けた場合には，副腎皮質ホルモンの相対的欠乏をきたすため，

補充量を一時的に増量する必要がある．微熱，嘔気，疲労感など，ごく軽度な症状に対しては，安静を保ち，水分，糖質，食塩を十分に摂取できれば，通常の治療で経過をみてよいが，症状の急速な悪化には，十分に注意する．

発熱や嘔吐など，より強い症状に対しては，非ストレス時の約3倍相当，または1回20 mg/m² 相当のヒドロコルチゾンを少なくとも1回内服し，持続するときには同じ量を6〜8時間ごとに内服する（❹）[3-5]．実際には，体表面積あたりの維持量は症例間で異なるため，ストレス時の投与量を現在の処方量を基準に計算する方法は，必ずしも合理的ではない．なお，フルドロコルチゾンは増量する必要はない．

以上によっても症状が改善せず，かつ経口摂取不良や副腎皮質ホルモン内服困難のときには，副腎クリーゼに至る前に副腎皮質ホルモンの経静脈投与を開始する．❹に，重症度または原疾患を基準にしたヒドロコルチゾンの推奨投与量を示す[3]．

ヒドロコルチゾンの経静脈投与と同時に，水，グルコース，Na を十分に輸液することで，血圧，血糖，電解質濃度が維持され，患者の受ける身体的ストレスが緩和される．

❸ 副腎皮質機能低下症の患者連絡用カード

緊急時のお願い

私は **副腎皮質機能低下症**で
ステロイドを内服中です
(I Have Adrenocortical Insufficiency on steroid therapy)

もし私が倒れていたり，ぐったりしているときは，
医療機関での緊急処置が必要な状態です．

救急車を呼んでください

裏面に診断名，治療薬剤，連絡先の記載があります．

（オモテ）

患者名　　　〇〇〇〇
生年月日　平成〇年　〇月　〇日生　　性別　女性
診断名　　先天性副腎皮質過形成
　　　　　21-水酸化酵素欠損症，塩喪失型
治療薬剤　コートリル　1日 15 mg 分3
　　　　　フロリネフ　1日 0.1 mg 分2

急性副腎不全のとき，
ヒドロコルチゾン1回 50 mg を静注してください．

連絡先　東京歯科大学市川総合病院　小児科
　　　　千葉県市川市菅野5-11-13，電話 047-322-0151(代)
　　　　担当医　× × × ×

（ウラ）

（東京歯科大学市川総合病院小児科）

❹ 副腎クリーゼの予防

急性疾患罹患時

重症度の目安
　軽　症：微熱，嘔気，易疲労感など，感冒に準ずる症状
　中等症：高熱，嘔吐，経口摂取不良，または肺炎・腸炎など，局所における明らかな炎症
　重　症：著しい全身状態不良，または敗血症・髄膜炎・膵炎など，重篤な全身症状を伴う炎症
予防的投与のタイミング
　・症状に気づいたとき，または原病の治療開始と同時に，少なくとも1回投与する
　・以後は，症状に応じて継続投与する

周術期

侵襲度の目安
　小手術：一般的な歯科処置，局所麻酔を要する体表面・粘膜の処置
　中手術：内視鏡・カテーテル治療，ヘルニア結紮術など，原則として著しい疼痛や出血を伴わない手術
　大手術：開腹，開胸，開頭術など，多くの観血的手術
予防的投与のタイミング
　・手術当日の朝，または手術1〜2時間前に初回投与する
　・以後は，手術時間および術後経過に応じて継続投与する

急性疾患罹患，または周術期のヒドロコルチゾンの推奨投与量・投与経路

軽症　または　小手術：きわめて軽症，または手術侵襲度の低い場合は，通常の治療を継続し，経過観察
　　　　　　　　　　増量するときは，1回 20 mg/m² 相当，または非ストレス時の1回量の3倍を，6〜8時間ごとに内服
中等症または中手術：初回 25〜50 mg/m² 相当，以後1回 12.5〜25 mg/m² 相当を，6時間ごとに静注
重症　または　大手術：（副腎クリーゼの治療に準じて）初回 50〜75 mg/m² 相当，以後1回 25 mg/m² 相当を，6時間ごとに静注

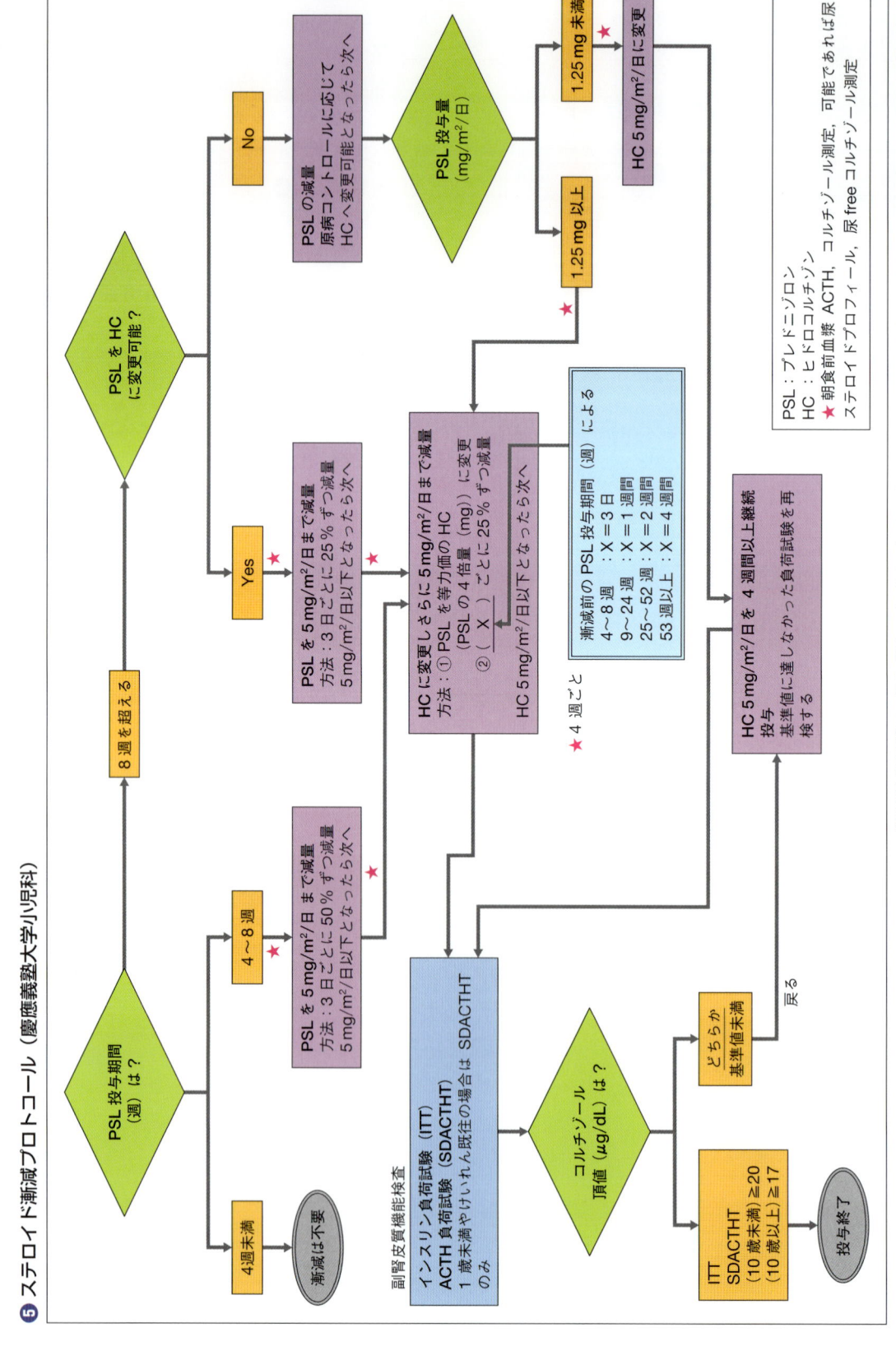

❺ ステロイド漸減プロトコール（慶應義塾大学小児科）

凡例:
- PSL：プレドニゾロン
- HC：ヒドロコルチゾン
- ★ 朝食前血漿 ACTH、コルチゾール測定、可能であれば尿中ステロイドプロフィール、尿 free コルチゾール測定

漸減前の PSL 投与期間（週）による
- 4〜8 週　　：X = 3 日
- 9〜24 週　 ：X = 1 週間
- 25〜52 週　：X = 2 週間
- 53 週以上　：X = 4 週間

★ 4 週ごと

副腎皮質機能検査
インスリン負荷試験 (ITT)
ACTH 負荷試験 (SDACTHT)
1 歳未満やけいれん既往の場合は SDACTHT のみ

ITT
SDACTHT
(10 歳未満) ≥ 20
(10 歳以上) ≥ 17

（KOPE-SWIP®11：Keio University School of Medicine Department of Pediatrics Division of Endocrinology and Metabolism）

周術期

副腎不全患者が外科手術を受ける場合，侵襲度を参考にして，術前から計画的にヒドロコルチゾンを増量する（❹）[3,6]．疼痛，発熱，摂食不良などの随伴症状によっては，手術前日から手術後数日まで一定期間続けることもあるが，必要最小限の投与にとどめるべきである．

グルココルチコイド離脱時

炎症性疾患に対する治療において，プレドニゾンなどの強力なグルココルチコイド作用をもつ合成ステロイドが，長期間（一般に3～4週間以上）にわたって全身投与されることがある．外因性のグルココルチコイドは，下垂体ACTHに対してネガティブフィードバック作用を有し，長期間にわたればACTH分泌抑制を介して，両側副腎皮質の萎縮を招く．この下垂体-副腎皮質の抑制は原則として可逆的であるが，合成ステロイドの投与中止後も数か月にわたり，続発性副腎不全を呈する可能性がある[7]．

副腎不全の発症を最小限とするステロイド漸減方法，および中止後の管理方法は，基礎疾患または施設ごとに経験的に決められていることが多い．一例として，❺に2013年現在，慶應義塾大学小児科で用いられているプロトコールを示す．

合成ステロイドまたはヒドロコルチゾンの漸減中には，易疲労感，食欲不振などの，軽微な副腎不全症状に注意する．以上の症状を呈した場合には，まずグルコースとNaを含む輸液を開始し，副腎クリーゼへの進行を疑った場合には，ヒドロコルチゾン静注を併用する．

有症状期のコルチゾール値，およびインスリン負荷またはACTH負荷後のコルチゾール値により，ヒドロコルチゾン補充を検討する．比較的副腎機能が保たれている場合には，日常の補充は必要なく，発熱などのストレス時のみ，ヒドロコルチゾン1回20 mg/m^{2}を1日3～4回内服する．

文献

1) Shulman DI, et al. Adrenal insufficiency: still a cause of morbidity and death in childhood. Pediatrics 2007; 119: e484-94.
2) Stewart PM. The adrenal cortex. In: Kronenberg HM, et al, editors. Williams Textbook of Endocrinology. 11th edition. Philadelphia: Saunders Elsevier; 2008. p.445-537.
3) Coursin DB, et al. Corticosteroid supplementation for adrenal insufficiency. JAMA 2002; 287: 236-40.
4) Cooper MS, et al. Corticosteroid insufficiency in acutely ill patients. N Engl J Med 2003; 348: 727-34.
5) Speiser PW, et al. Congenital adrenal hyperplasia due to steroid 21-hydroxylase deficiency: an Endocrine Society clinical practice guideline. J Clin Endocrinol Metab 2010; 95: 4133-60.
6) Salem M, et al. Perioperative glucocorticoid coverage: a reassessment 42 years after emergence of a problem. Ann Surg 1994; 219: 416-25.
7) Alves C, et al. Withdrawal from glucocorticosteroid therapy: clinical practice recommendations. J Pediatr (Rio J) 2008; 84: 192-202.
8) Swerdlow AJ, et al. Mortality in patients with congenital adrenal hyperplasia: a cohort study. J Pediatr 1998; 133: 516-20.

（佐々木悟郎，柴田浩憲，長谷川奉延）

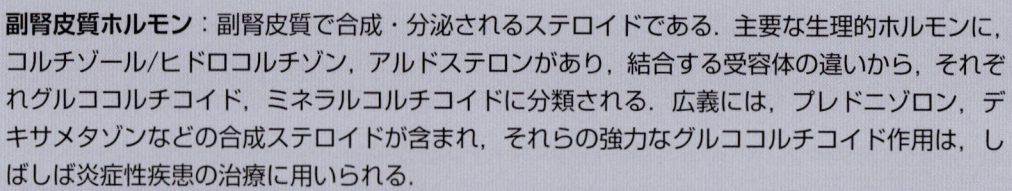

> **🔑 Keyword**
>
> **副腎皮質ホルモン**：副腎皮質で合成・分泌されるステロイドである．主要な生理的ホルモンに，コルチゾール/ヒドロコルチゾン，アルドステロンがあり，結合する受容体の違いから，それぞれグルココルチコイド，ミネラルコルチコイドに分類される．広義には，プレドニゾロン，デキサメタゾンなどの合成ステロイドが含まれ，それらの強力なグルココルチコイド作用は，しばしば炎症性疾患の治療に用いられる．
>
> **急性副腎不全**：急速に進行する副腎皮質ホルモン欠乏症状をいう．狭義には，両側副腎出血などのように短期間で発症した副腎病変のみを意味するが，一般的には，先天的または慢性的に存在する副腎不全が，ストレスなどにより短期間に増悪，または顕在化した状態をさす．
>
> **ストレス**：生体が外部から受ける負荷のうち，生体にとって好ましくないものをさす．副腎不全の臨床上は，感染や外傷，外科治療が重視されるが，著しい空腹，激しい運動，精神的重圧などを含めることもある．

30 糖尿病性ケトアシドーシス

発症頻度，死亡率

糖尿病性ケトアシドーシス（diabetic ketoacidosis：DKA）は糖尿病の発症時あるいは治療中でも起こりうるが，0～10％が昏睡に進行し，治療の進歩した現在でも各国からの報告によると死亡率は0.2～0.3％である．

DKAは1型糖尿病で発症頻度が高いと考えられているが，2型糖尿病でも清涼飲料水ケトーシスとして発症，あるいは管理中の症例でも認められることがある．各国の報告はさまざまであるが，1型糖尿病の発症時のDKA頻度は15～70％，管理中のDKA頻度は1年で1～10％である[1-4]．

一方，2型糖尿病の清涼飲料水ケトーシスは，日本を含むアジア諸国やアフリカ民族での報告が多いが，日本の小児2型糖尿病において発症時にDKAを認めた頻度は約5％と報告されている[5]．

DKAの近年の死亡率は0.2～0.3％と報告されているが，脳浮腫はすべてのDKA死亡原因の60～80％に及ぶ．また，生存者のほぼ20％は永続的な後遺症を残す[1-4]．

病態

1型糖尿病，2型糖尿病いずれの場合も，高度のインスリン作用不足の状態ではグルコースをエネルギー源として利用できず，エネルギー産生を得るために脂肪分解が促進する．脂肪分解の過程において，中性脂肪，遊離脂肪酸からケトン体が産生され，肝臓ではβ酸化によりアセチルCoAに分解された後にケトン体産生へ進行する．過剰なケトン体の産生は重炭酸イオンの

❶ DKAの主な病態

- インスリンの欠乏およびインスリン作用の欠如
    - 糖，タンパクの代謝異常
    - ケトン血症
    - 代謝性アシドーシス
    - 糖毒性（glucose toxicity）
- 高血糖による血漿浸透圧の上昇
- 高浸透圧利尿による脱水
- ストレスホルモンの上昇
- 血清電解質の異常

Consideration points

治療の基本は高血糖と代謝性アシドーシスの是正である

❶ 糖尿病性ケトアシドーシス（DKA）は，糖尿病の発症時あるいは治療中でも起こりうる．そして現在でも死亡率は0.2～0.3％である．
❷ DKA治療の基本は，適正な輸液による欠乏した水分と電解質の補正とインスリンの少量持続静脈内投与による高血糖と代謝性アシドーシスの是正である．
❸ DKAを治療するにあたり，最も重篤な合併症は脳浮腫の発生である．そして脳浮腫発生の主な原因は，治療による過剰な輸液と急速な血糖・血漿浸透圧の低下である．
❹ 治療中のDKAの発生は，不十分な患者の自己管理と不適切な治療によることが多い．これらを予防するために，患児や家族へ十分な教育を行う必要がある．

❷ DKAの病態

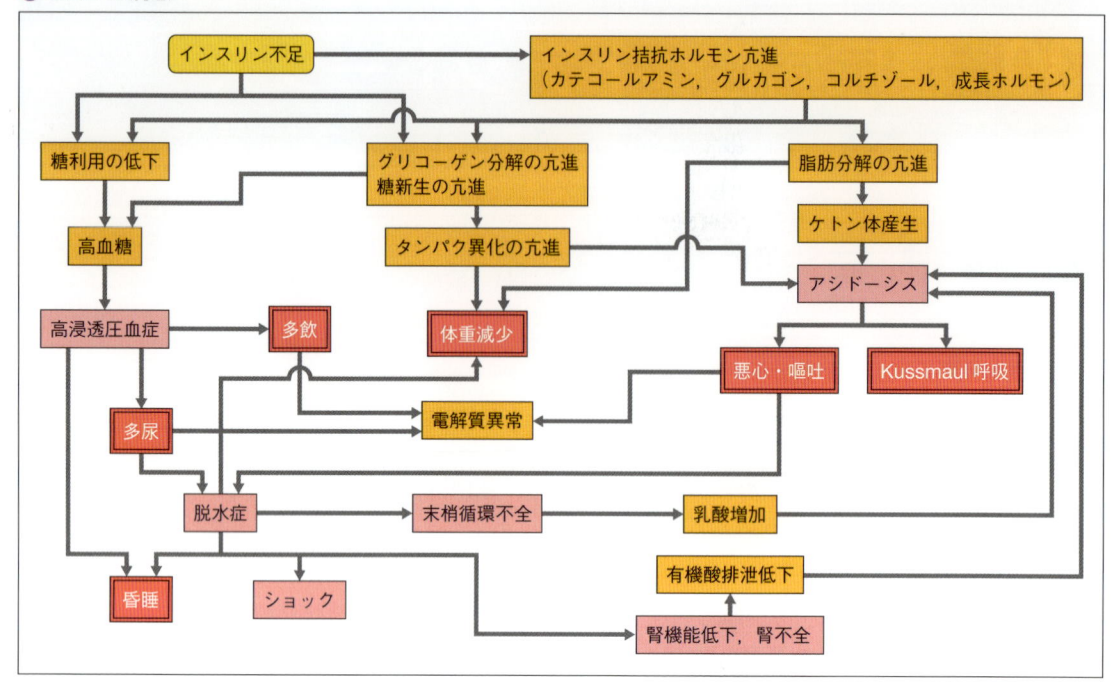

[図: DKAの病態フローチャート]
- インスリン不足 → インスリン拮抗ホルモン亢進（カテコールアミン，グルカゴン，コルチゾール，成長ホルモン）
- 糖利用の低下 → 高血糖 → 高浸透圧血症 → 多飲／多尿 → 脱水症 → 昏睡／ショック
- グリコーゲン分解の亢進／糖新生の亢進
- タンパク異化の亢進 → 体重減少
- 脂肪分解の亢進 → ケトン体産生 → アシドーシス → 悪心・嘔吐／Kussmaul呼吸
- 電解質異常
- 末梢循環不全 → 乳酸増加
- 有機酸排泄低下 → 腎機能低下，腎不全

消費により血液の酸性化（酸血症：アシドーシス）を招き，DKAへと進行する．

　DKAの病態は，インスリンの欠乏（1型糖尿病）あるいはインスリン作用不足（2型糖尿病）による糖，脂肪，タンパクの代謝異常とケトン体産生に基づく代謝性アシドーシス，高浸透圧利尿による脱水，そしてこれらの病態より導き出される血清電解質の異常と理解される（❶❷）．

　インスリン欠乏，インスリン作用不足に基づく高血糖状態は，糖毒性（glucose toxicity）からインスリン抵抗性を惹起し，また高血糖状態にもかかわらずインスリン拮抗ホルモンであるカテコールアミン，グルカゴン，コルチゾール，成長ホルモンの上昇を認め，グルコースの利用障害はさらに悪化する．

　一方，高浸透圧利尿に基づく高度の脱水からショック状態に進行することもあり，代謝性アシドーシスと電解質異常も関わって意識障害～昏睡へ進行する．

　❸に，DKAにおける水分と電解質の欠乏量[6]を示す．

❸ DKAにおける水分と電解質の欠乏量

内容	欠乏量
水分	50～100 mL/kg
Na	7～10 mmol/kg
K	5～7 mmol/kg
Cl	4～7 mmol/kg
リン酸	2～4 mmol/kg

（Lawrence SE, et al. 2005[3]）をもとに作成）

症状

　❹にDKAにおける症状を示す．
　血中ケトン体の上昇に伴って，悪心・嘔吐と急性腹症に類似する腹痛を認める．このような消化器症状のみでは他の疾患との鑑別は容易ではないが，血漿浸透圧の上昇に伴う多尿（1回尿量の増加，頻尿，夜間尿），脱水（口渇，倦怠感，皮膚ツルゴールの低下）と本症に特徴的である代謝性アシドーシスを代償する深く大きな呼吸（Kussmaul呼吸），呼気のアセトン臭を認めれば，臨床的にDKAと診断することは難しくない．

❹ DKAの主な症状

ケトン体の過剰産生に基づく症状
- 悪心・嘔吐
- 腹痛（急性腹症に類似する）
- 深く大きな呼吸（Kussmaul呼吸）
- 呼気のアセトン臭
- 意識障害〜昏睡

血漿浸透圧の上昇に基づく症状
- 多尿，頻尿，夜間尿
- 口渇
- 倦怠感
- 脱水徴候（皮膚ツルゴールの低下など）

その他
- 感染徴候
- 発熱
- 皮膚感染症，真菌症など

ケトン体の産生が進行すれば，意識障害（昏迷〜昏睡）をきたし，誘因として感染を伴っている場合では感染徴候や発熱を呈することもある．また，高血糖が進行する過程で皮膚感染症や真菌症を呈するケースも少なくない．

検査

DKA診断の生化学的基準は，高血糖（血糖 >11 mmol/L≒200 mg/dL），静脈血 pH<7.3 あるいは重炭酸イオン <15 mmol/L，高ケトン血症（β-ヒドロキシ酪酸の上昇）あるいはケトン尿の存在である[7,8]．

❺にDKAの生化学検査結果の特徴を示す．血糖値は300 mg/dL以上，500 mg/dL程度が通常であるが，1,000〜2,000 mg/dL以上あるいは300 mg/dL未満である場合もある．

高ケトン血症では，ケトン体の主分画であるβ-ヒドロキシ酪酸が1,000〜2,000 μmol/L（1〜2 mmol/L）以上を示す場合が多い．また尿ケトン体を測定するニトロプルシド反応はアセト酢酸を反映し，血中のβ-ヒドロキシ酪酸が高値であっても，アセト酢酸への転化が進んでいない場合には，必ずしも陽性反応を示さないので注意を要する．

血清電解質の値は，❸に示した高浸透圧利尿に伴う尿中への喪失によって血清Na，Clは低値，Pもしばしば低値を示すが，血清Kはインスリン作用の不足を反映して高値を示すことが多い．しかし，細胞内Kは欠乏しており，筋緊張低下や腸運動の低下などの症状を認めるので注意を要する．

また脂肪分解に伴い遊離脂肪酸は高値を示し，タンパク異化と脱水状態を反映して血液尿素窒素（blood urea nitrogen：BUN），尿酸も高値を示す．さらにはインスリン拮抗ホルモンであるカテコールアミン，グルカゴン，コルチゾール，成長ホルモンも，高血糖であるにもかかわらず上昇し，このことがDKA発症のメカニズムに関連している．

❺ DKAの生化学検査結果の特徴

- 高血糖：血糖 11 mmol/L≒200 mg/dL以上，通常は500 mg/dL程度
- 高ケトン血症：β-ヒドロキシ酪酸 1,000〜2,000 μmol/L（1〜2 mmol/L）以上あるいはケトン尿の存在
- 代謝性アシドーシス：静脈血 pH<7.3 あるいは重炭酸イオン <15 mmol/L（1〜3が生化学検査の基準）
- 血清 Na，Cl，P 低値，K 高値
- 尿中 Na，Cl，K，リン酸排泄増加
- 遊離脂肪酸高値
- BUN，尿酸高値
- インスリン拮抗ホルモンであるカテコールアミン，グルカゴン，コルチゾール，成長ホルモン高値

治療

DKA治療の基本は，適正な輸液による欠乏した水分と電解質の補正とインスリン投与による高血糖と代謝性アシドーシスの是正である．

DKAを治療するにあたり，最も重篤な合併症は脳浮腫およびそれに付随する脳幹ヘルニアの発生である．その発生率は約5％と報告され，約20％の症例は永続的な中枢神経障害あるいは死亡に至る[1-4]．

脳浮腫発生の主な原因は，治療による過剰な輸液と急速な血糖，血漿浸透圧の低下であり，致死的な脳浮腫の発生を予防するためにも，DKAを適正に治療する必要がある[7,8]．

緊急処置

重症のDKA（症状の持続期間が長い，循環障害，意識レベルの低下）または脳浮腫のリスクが高い場合（5歳未満，重症アシドーシス，Pco_2低値，BUN高値）は，ICUまたは糖尿病治療に習熟した小児科病棟での緊急治療が望まれる．

DKAの約10%が昏睡を伴うが，緊急時の治療ではまず気道の確保と呼吸の管理を行う．誤嚥が予想される場合には，経鼻胃管を挿入して胃内容を吸引しておく．DKA時の呼吸は通常Kussmaul呼吸であるが，呼吸状態の悪化に伴い補助呼吸が必要な場合もある．

次に，血圧の低下や乏尿などショックの徴候がみられたら，輸液療法として生理食塩水または5％アルブミンを含む生理食塩水を10mL/kgあるいは10〜20mL/kgを1〜2時間かけて血圧とショックの徴候が改善するまで急速輸液し，さらに必要ならばこれを繰り返す（❻）[8,9]．

輸液療法（❻❼）[7,8]

救急処置後の輸液に関しては，欠乏量（通常〜10%，乳幼児では〜15%）と維持量を，24〜48時間あるいは36〜48時間以上かけてゆっくり輸注する．脱水が高度で高Na血症である場合には，さらに時間をかけて行う．

初期輸液は，生理食塩水または5％ブドウ糖にて1/2濃度にした生理食塩水を用い，10mL/kg/時あるいは7.5〜10mL/kg/時の速度[9]で輸液する（1〜2時間）．低張液による過剰な輸液は脳浮腫の発生原因になる．

脱水の程度の評価では，体重測定し体重減少度を算定する（減少度が不明の場合は−10%，乳幼児は−15〜−10%と仮定する）．

5〜10%の脱水（中等度）とアシドーシスの予見に有効な所見は，
① 毛細血管再充満時間の延長（1.5〜2秒以上）
② 皮膚ツルゴールの低下
③ 呼吸の異常（過呼吸）

10%以上の脱水（重度）を示唆する所見は，
① 脈拍の微弱〜触知不能
② 低血圧
③ 乏尿
である[7,8]．

初期輸液が完了したら，1/2濃度の生理食塩水に20〜40mEq/L（mmol/L）濃度でKを加えた輸液に変更する（8〜10時間，初期輸液速度の1/2〜1/3）．インスリンの投与に伴い細胞外液から細胞内にKが移行するため，通常，輸液開始前に血清K値が高値であっても，その後血清K値は低下してくる．

もしも低K血症であったならば，K補充は循環血液量回復治療と同時でインスリン療法開始前とする．そうでなければ，K補充の開始は循環血液量回復後インスリン療法開始と同時に始める．

もしも高K血症であったならば，K補充は排尿確認後まで延期する．通常，開始時のK濃度は40mEq/L（mmol/L）であるが，急速輸液と同時にK補充を開始する場合は20mEq/L（mmol/L）とし，推奨される最大量のK補充量は0.5mmol/kg/時である[7,8]．

血糖値が300mg/dL以下になったら，輸液内にブドウ糖を加え濃度が5%となるように調節する．なお，血糖値が低下してもアシドーシスの改善が悪い場合には，インスリンの注入量は減量せずに，ブドウ糖濃度を7.5〜10%としてインスリンを十分に補うことによりアシドーシスの是正を行う．

重炭酸の投与

初期輸液の段階でpH7.0未満の場合を除き，原則として代謝性アシドーシスの補正として重炭酸の補充は行わない[7,8]．DKAの治療において，重炭酸の補充が必要であるとか，また安全であるとのエビデンスはない[10]．

❻ DKA の緊急評価と治療

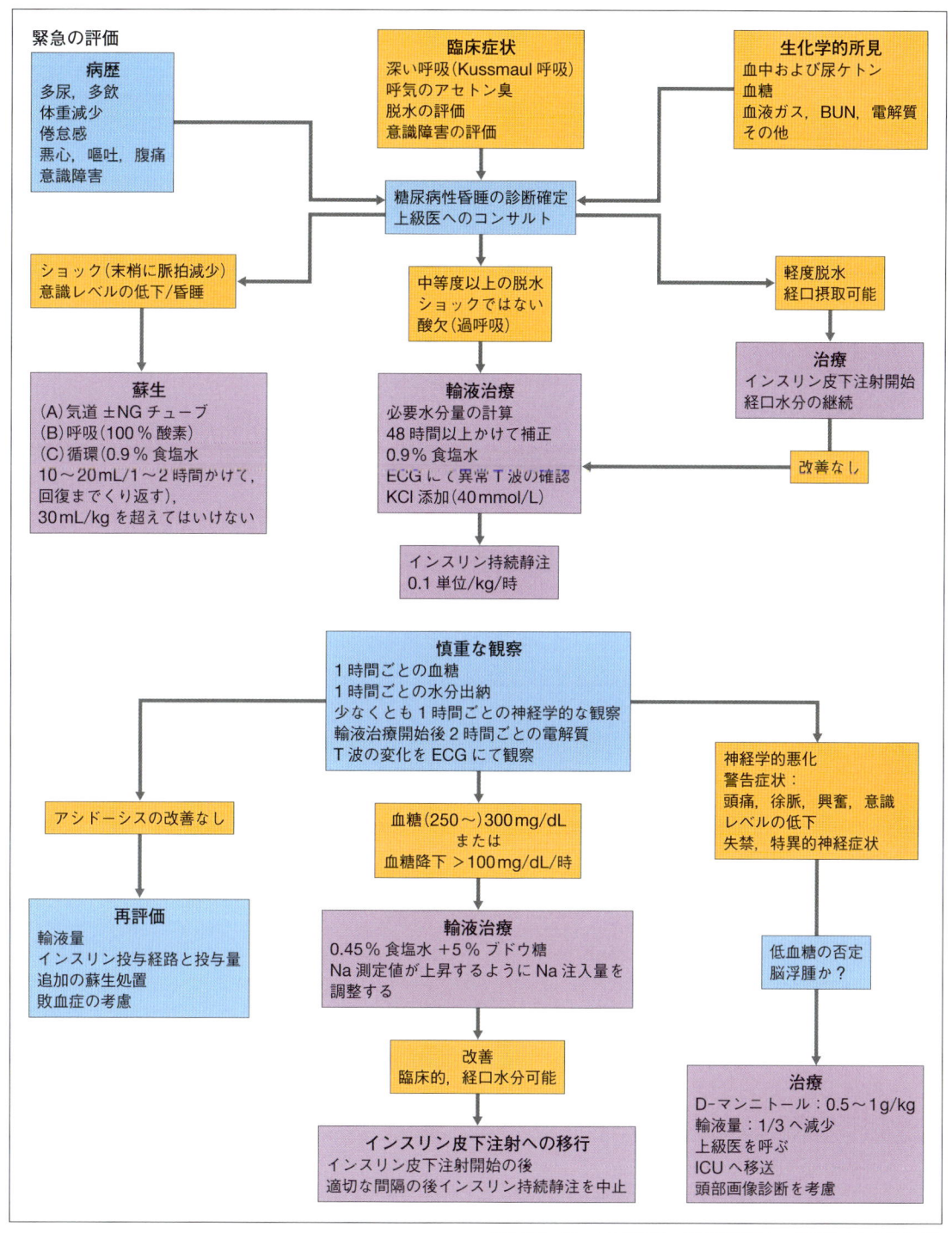

緊急の評価

病歴
- 多尿，多飲
- 体重減少
- 倦怠感
- 悪心，嘔吐，腹痛
- 意識障害

臨床症状
- 深い呼吸（Kussmaul 呼吸）
- 呼気のアセトン臭
- 脱水の評価
- 意識障害の評価

生化学的所見
- 血中および尿ケトン
- 血糖
- 血液ガス，BUN，電解質
- その他

↓

糖尿病性昏睡の診断確定
上級医へのコンサルト

→ **ショック（末梢に脈拍減少）**
意識レベルの低下/昏睡

→ **中等度以上の脱水**
ショックではない
酸欠（過呼吸）

→ **軽度脱水**
経口摂取可能

蘇生
(A) 気道 ±NG チューブ
(B) 呼吸（100％ 酸素）
(C) 循環（0.9％ 食塩水
10〜20 mL/1〜2 時間かけて，
回復までくり返す），
30 mL/kg を超えてはいけない

輸液治療
必要水分量の計算
48 時間以上かけて補正
0.9％ 食塩水
ECG にて異常 T 波の確認
KCl 添加（40 mmol/L）

↓

インスリン持続静注
0.1 単位/kg/時

治療
インスリン皮下注射開始
経口水分の継続

→ 改善なし

慎重な観察
- 1 時間ごとの血糖
- 1 時間ごとの水分出納
- 少なくとも 1 時間ごとの神経学的な観察
- 輸液治療開始後 2 時間ごとの電解質
- T 波の変化を ECG にて観察

→ **アシドーシスの改善なし**

再評価
- 輸液量
- インスリン投与経路と投与量
- 追加の蘇生処置
- 敗血症の考慮

→ **血糖（250〜）300 mg/dL**
または
血糖降下 >100 mg/dL/時

輸液治療
0.45％ 食塩水 +5％ ブドウ糖
Na 測定値が上昇するように Na 注入量を調整する

↓

改善
臨床的，経口水分可能

↓

インスリン皮下注射への移行
インスリン皮下注射開始の後
適切な間隔の後インスリン持続静注を中止

→ **神経学的悪化**
警告症状：
頭痛，徐脈，興奮，意識
レベルの低下
失禁，特異的神経症状

↓

低血糖の否定
脳浮腫か？

治療
- D-マンニトール：0.5〜1 g/kg
- 輸液量：1/3 へ減少
- 上級医を呼ぶ
- ICU へ移送
- 頭部画像診断を考慮

（Wolfsdorf J, et al. 2009[7]；宮本茂樹ほか．2008[8]）をもとに作成）

❼ DKA の治療

輸液療法
1) 初期輸液：1～2 時間
  生理食塩水（年少児あるいは血糖 ≦300 mg/dL は 1/2 生理食塩水）：10 mL/kg/時あるいは 7.5～10 mL/kg/時
2) 移行輸液：8～10 時間
  1/2 生理食塩水＋K（20～40 mEq/L）：初期輸液の 1/2～1/3 の輸液速度，血糖 ≦300 mg/dL で 5% 濃度となるようにブドウ糖を加える
3) 維持輸液：1)～3) 合計で 24～48 時間以上
  ソリタ-T3 号輸液®またはソリタ-T3 号 G 輸液®：初期輸液の 1/2～1/4 の輸液速度
4) 重炭酸の補充は原則として行わない

インスリン療法
1) 速効型（超速効型）インスリン 0.1 単位/kg/時で少量持続静注
2) 年少児の開始または血糖 ≦300 mg/dL で注入速度を 1/2 とする
3) 脳浮腫の発生の予防に，血糖降下速度 ≦100 mg/dL とする
4) 目標血糖値は 150 mg/dL 前後
5) アシドーシスの改善が悪い場合には，インスリン注入速度は下げずに輸液濃度を 7.5～10% とする

❽ 脳浮腫発生の危険因子
- 若年者（5 歳未満）
- 初発の糖尿病
- 重症 DKA
- DKA 治療開始までの期間が長い
- 輸液開始 1 時間以内のインスリン投与
- 急激な血糖低下
- 初期低張輸液の過剰投与
- 不十分な Na 補正，Na の急激な低下
- 不適切な重炭酸の使用
- アシドーシスの程度にそぐわない低 CO_2 血症など

インスリン療法（❻❼）

インスリンの投与開始は，緊急処置によりショック状態が改善した後，初期輸液の投与を開始して循環状態が改善した時点（初期輸液開始後 1～2 時間）で行うのが望ましい[7,8]．

インスリン製剤としては速効型インスリン（あるいは超速効型インスリン）を用い，0.1 単位/kg/時で持続静注（少量持続点滴）する[9]．治療開始直後は糖毒性によるインスリン抵抗性のために血糖の降下は緩慢であるが，3～5 時間で血糖値は 250～300 mg/dL になる．この時点においてインスリン注入速度を 1/2 にする．

インスリンの過剰投与による急激な血糖，血漿浸透圧の低下は脳浮腫の発生原因になるため，血糖値の低下速度は毎時 100 mg/dL を超えないように注意する[7,8]．その後は血糖値が 150 mg/dL 前後になるようにインスリン注入速度を調節する．

脳浮腫の対策

DKA 治療中の最も重篤な副作用は脳浮腫の発生である．DKA で発症した小児 1 型糖尿病の 0.2～1% が脳浮腫を発生すると報告され[2]，脳浮腫の発生は初期治療後 24 時間以内（4～12 時間）が多い．

脳浮腫発生の危険因子を❽に示す．脳浮腫の機序としては，Na/H トランスポーターの活性，血液脳関門の浸透性の変化や脳血液流量の変化などが考えられており，一般に浸透圧変化に伴う脳細胞内液の貯留の変化と脳細胞の膨満がその主たる病因としてとらえられている[2]．

自覚的・他覚的症状はさまざまだが，突然の強い頭痛，嘔吐，徐脈，意識状態の変化（不穏，易刺激性，傾眠），失禁，特異的神経学的徴候（脳神経麻痺，とくに第 3・4・6 脳神経），けいれん，血圧上昇，脈拍の低下，瞳孔不同，うっ血乳頭，酸素飽和度低下などがみられたら，脳浮腫を疑う[4]．

脳浮腫発生の予防の基本は，Na 濃度の低い低張液による過剰な輸液と血糖，血漿浸透圧の急激な低下を起こさないことである．それには，初期輸液速度を 10 mL/kg/時あるいは 7.5～10 mL/kg/時とし，維持輸液を含む全輸液の投与時間を 24～48 時間あるいは 36～48 時間以上かけてゆっくり行う必要がある．インスリン治療は少量持続点滴であり，血糖値が 300 mg/dL 以下になったら，輸液内にブドウ糖を加え濃度が 5% となるように調節する．

脳浮腫の徴候がみられたら，D-マンニトール 1g/kg（20％濃度で5mL/kg）を20分以上かけて静注し，必要に応じてこれを1〜2時間ごとに繰り返す[3,4,7,8]．

おわりに

診断時における DKA の発生は避けられないが，治療中の DKA の発生は，患者の不十分な自己管理と不適切な治療によることが多い[7,8]．

治療中の患者における DKA の最も多い原因はインスリンの中断である．持続皮下インスリン注入療法（continuous subcutaneous insulin infusion：CSII）により治療している場合には，ポンプトラブルによる高血糖時に臨時の注射ができないと，短時間に DKA に進行する．また，精神・心理的問題を抱えたり，家庭環境に問題がある症例ではインスリン中断のリスクが高くなる．

日常の診療では，血糖コントロールを良好に保つとともに，シックデーやポンプトラブル時の対応などについて，患児や家族へ十分な教育を行う必要がある．

■文献

1) Edge JA, Matyka K. Acute complications of diabetes. In：Couts S, Lamb B, editors. Childhood and Adolescent Diabetes. Chichester：John Wiley & Sons；1997. p.201-24.
2) Bohn D, Daneman MB. Diabetic ketoacidosis and cerebral edema. Cur Opin Pediatr 2002；14：287-91.
3) Lawrence SE, et al. Population-based study of incidence and risk factors for cerebral edema in pediatric diabetic ketoacidosis. J Pediatr 2005；146：688-92.
4) 宮本茂樹ほか．小児1型糖尿病におけるケトアシドーシスに合併する脳浮腫．小児科臨床 2007；60：1557-60.
5) Sugihara S, et al. Survey of current medical treatments for childhood-onset type 2 diabetes in Japan. Clin Pediatr Endocrinol 2005；14：65-75.
6) Silink M. The management of diabetic ketoacidosis. In：Handbook on Childhood and Adolescent Diabetes. Paramutta：APEG；1996. p.36-42.
7) Wolfsdorf J, et al. ISPAD Clinical Practice Consensus Guidelines 2009. Pediatr Diabetes 2009；10（Suppl 12）：118-33.
8) 宮本茂樹ほか．国際小児思春期糖尿病学会臨床診療コンセンサスガイドライン 2006〜2008．日児誌 2008；112：112-28.
9) Kitabchi AE. Low-dose insulin therapy in diabetic ketoacidosis：fact or fiction? Diabetes Metab Rev 2001；5：337-63.
10) Green SM, et al. Failure of adjunctive bicarbonate to improve outcome in severe pediatric ketoacidosis. Ann Emerg Med 1998；31：41-8.

（浦上達彦，桑原怜未）

Keyword

1型糖尿病：多くは膵島特異的な自己免疫の異常により膵島β細胞が破壊され，インスリン欠乏状態になる．小児であっても多くの症例は，頻回インスリン注射法あるいは持続皮下インスリン注入療法（CSII）により治療される．

2型糖尿病：多くは肥満に伴うインスリン抵抗性の増加と血糖値の上昇に対するインスリン分泌反応の低下により発症する．小児肥満の増加に伴い，小児でも全世界的に2型糖尿病が増加している．

ケトン体：アセト酢酸，β-ヒドロキシ酪酸，アセトン体の総称である．脂肪分解の促進により中性脂肪，遊離脂肪酸から産生される．

代謝性アシドーシス：ケトン体などの産生に伴い，血中重炭酸イオンが消費され，血液が酸性化する状態をいう．P_{CO_2} の上昇に伴う呼吸性アシドーシスとは異なる．

Appendix

診察，成長の評価

31 成長の評価

内分泌診療における成長の評価とは、①年齢に伴う身長や体重の増加の経過、および②身体成熟の段階を判定することである。さらに、③骨年齢は生物学的年齢ともよばれ、身体の成熟度を評価する指標となる。

成長曲線

小児の身長や体重を標準成長曲線上にプロットすることで経時的な発育を評価できる。いつから異常を呈しているかが一目瞭然であり、成長障害や内分泌疾患の鑑別診断を進めるうえで有用である。

身長は、ほぼ正規分布するのでSD（standard division；標準偏差）表示の標準成長曲線が汎用されている（❶）。−2SDと+2SDの間を正常とし、このなかに95.5%の児が含まれる。低身長は身長が−2SD以下、高身長は身長+2SD以上と定義されている。

小児慢性特定疾患では、成長ホルモン分泌不全性低身長では−2.5SD、軟骨無形成症では−3SDと、治療開始基準が低身長の学問的な診断基準と異なるので注意が必要である。

Turner症候群、軟骨無形成症、Prader-Willi症候群、Down症候群では疾患特異的な成長曲線も発表されている。これらの疾患を有する児の成長の評価に有用である。

実際に成長曲線を描く際には、以下のものを準備する。
① 母子健康手帳、保育園・幼稚園、小・中学校の身長、体重の記録
② 日本人の標準成長曲線

成長曲線を描く際の注意点

① ○歳○か月まで注意してプロットする（○か月を無視すると解釈を間違えることがある）。
② 両親の身長を確認し、以下の式

（父の身長+母の身長）÷2±6.5cm
（男子は+、女子は−）

から、予測身長の中央値を計算する（低身長などの際には予測身長と現在の身長SDスコアの乖離の有無が参考になる）。

乳児期、思春期を除き、成長曲線で❷のように描いた線が標準曲線を2本以上またぐときはなんらかの異常を呈していると考える。

また、それぞれの疾患で特徴的な成長曲線を呈することが多いことが知られており、診断の一助となる。一方で実際に低身長を主訴に受診する人の多くは、家族性低身長もしくは思春期遅発症のことが多いので、この2つを他疾患と鑑別することが肝要である。

成長曲線を描くと、曲線が標準曲線に沿っていることが多く（成長率は問題ない）、骨年齢は家族性低身長では暦年齢相応、思春期遅発症ではやや遅延していることが多いのが特徴である。また描かれた成長曲線をたどり、予測された成人身長が予測身長±9（女性は±8）cmであるときは、家族性低身長など病的でない可能性が高い。

代表的疾患

成長ホルモン分泌不全性低身長：重症例は、新生児期の低血糖で発症する。しかし、多くの症例では成長ホルモンの成長への依存度が高まる3歳以後、成長率の低下を認め、徐々に標準曲線から離れていく。

成長の評価 | 217

❶ 標準成長曲線

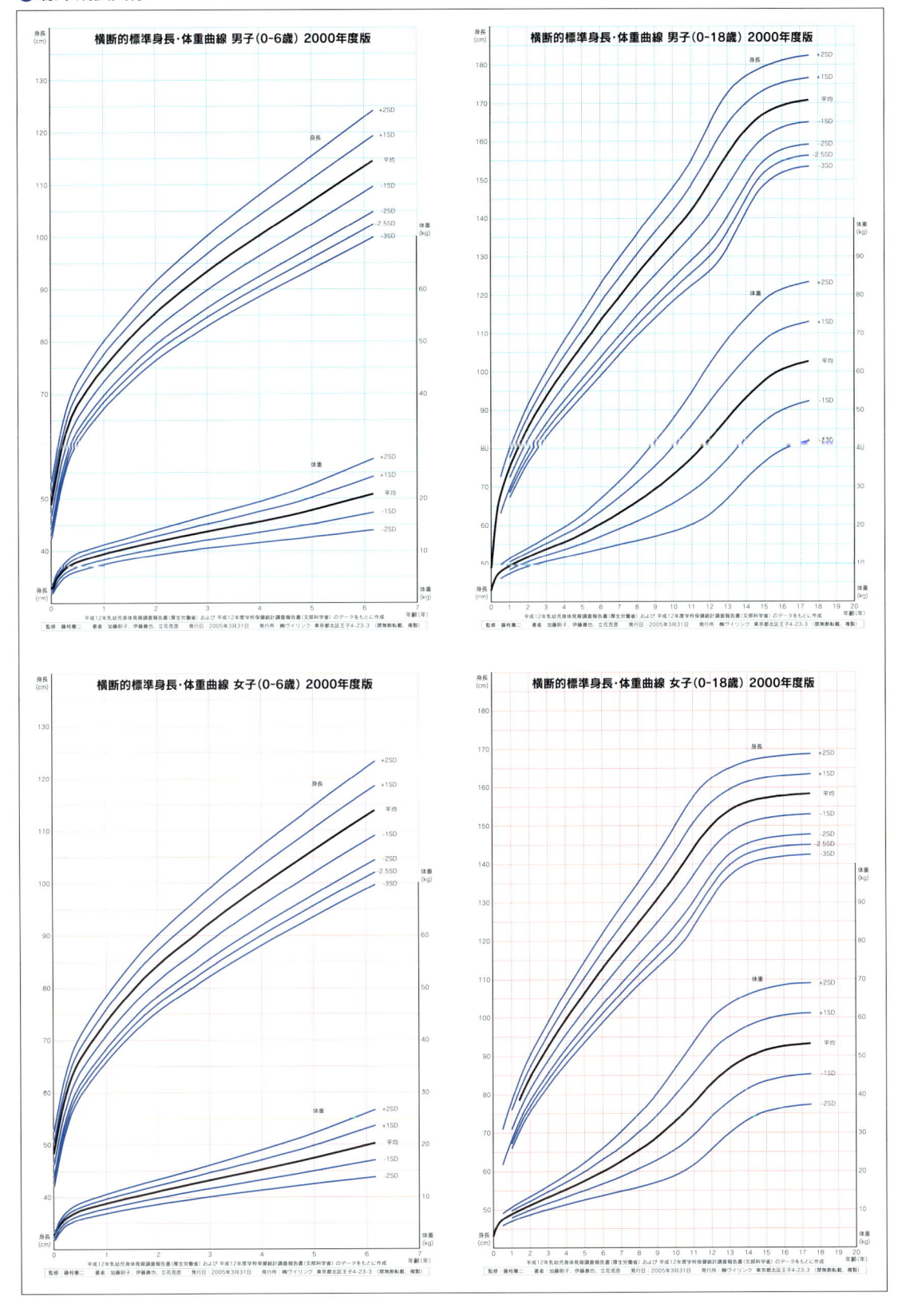

❷ 成長曲線で標準曲線を2本以上またぐ場合

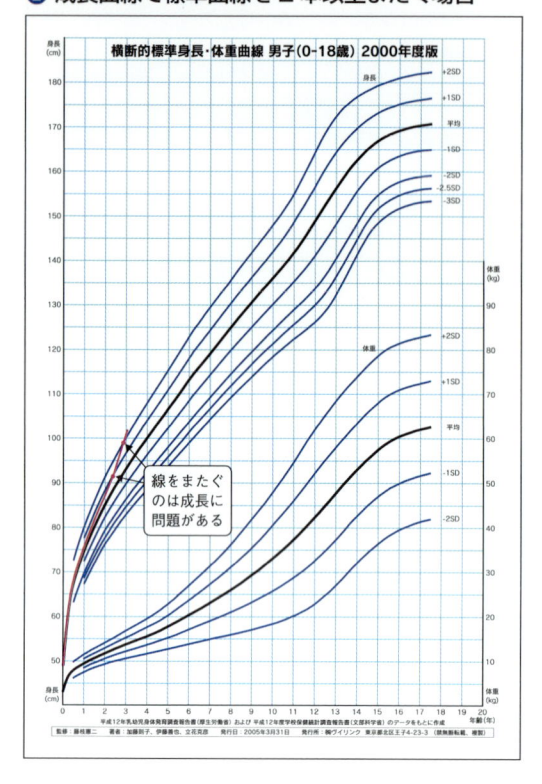

横断的標準身長・体重曲線 男子（0-18歳）2000年度版

線をまたぐのは成長に問題がある

思春期早発症：成長曲線で身長が急激に伸び，標準曲線を下から上にまたぐことが多い．

単純性肥満：体重の伸びにつられるような形で身長の曲線も上にシフトしていることが多い．また単純性肥満は，2～3歳で始まることが多い．逆に，体重は増加していても身長の伸びが悪い場合は，Cushing症候群などの症候性肥満を考慮する．

摂食障害：体重の急激な減少に引き続いて，身長の伸びの鈍化を認めることが多い．

ネグレクト：乳幼児期などに体重増加不良もしくは体重減少を認めた際は，鑑別する必要がある．他の虐待を疑わせる所見がないかにも注意が必要である．

BMI曲線

BMI（body mass index）は，体重（kg）÷身長（m）^{2} で求められる体格の指数である．乳児健診などで汎用されるKaup指数とほぼ同義である．一般に，成人ではBMI 22が標準とされているが，小児期ではBMIの標準値自体が変動するので注意が必要である．

一般に，乳児期に体脂肪の増加や体格の変化を反映してBMIは増加するが，幼児期には低下し，4～6歳にかけて最低となった後，BMIは増加に転じ，思春期には成人とほぼ同様の値となる．BMIが幼児期に減少から増加に転じる現象をadiposity rebound（AR）もしくはBMI reboundという．このARが早期に起こるほど将来の肥満につながりやすいとされている．

BMIの標準値が変動する小児では，BMIパーセンタイル曲線も有用である（❸）．BMIパーセンタイル曲線のメリットとしては，異なる年齢での比較が可能であることに加え，国際比較がしやすいことがあげられる．

Tanner評価

思春期の発来は，男子においては精巣容量の増大から始まり，陰茎増大，陰毛発生と進んでいく．女子においては乳房の発達から始まり，陰毛発生，初経と進んでいく．

思春期の評価は，Tannerが提唱したTanner Stage（❹）が用いられ，男子においては，精巣の大きさ，陰茎の大きさ，陰毛の発毛状態が，女子においては乳房，陰毛の発毛状態が評価される[1]．

まだ思春期が始まらない時期をTanner 1度，成人の成熟状態をTanner 5度とし，思春期の開始（女子で乳房の発育開始，男子で精巣の4 mL以上の増大）をTanner 2度として評価する．男子では，orchidometer（精巣容量測定器）を用いて，精巣容量を測定する．精巣容量とTanner段階に関しては明確な規定はない．

❺に，成長率と性成熟段階との関係を示す．

❸ BMI 標準曲線（男女）

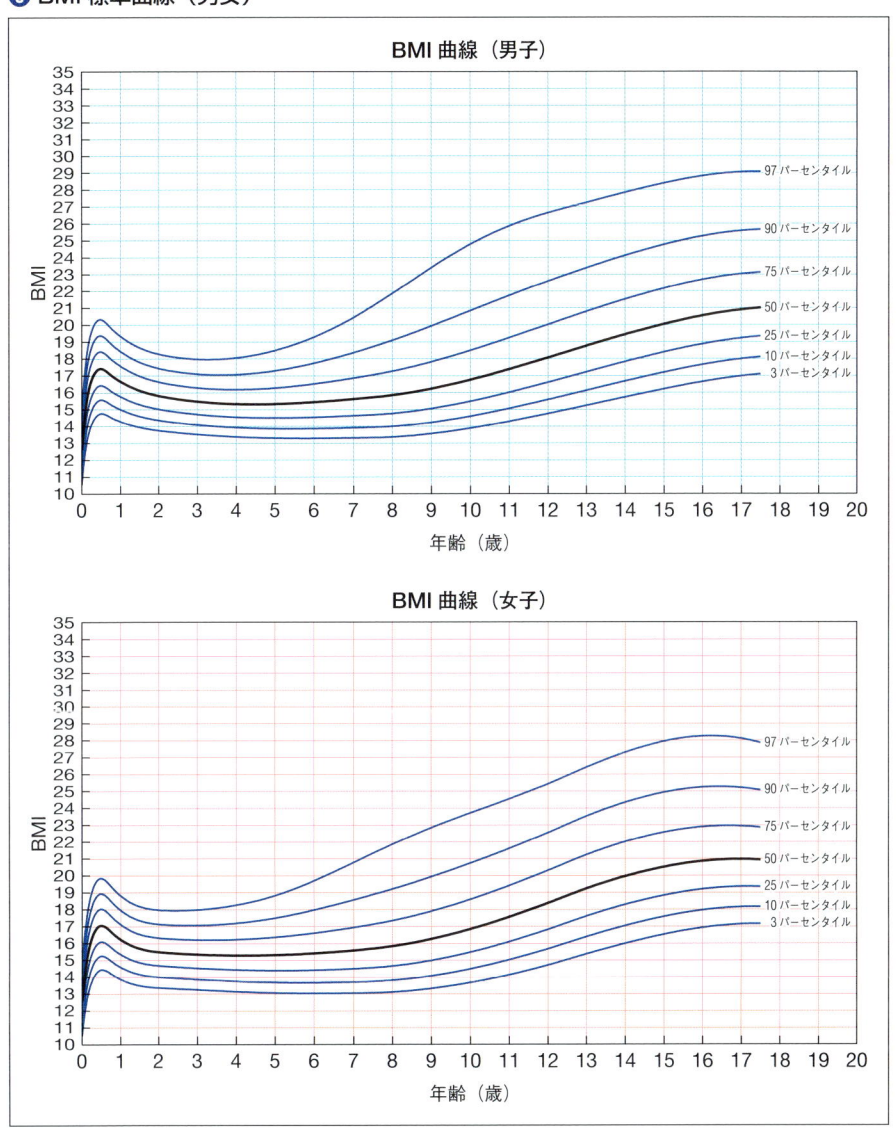

BMI 曲線（男子）

BMI 曲線（女子）

骨年齢

誕生日からの年齢・暦年齢（こよみねんれい・れきねんれい）に対して，骨年齢とは，骨の成熟度を骨が何歳相当であるのかで表したものである．生物学的成熟度の評価には左手の骨年齢以外にもさまざまな評価方法があるが，臨床的には骨年齢が使用されている．

ヒトの生物学的な骨成熟度を示す骨年齢の評価法には，視察的方法（アトラス法，図譜式の査定法）の一つである Greulich-Pyle 法と骨評点法（スコア法）の一つである Tanner-Whitehouse（TW2）法の2つが広く用いられてきた[2,3]．両法とも，対象者の左手手部・手首のX線画像より，その骨の成熟度（骨化や骨幹と骨端の癒合化）を評価する（❻）．

しかし，これらの骨年齢の評価法は基準となったX線画像の資料が1930～1950年代の米国人・白人であったことから，村田らは1980～1990年代の日本人小児のX線画像をもとに，TW2法に基づく「日本人標準骨成熟アトラス」

❹ Tanner Stage

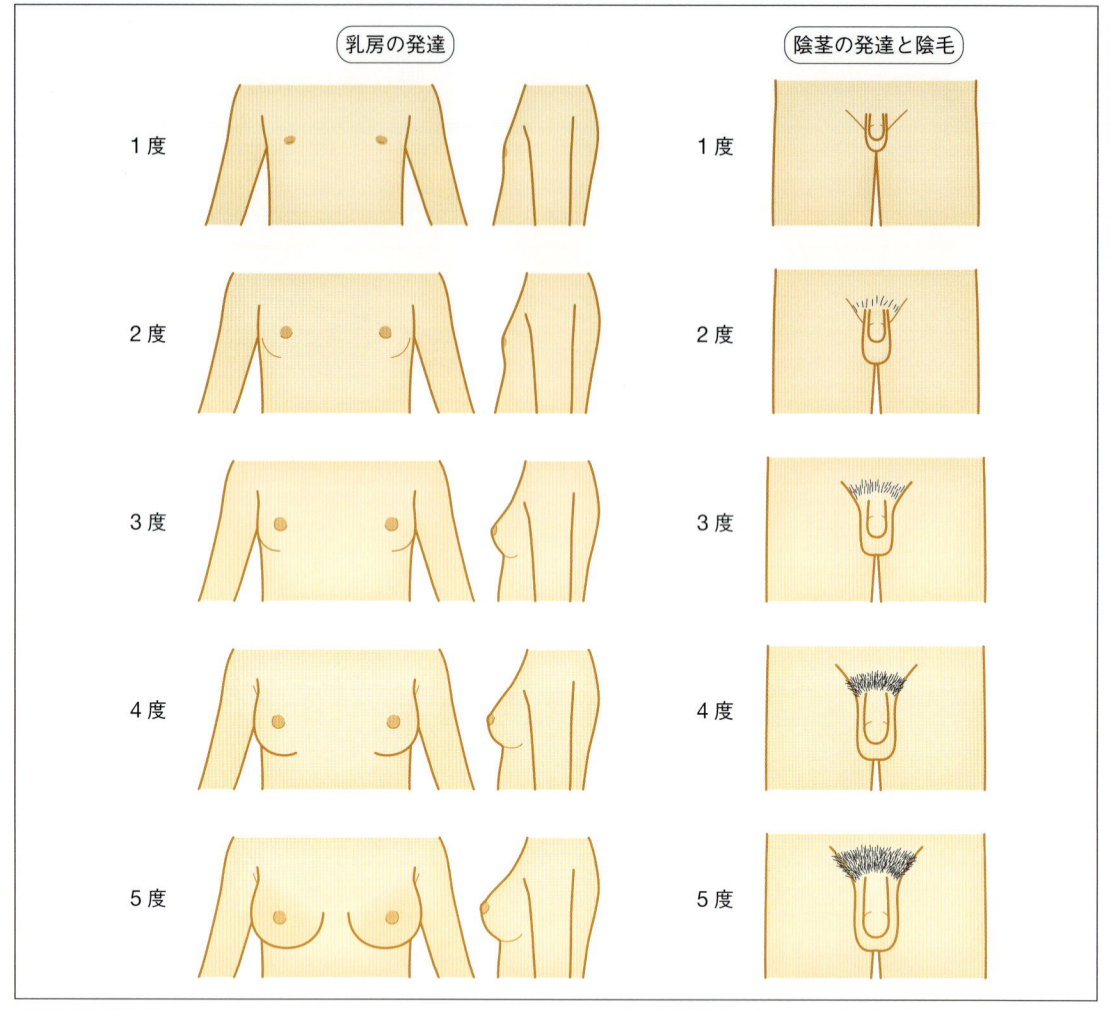

女子の乳房発育
1度（思春期前）　乳頭のみ突出
2度　乳房と乳頭が小さな隆起をつくり，乳輪も大きさを増す．乳腺が乳輪下に触知される．乳頭径は1, 2度の間は約3～4mm
3度　乳房と乳輪が拡大する．乳輪は乳房と同一平面上にあり，輪郭は明確でない．一見して乳房腫大がわかり，乳房辺縁と胸部の境界が不明瞭
4度　乳房の上に乳頭と乳輪がさらに高まって隆起する．乳頭径は3～5度にかけて4～9mmに拡大する
5度（成人型）　成熟．乳頭だけが隆起して，乳輪は再び乳房と同一平面上となる
日本人では4度のまま成人に達する例がかなり存在する

女子陰毛の発達
1度（思春期前）　陰毛なし
2度　陰毛は長くやや黒さを増したうぶ毛様の，真っ直ぐまたはやや力ールする（主に大陰唇に沿ってみられる）
3度　陰毛は黒く濃くなり，硬く力ールし，量も増加（写真に撮れる程度）．まばらに恥骨結合部に広がる
4度　陰毛は硬く力ールして，量，濃さを増し成人様となるが，大腿部中央部までは広がらない
5度（成人型）　陰毛は大腿部まで広がり，逆三角形となる

男子の外性器，陰毛の発達
1度（思春期前）
　陰茎，陰嚢，精巣：未発達．陰毛：なし
2度
　陰茎：ほとんど変化なし
　陰嚢，精巣：大きさを増し，陰嚢はやや赤みを帯びる
　陰毛：まばら，長く柔らかい，やや力ールする
3度
　陰茎：肥大（長く，太く）がみられる
　精巣と陰嚢：さらに大きくなる
　陰毛：色は濃く，硬くなり，力ールする（写真で撮れる）
4度
　陰茎：太く大きくなり，亀頭も肥大する
　陰嚢，精巣：さらに大きくなり，陰嚢は色素を増す
　陰毛：成人に近くなるが，まばらで，大腿部に及ばない
5度（成人型）
　陰茎，陰嚢，精巣：成人様に成熟する
　陰毛：濃く密生する．大腿部まで及ぶ

❺ 成長速度と性成熟段階との関係

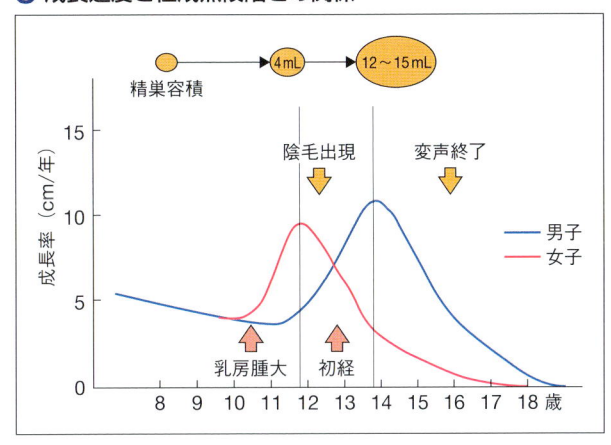

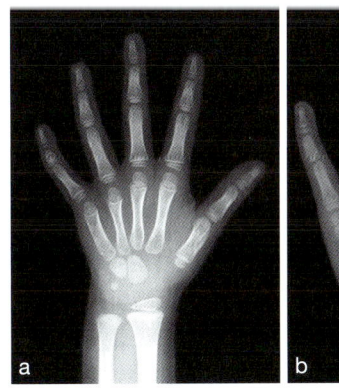

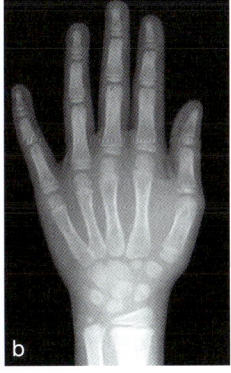

❻ 骨の成熟度

a：女児，骨年齢5歳相当．b：男児，骨年齢9歳相当．手根骨X線写真bはaと比較して，手根骨の出現数が多く，尺骨遠位端骨核が出現し，橈骨遠位の骨幹と骨端の融合が始まっており，骨成熟が進んでいる．

を1993年に完成させた[4]．これにより日本人・小児の骨年齢評価がTW2法（以後，日本人標準TW2法）で行えるようになった．また，その後，X線画像をコンピュータにより自動診断するCASMAS（Computer Aided Skeletal Assessment System）が開発され，TW2（RUS：radius, ulna and short finger bones）法による骨年齢評価が客観化されてきており，最近では，X線画像を必要としない超音波式骨年齢測定装置も開発されている[5]．

骨年齢と暦年齢は一般にはほぼ一致，もしくは1年程度のズレがあるが，2年以上の開きのある場合には成長の促進や遅れを考え，身長増加，性成熟度（Tanner Stage），内分泌検査などと比較して，成長・発達の異常の有無を総合的に判断する．

■ 文献

1) Carel JC, Léger J. Clinical practice：precocious puberty. N Engl J Med 2008；358：2366-77.
2) Greulich WW, Pyle SI. Radiographic atlas of skeletal development of the hand and wrist. 2nd ed. Stanford：Stanford University Press；1959. p.256.
3) 野瀬宰ほか．骨成熟の評価と成人身長予測―TW2法．東京：HBJ出版；1993.
4) 日本小児内分泌学会/日本成長学会「骨年齢委員会」編．日本人小児骨年齢アトラス．東京：メディカルレビュー社；2011.
5) 骨成熟研究グループ．コンピュータ骨成熟評価システム―CASMASに基づく日本人標準骨年齢アトラス．東京：金原出版；2002.

〔志村直人，市川　剛〕

32 内分泌検査法

成長ホルモン分泌刺激試験の方法と判定

　成長ホルモン（growth hormone：GH）分泌刺激試験はGH分泌不全性低身長症の診断に用いられる．GHは下垂体前葉から脈動的に分泌されており，1回の血液検査ではGH分泌能の判断ができず，GH分泌刺激試験が必要となる．

　分泌刺激に用いられる薬剤はインスリン，グルカゴン，アルギニン，クロニジン，L-ドーパ，成長ホルモン放出ペプチド-2（growth hormone-releasing peptide-2：GHRP-2），グルカゴン・プロプラノロール，成長ホルモン放出ホルモン（growth hormone-releasing hormone：GHRH）（成長ホルモン放出因子〈growth hormone-releasing factor：GRF〉）がある．

　ただし，厚生労働科学研究費補助金難治性疾患克服研究事業「間脳下垂体機能障害に関する調査研究」成長ホルモン分泌不全性低身長症診断の手引きに示される診断基準から，グルカゴン・プロプラノロールおよびGHRH（GRF）は除外されている（❶）[1]．GHRP-2に関しては，小児慢性特定疾患の認定基準には2013年5月現在まだ入っていないので注意が必要である．また，GH分泌刺激試験は成人GH分泌不全症の診断にも用いられるが，診断基準が異なる．

　本項では，小児のGH分泌不全性低身長症の診断に関連して，GH分泌刺激試験に関する共通した注意事項，GH分泌能の判定および各分泌刺激試験の方法，副作用，注意点などについて概説する．

---

❶ 成長ホルモン分泌不全性低身長症の診断の手引き（平成24年度改訂）

I．主症候
1. 成長障害があること
   通常は，身体のつりあいはとれていて，身長は標準身長（注1）の−2.0SD以下，あるいは身長が正常範囲であっても，成長速度が2年以上にわたって標準値（注2）の−1.5SD以下であること
2. 乳幼児で，低身長を認めない場合であっても，成長ホルモン分泌不全が原因と考えられる症候性低血糖がある場合
3. 頭蓋内器質性疾患（注3）や他の下垂体ホルモン分泌不全があるとき

II．検査所見
成長ホルモン（GH）分泌刺激試験（注4）として，インスリン負荷，アルギニン負荷，L-DOPA負荷，クロニジン負荷，グルカゴン負荷，またはGHRP-2負荷試験を行い，下記の値が得られること（注5，注6）：インスリン負荷，アルギニン負荷，L-DOPA負荷，クロニジン負荷，またはグルカゴン負荷試験において，原則として負荷前および負荷後120分間（グルカゴン負荷では180分間）にわたり，30分ごとに測定した血清（漿）中GH濃度の頂値が6 ng/mL以下であること．GHRP-2負荷試験で，負荷前および負荷後60分にわたり，15分ごとに測定した血清（血漿）GH頂値が16 ng/mL以下であること

III．参考所見
1. あきらかな周産期障害がある
2. 24時間あるいは夜間入眠後3〜4時間にわたって20分ごとに測定した血清（血漿）GH濃度の平均値が正常値に比べ低値である．または，腎機能が正常の場合で，2〜3日間測定した24時間尿または夜間入眠から翌朝起床までの尿中GH濃度が正常値に比べ低値である
3. 血清（漿）IGF-I値や血清IGFBP-3値が正常値に比べ低値である
4. 骨年齢（注7）が暦年齢の80%以下である

❶ 成長ホルモン分泌不全性低身長症の診断の手引き（平成24年度改訂）（つづき）

［判定基準］

成長ホルモン分泌不全性低身長症
1. 主症候がⅠの1を満たし，かつⅡの2種類以上の分泌刺激試験において，検査所見をみたすもの
2. 主症候がⅠの2あるいは，Ⅰの1と3を満たし，Ⅱの1種類の分泌刺激試験において検査所見を満たすもの

成長ホルモン分泌不全性低身長症の疑い
1. 主症候がⅠの1または2を満たし，かつⅢの参考所見の4項目のうち3項目以上を満たすもの
2. 主症候がⅠの1を満たし，Ⅱの1種類の分泌刺激試験において検査所見を満たし，かつⅢの参考所見のうち2項目を満たすもの
3. 主症候がⅠの1と3を満たし，かつⅢの参考所見のうち2項目以上を満たすもの

［病型分類］

成長ホルモン分泌不全性低身長症は，分泌不全の程度により次のように分類する
重症成長ホルモン分泌不全性低身長症
1. 主症候がⅠの1を満たし，かつⅡの2種類以上の分泌刺激試験におけるGH頂値がすべて3 ng/mL以下（GHRP-2負荷試験では10 ng/mL以下）のもの
2. 主症候がⅠの2または，Ⅰの1と3を満たし，かつⅡの1種類の分泌刺激試験におけるGH頂値が3 ng/mL以下（GHRP-2負荷試験では10 ng/mL以下）のもの

中等症成長ホルモン分泌不全性低身長症
「重症成長ホルモン分泌不全性低身長症」を除く成長ホルモン分泌不全性低身長症のうち，すべてのGH頂値が6 ng/mL以下（GHRP-2負荷試験では16 ng/mL以下）のもの

軽症成長ホルモン分泌不全性低身長症(注8)
成長ホルモン分泌不全性低身長症のうち，「重症成長ホルモン分泌不全性低身長症」と「中等症成長ホルモン分泌不全性低身長症」を除いたもの

注意事項

（注1）横断的資料に基づく日本人小児の性別・年齢別平均身長と標準偏差値を用いること．
（注2）縦断的資料に基づく日本人小児の性別・年齢別標準成長率と標準偏差値を用いること．ただし，男児11歳以上，女児9歳以上では暦年齢を骨年齢に置き換えて判読すること．
（注3）頭蓋部の照射治療歴，頭蓋内の器質的障害，あるいは画像検査の異常所見（下垂体低形成，細いか見えない下垂体柄，偽後葉）が認められ，それらにより視床下部下垂体機能障害の合併が強く示唆された場合．
（注4）正常者でも偽性低反応を示すことがあるので，確診のためには通常2種以上の分泌刺激試験を必要とする．ただし，乳幼児で頻回の症候性低血糖発作のため，早急に成長ホルモン治療が必要と判断される場合等では，この限りでない．
（注5）次のような状態においては，成長ホルモン分泌が低反応を示すことがあるので，注意すること．
- 甲状腺機能低下症：甲状腺ホルモンによる適切な補充療法中に検査する．
- 中枢性尿崩症：DDAVPによる治療中に検査する．
- 成長ホルモン分泌に影響を与える薬物（副腎皮質ホルモンなど）投与中：可能な限り投薬を中止して検査する．
- 慢性的精神抑圧状態（愛情遮断症候群など）：精神環境改善などの原因除去後に検査する．
- 肥満：体重コントロール後に検査する．

（注6）現在のGH測定キットはリコンビナントGHに準拠した標準品を用いている．キットによりGH値が異なるため，成長科学協会のキットごとの補正式で補正したGH値で判定する．
（注7）Tanner-Whitehouse-2（TW2）に基づいた日本人標準骨年齢を用いることが望ましいが，Greulich & Pyle法，TW2原法またはCASMAS（Computer Aided Skeletal Maturity Assessment System）法でもよい．
（注8）諸外国では，非GH分泌不全性低身長症として扱う場合もある．

（附1）診断名は，1993年改訂前は下垂体性小人症．ICD-10では，下垂体性低身長または成長ホルモン欠損症となっている．
（附2）遺伝性成長ホルモン分泌不全症（type IA, IB, type Ⅱなど）は，家族歴あり，早期からの著明な低身長（−3 SD以下），GHRH負荷試験を含むGH分泌刺激試験で，GH値の著明な低反応，血中IGF-I，IGFBP-3値の著明な低値などを示す．遺伝子診断により確定診断される．
（附3）新生児・乳児早期には，分泌刺激試験の頂値が6 ng/mL（GHRP-2負荷試験では16 ng/mL）を超えていても，成長ホルモン分泌不全を否定できない．

（成長ホルモン分泌不全性低身長症診断の手引き．2013[1]）

GH 分泌刺激試験の注意事項

① 検査前日夜8時以降（1〜2歳までは6〜8時間の絶飲食）は絶飲食とする．
② 早朝空腹時に開始し，検査終了までベッド上安静とする．
③ 静脈針を留置し，ヘパリン生食液でロックする．静脈穿刺によるストレスの影響を避けるために，できれば30分以上待ってから検査を開始する．
④ 前の採血をしたあとに負荷薬剤を投与する．投与開始時が検査の始まりとなる．
⑤ GHのみの測定であれば採血量は1.0mL程度で十分である．

GH 分泌能の判定

① GH分泌能の判定は刺激試験によるGHの頂値による．GHの頂値が6ng/mL以下（GHRP-2では16ng/mL以下）であった場合にGH分泌不全の診断となる．
② GH分泌刺激試験では再現性や偽陰性の問題があり，少なくとも2種類以上の分泌刺激試験を行い，すべての検査でGHの頂値が6ng/mL以下（GHRP-2では16ng/mL以下）であった場合にGH分泌不全の診断となる．ただし，症候性低血糖もしくは頭蓋内器質性疾患やほかの下垂体ホルモン分泌不全が存在するときは1種類の分泌刺激試験のみで診断できる．
③ 2013年3月より，GH測定キットとしてベックマン・コールター CLEIA（アクセス hGH）を用いる場合には，下記の補正式で補正したGH値での判定が必要となった．ほかの測定キットでは補正は不要である．

$$Y = 1.4X$$

（Y：判定に用いる値，X：測定値）

インスリン負荷試験

投与量，投与方法

速効型インスリン（ノボリンR®，ヒューマリンR®）0.1単位/kgを静注する．肥満の場合も実測体重あたりで計算する．重症GH分泌不全や副腎皮質機能低下症が疑われる場合，空腹時血糖値が60mg/dL以下である場合は，重症低血糖の危険性があるため0.05単位/kgに減量して静注する（すでに低血糖症状を呈している場合は禁忌）．

たとえば体重20kgの児で検査する場合は速効型2単位投与となるが，速効型インスリンは100単位/mLであるため2単位は0.02mLと微量となり，正確に測るのが難しい．筆者らの施設では，インスリン10単位（0.1mL）を生理食塩水9.9mLで希釈して1単位/mLのインスリン希釈液をつくり投与している（生理食塩水0.9mLで希釈し10単位/mLの希釈液でもよい）．

検体採取時間，測定項目

投与前，投与後15分，30分，60分，90分，120分に血液採取．血糖値とGHを測定する．15分は血糖値のみの測定でよい．GHの反応のピークは60分後くらいである．

副作用，注意点

インスリン投与後15〜45分で低血糖を起こす．低血糖の症状は発汗，空腹感，腹痛，頻脈，眠気，顔面蒼白などである．60分を過ぎるまでは迅速血糖測定器を用いてベッドサイドで血糖測定をすることが望ましい．低血糖によるけいれんや意識障害がみられたときは，ただちに20％ブドウ糖液（1〜2mL/kg）を静注する．

血糖値はインスリン負荷により前値の50％以下もしくは50mg/dL以下に下降していることが必要である．血糖値の下降が不十分な場合は，GHが低反応であっても分泌不全を判断することはできない．

グルカゴン負荷試験

投与量，投与方法

グルカゴン（グルカゴンG・ノボ®注射用）0.03mg/kg（最大量1mg）を皮下注する．

検体採取時間，測定項目

投与前，投与後（30分），60分，90分，120

分，150分，180分に血液採取し，血糖値とGHを測定する．グルカゴンは血糖上昇作用があり，その投与によりまず血糖が上昇するが，その後インスリンの分泌促進により60〜120分後に血糖が下降する．GHの反応のピークは120〜150分後くらいである．

■副作用，注意点

グルカゴン投与後60〜120に低血糖症状が出現することがあるが，通常は軽度である．

アルギニン負荷試験

■投与量，投与方法

L-アルギニン（アルギU®点滴静注30g）として0.5g/kg（最大量30g）を30分間で点滴静注する．

■検体採取時間，測定項目

投与前，投与開始後30分（アルギニン点滴終了時），(45分)，60分，90分，120分に血液採取し，GHを測定する．GHの反応のピークは60分後くらいである．

■副作用，注意点

副作用はまれである．アレルギー性疾患を有する場合，ごくまれにアナフィラキシー反応の報告がある．腎疾患，アシドーシスの患者では代謝性アシドーシスを助長することがある．

クロニジン負荷試験

■投与量，投与方法

塩酸クロニジン（カタプレス®錠）0.1（ないし0.15）mg/m^2（最大0.15mg）を経口投与する．錠剤を粉砕して使用する．

■検体採取時間，測定項目

投与前，投与後30分，60分，90分，120分に血液を採取し，GHを測定する．GHの反応のピークは60分後くらいである．

■副作用，注意点

内服60分後くらいから眠気を訴え，入眠してしまうことがある．検査後も眠気が続くことが多い．クロニジンは降圧薬であり，血圧測定を行いながら検査をするが，安静臥位で検査を行えば，とくに0.1mg/m^{2}投与では低血圧は通常，問題にはならない．クロニジンは腎排泄薬剤であり，腎機能低下患者では注意が必要である．

L-ドーパ負荷試験

■投与量，投与方法

L-ドーパ（ドパストン®散）10mg/kg（最大500mg）を経口投与する．

■検体採取時間，測定項目

投与前，投与後30分，60分，90分，120分に血液採取を行い，GHを測定する．GHの反応のピークは60分後くらいである．

■副作用，注意点

一過性の嘔気，嘔吐がL-ドーパ投与30分後くらいで出現することがある．通常は90分後くらいには消失する．

GHRP-2負荷試験

■投与量，投与方法

プラルモレリン塩酸塩（GHRP科研100®注射用）2μg/kg（最大量100μg）を静注する．4歳以上の児で行う．

■検体採取時間，測定項目

投与前，投与後15分，30分，45分，60分に血液を採取し，GHを測定する．GH反応のピークは投与後30〜45分である．

■副作用，注意点

副作用はほとんどない．一時的な腸管運動亢進による腹鳴などがみられることがある．

以下の2つの検査はGH分泌不全性低身長症の診断基準からは除外されているので注意が必要である．

グルカゴン・プロプラノロール負荷試験

■投与量，投与方法

グルカゴン（グルカゴンG・ノボ®注射用1mg/1瓶）を0.03mg/kg（最大量1mg）皮下注すると同時に，プロプラノロール（インデラ

ル®錠）0.25 mg/kg（最大量 10 mg）を経口投与する．錠剤を粉砕して経口投与する．

■検体採取時間，測定項目

投与前，投与後（30分），60分，90分，120分，150分，180分に血液を採取し，血糖値およびGHを測定する．GHの反応のピークは120～150分後である．GHの頂値が9 ng/mL以下であった場合を低反応とする．

■副作用，注意点

グルカゴンによる副作用はグルカゴン負荷試験を参照する．プロプラノロールは種々の刺激に対するGH分泌を増強することが知られており，GH分泌能がまったく欠損しているかどうかを判断するのに用いられるが，通常行われることはまれである．

プロプラノロールによる副作用としては悪心，めまい，下痢，嘔吐などが一時的にみられることがあり，また低血糖症状を増強することがある．

▌GHRH（GRF）負荷試験

■投与量，投与方法

ソマトレリン酢酸塩（GRF®注射用）を1 μg/kg（最大量 100 μg）静注する．

■検体採取時間，測定項目

投与前，投与後15分，30分，60分，90分，(120分)に血液を採取し，GHを測定する．GHの反応のピークは30分後くらいである．GHの頂値が9 ng/mL以下であった場合を低反応とする．

■副作用，注意点

年長児で顔面紅潮，のぼせ，ほてりが出現することがあるが，症状は軽微である．

GH産生細胞に直接働くので，他の検査よりもGHの反応が大きい．他の検査と組み合わせることで，GH分泌不全の障害部位を視床下部か下垂体のいずれかを推測することができる．

▌下垂体機能検査（成長ホルモン以外）の方法と判定

下垂体前葉ホルモンには，成長ホルモン（GH），甲状腺刺激ホルモン（thyroid stimulating hormone：TSH），副腎皮質刺激ホルモン（adrenocorticotropic hormone：ACTH），性腺刺激ホルモン（黄体形成ホルモン〈luteinizing hormone：LH〉，卵胞刺激ホルモン〈follicle-stimulating hormone：FSH〉），プロラクチン（prolactin：PRL）の6種類がある．

これらのホルモンの機能低下を疑う際は分泌刺激試験を施行し，機能亢進を疑う際は分泌抑制試験を行う．小児領域では，実際は分泌刺激試験が行われる機会が多いと考えられる．

本項では，TSH，PRLの分泌を刺激するTRH負荷試験，LH/FSHの分泌を刺激するLH-RH負荷試験，ACTH-コルチゾール系を刺激するCRH負荷試験，インスリン負荷試験について，各分泌刺激試験の方法，判定，副作用，注意点などについて概説する．GHに対する分泌刺激試験は前項を参照されたい．

四者負荷試験（GH-RH，TRH，LH-RH，CRH），三者負荷試験（インスリン，TRH，LH-RH）を行って薬剤を同時に負荷することにより，下垂体前葉ホルモン6種類全部の反応を一度で確認することができる．

▌TRH負荷試験

■投与量，投与方法

プロチレリン（TRH®注 0.5 mg）もしくはプロチレリン酒石酸塩水和物（ヒルトニン® 0.5 mg 注射液）5～10 μg/kg（最大量 500 μg）を生理食塩水5～10 mLで希釈してゆっくり静注する．

■検体採取時間，検査項目

投与前，投与後（15分），30分，60分，90分，120分で血液を採取し，TSHおよび（または）PRLを測定する．負荷前と負荷後にfT_3（free triiodothyronine），fT_4（free thyroxine）を測定する場合もある．

■基準値

TSH：投与後15～30分で頂値となり，その後徐々に低下して120分で前値に近い値とな

る．TSH頂値5〜30μIU/mLを正常反応とする．中枢性（下垂体性）甲状腺機能低下症や原発性甲状腺機能亢進症では低反応，原発性甲状腺機能低下症では過大反応を呈する．また中枢性（視床下部性）甲状腺機能低下症では遷延（過大）反応（頂値が60分後以降）を示す．

PRL：投与後15〜30分で基礎値の2倍以上となり，120分後には基礎値に戻る．

■副作用，注意点

悪心，嘔吐，心窩部不快感を高頻度に呈するので，負荷するときは緩徐に静注する．症状は数分以内には消失する．またショック症状，けいれんなどの報告もある．

LH-RH負荷試験

■投与量，投与方法

ゴナドレリン酢酸塩（LH-RH®注0.1mg）$100\mu g/m^2$ または2〜4μg/kg（最大100μg）を静注する．食事，運動，ストレスの影響を受けにくいので，必ずしも早朝空腹時に行う必要はない．

■検体採取時間，検査項目

投与前，投与後(15分)，30分，(45分)，60分，90分，120分で血液を採取し，LH，FSHを測定する．

■基準値

基準値は性別，年齢，思春期段階によって異なる．小児の年齢別基準値，LH-RH負荷試験による前思春期，思春期での基準値は，Part 1「4 性ホルモンと成熟」❺ p.24を参照されたい．

■副作用，注意点

TRHとの併用時に，一過性の悪心，熱感を認めることがある．ショックの報告もある．

CRH負荷試験

■投与量，投与方法

コルチコレリン（ヒトCRH®注100μg）(1.0〜)1.5μg/kg（最大100μg）を生理食塩水で希釈し，ゆっくり静注する．早朝空腹時にベッド上安静で行う．留置針での血管確保を行った際は，静脈穿刺によるストレスの影響を避けるためにできれば30分以上待ってから検査を開始する．

■検体採取時間，検査項目

投与前，投与後30分，60分，90分，120分で血液を採取し，血漿ACTHおよび血清コルチゾールを測定する．

■基準値

ACTHの反応のピークは負荷後30分で基礎値の2〜4倍，もしくは60〜80pg/mLを正常反応とする．コルチゾールのピークは60分で，頂値が20〜25μg/dL，もしくは基礎値より10μg/dL以上上昇する．

■副作用，注意点

顔面紅潮，熱感などがあるが，数分で軽快する．

インスリン負荷試験

投与量，投与方法，副作用，注意点はGH分泌刺激試験のインスリン負荷試験を参照されたい．

投与前，投与後15分，30分，60分，90分，120分に血液採取する．血糖値とACTH，コルチゾールを測定する．15分は血糖値のみの測定でよい．基準値はCRH負荷試験を参照されたい．

糖負荷試験の方法と判定

経口ブドウ糖負荷試験

経口ブドウ糖負荷試験（oral glucose tolerance test：OGTT）は，糖尿病の診断，インスリン分泌能の評価に重要である．

学校尿検査の普及により，尿糖陽性からOGTTを行い糖尿病と診断される例が増えている．一部の市町村では，HbA_{1c}検診が行われ，OGTTにより早期に糖尿病が診断される例もある．

2型糖尿病は家族歴が多く認められるため，尿糖陽性者，肥満，2型糖尿病の家族歴のあるものが本検査の適応である．

❷ 経口ブドウ糖負荷試験の血糖，インスリン，Cペプチド

年齢		経口ブドウ糖負荷後の時間				
		0分	30分	60分	120分	180分
0歳	血糖	88.1±8.1	124.1±11.2	123.9±10.6	105.9±14.2	86.1±11.7
	IRI	9.3±6.8	17.3±9.8	19.1±12.2	13.6±7.8	9.9±6.9
	CPR	0.8±0.2	2.2±0.3	3.1±0.6	2.1±0.3	0.8±0.2
1～3歳	血糖	84.2±9.8	123.8±16.5	116.1±13.1	102.5±17.5	83.5±14.6
	IRI	9.1±7.8	21.0±12.5	18.8±11.7	14.3±10.7	9.9±8.7
	CPR	0.9±0.1	3.1±0.9	3.5±0.8	2.9±0.8	1.7±0.4
4～6歳	血糖	86.3±7.2	134.3±20.3	120.9±15.7	105.2±14.2	83.8±13.3
	IRI	9.7±7.6	26.5±16.8	21.4±15.0	18.0±11.1	11.0±10.1
	CPR	1.3±0.3	4.5±1.2	4.5±1.2	4.0±1.1	2.0±0.5
7～11歳	血糖	86.7±5.8	131.9±17.8	120.4±17.0	103.5±16.0	84.5±13.2
	IRI	11.0±7.5	39.8±19.2	32.7±18.6	24.5±14.2	14.4±11.2
	CPR	1.5±0.2	5.0±1.3	5.1±0.9	4.5±1.1	2.6±0.8
12～16歳	血糖	86.9±6.9	133.7±11.7	127.8±21.6	110.7±18.1	94.7±15.3
	IRI	10.3±6.4	49.1±24.6	42.5±23.3	42.3±25.4	25.9±16.9
	CPR	2.0±0.4	6.1±1.6	6.9±1.7	6.8±1.7	4.8±1.6

血糖（mg/dL）：glucose oxidase 法，IRI（immunoreactive insulin）（μU/mL）：RIA 固相法，CPR（C-peptide immunoreactivity）（ng/mL）：RIA 固相法．

（大木由加志，2006[2]）

■方法

一晩絶食後（水分のみ可），早朝空腹時に 1.75 g/kg（標準体重）のブドウ糖を投与する．最大負荷量は 75 g である．ブドウ糖は，一般にトレーラン G® が用いられ，5 分程度で服用する．また冷やしておくと飲みやすい．

負荷前，負荷後 30 分，60 分，90 分，120 分，180 分で血糖，インスリン値を測定する．

■基準値

経口ブドウ糖負荷試験の年齢別基準値を ❷ に示す[2]．

■判定

判定は日本糖尿病学会の判定基準（❸）に準拠する[3]．空腹時血糖が 126 mg/dL，または OGTT の 2 時間値が 200 mg/dL 以上，随時血糖が 200 mg/dL 以上で再現性がある場合に糖尿病と診断する．OGTT では，WHO 分類の耐糖能異常（impaired glucose tolerance：IGT）や，空腹時血糖異常（impaired fasting glycemia：IFG）の診断も行える．

正常型であっても 1 時間血糖値が高値の場合（180 mg/dL 以上）は糖尿病型に悪化する可能性が高い．

● インスリン抵抗性・分泌能の評価

インスリン抵抗性や分泌能は，以下の指標などで評価する．

HOMA-IR（インスリン抵抗性の指標）：簡易式が一般に汎用されているが，主に肝臓のインスリン抵抗性を反映する．早朝空腹時の血中インスリン値と血糖値から求められ，血糖値 140 mg/dL 以下のときインスリン抵抗性との相関がよい．

$$\text{HOMA-R} = \text{IRI}(\mu U/mL) \times \text{PG}(mg/dl) \div 405$$

で求める．

1.6 以下は正常，2.5 以上のときはインスリン抵抗性が示唆される．小児では，インスリン値がやや高値であることが知られている．米国内分泌学会の小児肥満症ガイドラインでは HOMA-R＞4.39 をインスリン抵抗性の目安としている．

HOMA-β（インスリン分泌能の指標）：

$$\text{HOMA-}\beta = \text{IRI}(\mu U/mL) \times 360 \div (\text{PG}(mg/dL) - 63)$$

❸ 空腹時血糖値および 75g OGTT による判定区分

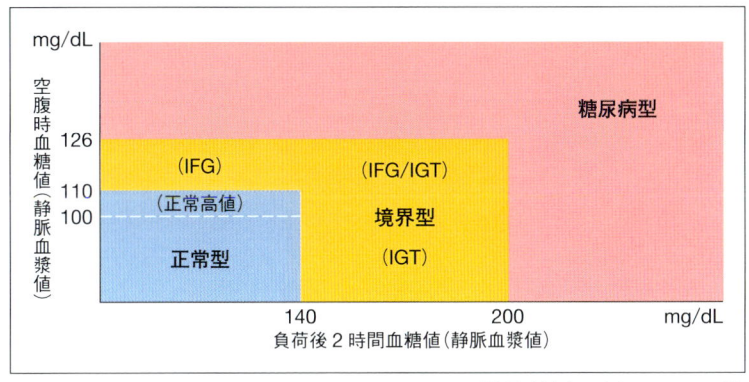

(糖尿病治療ガイド 2012-2013[3])

で計算される。35歳未満の成人健常者（正常体重）のインスリン分泌能を100%とし，値が低いほどインスリン分泌能が低下していることを示している。ただ，インスリン分泌能の低下が著しいとき（1型糖尿病など）は誤差が生じやすいことが知られている。

II（insulinogenic index）：OGTTでの負荷後30分間の血糖上昇に対する血中インスリン値の上昇の割合（$\Delta IRI/\Delta PG$）である。糖負荷に対するインスリンの初期分泌の評価に有用。成人では，OGTTが糖尿病型でなくとも，IIが0.4以下では糖尿病への移行の可能性が高いと考えられる。小児期では，思春期に成人値より高値を呈するので注意が必要である。

■注意点

糖尿病の診断：糖尿病の症状が明らかで，高血糖をきたしている場合は負荷試験を行う必要はない。またインスリン値は溶血により値が低く出ることがあるために，OGTTの採血の際はややゆっくりシリンジを引くなど溶血を避けることが肝要である。

小児のインスリン抵抗性の評価：インスリン抵抗性を正確に評価する方法はグルコースクランプ法であるが，侵襲的な検査法であり小児での実施は困難である（Part 1「9 肥満とインスリン抵抗性，代謝」参照）。一方，HOMA-IRは簡便なインスリン抵抗性の評価法であるが，小児ではグルコースクランプ法との相関が低い（$r = 0.5$

程度）。したがって，個々の症例でインスリン抵抗性を評価するためにHOMA-IRを用いるべきでないと，小児のインスリン抵抗性に関する国際コンセンサス会議から勧告が出されている[4]。

■文献

1) 厚生労働科学研究費補助金難治性疾患克服研究事業「間脳下垂体機能障害に関する調査研究」成長ホルモン分泌不全性低身長症診断の手引き．平成24年度総括・分担研究報告書．2013.
2) 大木由加志．ブドウ糖負荷試験．小児内科 2006；38：1308.
3) 日本糖尿病学会編．糖尿病治療ガイド 2012-2013．東京：文光堂；2012. p.22.
4) Levy-Marchal C, et al. Insulin resistance in children: consensus, perspective, and future directions. J Clin Endocrinol Metab 2010；95：5189-98.

■参考文献

- 都研一．成長ホルモン分泌刺激検査．小児科診療 2013；76 増刊号：62-5.
- 高橋郁子．甲状腺機能検査．小児科診療 2013；76 増刊号：79-83.
- 長崎啓祐．TRH 負荷試験．小児内科 2013；45：809-11.
- 橘真紀子，三善陽子．性腺機能検査．小児科診療 2013；76 増刊号：90-6.
- 水野晴夫．LH-RH 負荷試験．小児内科 2013；45：821-3.
- 水野晴夫．副腎皮質機能検査．小児科診療 2013；76 増刊号：84-9.
- 石井智弘．CRF 負荷試験．小児内科 2013；45：832-4.

〈市川　剛，小山さとみ〉

索引

和文索引

あ

亜鉛 64
アクアポリン（水チャネル） 6
　　アクアポリン2（AQP2） 138
　　AQP2 遺伝子 164
アシドーシス 208
アディポサイトカイン
　　51, 54, 56, 129, 130
アディポネクチン 51, 56, 59
アルカリホスファターゼ（ALP） 36
アルギニン負荷試験 225
アルキル化薬 193
アルドステロン
　　27, 45, 46, 156, 158, 200
アロマターゼ 22, 74, 189
鞍上部胚細胞腫 137
アンドロゲン 20
アンドロゲン受容体異常症 74
アンドロゲン曝露（アンドロゲンシャワー） 147

い

イオンチャネル 6
医原性低ナトリウム血症 161
異所性石灰化 175
一過性甲状腺機能低下症 180
遺伝性IGHD 85
遺伝性TBG異常症 102
遺伝的性 69
遺尿 128
インクレチン 50, 51, 131
陰唇癒着 141
インスリン 47, 49, 118, 123
　　——シグナル伝達 52
　　——分泌機序 50
インスリン拮抗ホルモン 49, 118, 209
インスリン産生腫瘍（インスリノーマ） 52
インスリン抵抗性
　　54, 57, 59, 107, 123, 130
インスリン負荷試験 224, 227
インスリン様成長因子Ⅰ（IGF-Ⅰ）
　　9, 49, 61, 113
インスリン療法 212
インヒビン 22

え

栄養 60
栄養評価法 63
栄養不良 61
エストラジオール（E_2） 22
　　——年齢別変化 iv, v
エストロゲン 22, 25, 188
　　——産生能 195
エネルギーバランス 54
エネルギー必要量 63

お

黄体形成ホルモン（LH） 20, 24
嘔吐 208
横紋筋融解 172

か

外陰部形成術 148
外性器 141
外性器異常（⇨非典型的外性器） 140
外性器男性化 183
外性器の性 69
外性器の性分化 73
獲得身長 25
下垂体機能検査 226
下垂体ホルモン 3
仮性思春期早発症 29
過成長症候群 11
家族性男性思春期早発症 88
家族性低身長 82, 216
褐色細胞腫 153
褐色細胞腫クリーゼ 154, 157
活性型ビタミンD 41
渇中枢 44, 45, 164
カテコールアミン 154
仮面尿崩症 134
カルシウム代謝 34
カルシウム代謝異常 176
肝型糖原病 119
間脳症候群 115

き

キスペプチン 23, 26
キスペプチン受容体 26
キスペプチンニューロン 94
偽性低アルドステロン症（PHA） 159
基礎代謝 54
急性副腎不全 196, 206
共通泌尿生殖洞 32
巨大膀胱 164

く

空腹時血糖値 229
グルカゴン負荷試験 224
グルカゴン・プロプラノロール負荷試験 225
グルカゴン様ペプチド-1（GLP-1） 50
グルココルチコイド 28, 159, 200
　　——離脱時 205
グルココルチコイド奏功性アルドステロン症 156
グルコース依存性インスリン分泌刺激ポリペプチド（GIP） 50
グルコースクランプ法 55
グルコーストランスポーター（Glut） 53
くる病 170, 172
クレチン症 106
グレリン 8, 54
クロトー 39
クロニジン負荷試験 154, 225

け

経口ブドウ糖負荷試験（OGTT）
　　129, 227
　　血糖, インスリン, Cペプチド 228
けいれん 166
劇症1型糖尿病 127
血圧測定 150, 151
血圧の判定 151
血管性（脈管性）高血圧 153
血漿浸透圧 44, 45, 46
血糖制御機構 123
血糖値 48, 117, 125
血糖調節機構 49
ケトアシドーシス 133
ケトーシス 133
　　清涼飲料水—— 207
ケトン体 118, 125, 207, 213
減数分裂細胞 70
原発性アルドステロン症 156
原発性甲状腺機能低下症 99
原発性性腺機能低下症 186
原発性副腎不全 200

こ

抗Müller管ホルモン（AMH）
　　72, 73, 140, 144
高インスリン性低血糖症 120
抗インスリンホルモン 123

口渇 134
口渇中枢 44, 45, 164
高カルシウム血症 170, 172
高血圧 150
　　高血圧・正常高値血圧の基準値 152
　　二次性—— 153
高血糖 123, 128, 209
高ケトン血症 209
抗甲状腺ペルオキシダーゼ（TPO）抗体 103
抗サイログロブリン（Tg）抗体 103
甲状腺機能亢進症 99, 105, 106, 114
甲状腺機能低下症
　　　　　　　　　99, 105, 106, 114, 190
甲状腺刺激ホルモン（TSH） 15, 98
甲状腺刺激ホルモン放出ホルモン
　　（TRH） 15, 98
甲状腺の発生・分化 13
甲状腺ペルオキシダーゼ（TPO） 179
甲状腺ホルモン 12
甲状腺ホルモン結合タンパク（TBP）
　　　　　　　　　　　　　　98, 101
甲状腺ホルモン受容体 16, 18
甲状腺ホルモン不応症 99
甲状腺ヨード（¹²³I）摂取率 104, 106
高身長 11
高張食塩水負荷試験 165
高ナトリウム血症 162
高プロラクチン血症 96
肛門性器比 141, 142
抗利尿ホルモン（ADH） 42, 114, 162
抗利尿ホルモン不適切分泌症候群
　　（SIADH） 159, 161
高リン血症 174, 175
黒色表皮症（腫） viii, 57, 111, 125, 131
骨成熟 25
骨粗鬆症 190
骨端線閉鎖 188, 189
骨軟化症 172
骨年齢 91, 216, 219
ゴナドトロピン（性腺刺激ホルモン）
　　　　　　　　　　　　　　　20, 24
ゴナドブラストーマ 149
コルチゾール 28, 155, 196, 200

さ

サイロキシン（T₄） 14, 98
サイロキシン結合グロブリン（TBG）
　　　　　　　　　　　15, 98, 101, 179
サイロキシン結合プレアルブミン 15
サイログロブリン（Tg） 103
索状性腺 77

し

子宮内発育遅延 156

シグナル伝達機構 3
自己分泌 3
思春期早発症 86, 195, 218
思春期遅発症 93, 195, 216
思春期発来 22, 25
視床下部過誤腫 86, 88, 92
視床下部-下垂体-甲状腺系 16
視床下部-下垂体-性腺系のフィード
　　バックシステム 21
持続皮下注入療法（CSII） 129
シックデー 213
ジヒドロテストステロン 74
脂肪肝 56
脂肪細胞 51
脂肪酸 118
脂肪毒性 131
脂肪分解 207, 213
社会的性の決定 69
受抗期 60
受容体機能獲得型変異 7
受容体機能喪失型変異 7
症候性肥満 111
症候性やせ 112
脂溶性ホルモン 4
上腸間膜動脈症候群 65
小児がん経験者 192, 197
　　——治療サマリー 193
食育 67
食欲調節 54
除脂肪体重（組織） 10, 54, 61
女性ホルモン 22
心因性多飲 136, 139
神経性食欲不振症 113
神経線維腫症1型（NF1） 157
腎血管性高血圧 153
腎実質性高血圧 153
新生児持続性高インスリン血性低血糖
　　症（PHHI） 52
新生児マススクリーニング 177, 182
腎性尿崩症 138, 139, 164
身長スパート 25
浸透圧受容体 43
腎不全 175
心房性ナトリウム利尿ペプチド
　　（ANP） 44, 160

す

水腎水尿管症 164
水溶性ホルモン 4
頭痛 154
ステロイド漸減プロトコール 204
ステロイドホルモン 3
　　——合成経路 183
ストレス 206

せ

生活習慣病 126, 129
性管の性分化 72
性決定 78
性自認 69, 78
性成熟段階 221
性腺機能低下症 93, 195
性腺刺激ホルモン（ゴナドトロピン）
　　　　　　　　　　　　　　　20, 24
性腺刺激ホルモン放出ホルモン
　　（GnRH） 21, 23
性腺摘除 149
性腺の性 69
性腺の分化 70
精巣導帯 72
成長 9, 58, 60
　　甲状腺ホルモン 16
成長曲線 216
成長速度 221
成長ホルモン（GH） 8, 61
　　——分泌調節 9
成長ホルモン（GH）治療 186, 191
成長ホルモン分泌刺激試験 222
成長ホルモン分泌不全性低身長（症）
　　（GHD） 83, 194, 216
　　——診断の手引き 222
性同一性障害 147
性の決定 140
性の自認 148
性分化 69, 78, 141
性分化疾患 33, 142
性分化疾患ケアチーム 146
性分化臨界期 71, 73
性ホルモン 20
性ホルモン補充療法 188
生理活性アミン 3
生理的 catch-down 82
清涼飲料水ケトーシス 207
摂食障害 218
線維芽細胞増殖因子受容体（FGFR） 39
全前脳胞症 164
先天性高インスリン血症 118
先天性甲状腺機能低下症 181
　　——マススクリーニング 177
先天性副腎皮質過形成症 30
先天性副腎皮質低形成症 30

そ

造血細胞移植 193
造精能 195
早発型新生児低カルシウム血症 167
続発性副腎不全 205
速効型インスリン 212
ソマトスタチン 8

た

胎児期性分化	75
胎児精巣ホルモン	71
胎児精巣由来ホルモン	78
体質性思春期遅発症	96
体質性やせ	112
胎児プログラミング	66
体脂肪	55
代謝性アシドーシス	200, 213
大動脈狭窄症	187, 190
多飲	134
脱水	200, 208
──評価	210
多尿	123, 128, 134, 208
多嚢胞性卵巣症候群	59
多発性内分泌腫瘍症（MEN）	157
──2型（MEN 2）	154
単純性肥満	110, 111, 218
男性ホルモン	20
タンパク同化ホルモン	189
ダンピング症候群	124

ち

遅発型新生児低カルシウム血症	168
中枢性塩類喪失症候群（CSWS）	159, 160
中枢性甲状腺機能低下症	196
中枢性思春期早発症の診断の手引き	89
中枢性性腺機能低下症	95
──遺伝子異常症	94
中枢性尿崩症	136, 137, 162
──診断の手引き	135, 163
超速効型インスリン	212
チロシンキナーゼ	3, 5, 7

て

低カリウム血症	210
低カルシウム血症	166, 168
低血糖（症）	52, 117, 200
──救急治療	121
低ゴナドトロピン性性腺機能低下症	93
低出生体重児	109
低身長	11, 63, 68, 80, 82, 186
低タンパク血症	102
低ナトリウム血症	158
低用量エストロゲン療法	188, 191
停留精巣	73
低リン血症	172
テストステロン	21, 140
──年齢別変化	iv, v
デスモプレシン	137, 139, 164
テタニー	166
電位依存性Caチャネル（VDCC）	50
電子血圧計	150

と

頭囲	60
頭蓋咽頭腫	137
糖新生	53, 123
頭側懸垂靱帯	72
糖毒性	131, 208
糖尿病	52, 114, 123, 136, 190
1型──	125, 127, 213
2型──	108, 125, 129, 213
糖尿病性ケトアシドーシス（DKA）	128, 133, 207
トリヨードサイロニン（T_3）	14, 99

な

内性器	141
内臓脂肪	131
内臓周囲	107
内臓肥満	59
内軟骨性骨化	41
内分泌	3
内分泌検査法	222
内分泌性高血圧	150, 151, 153
ナトリウム利尿ペプチド	44, 46
軟骨無形成症	viii, 84, 216
難聴	190

に

二次性PHA（偽性低アルドステロン血症）	160
二次性高血圧	152, 153
二次性徴	25
──発現時期	86
ニトロプルシド反応	209
乳児一過性高TSH血症	180
尿中ステロイドプロファイル	185
──測定	33
尿中遊離コルチゾール	155
尿糖	128
尿濃縮	43, 164
尿崩症	114, 134
尿路感染症	160
妊孕性	69

ね

ネグレクト	218
ネフローゼ症候群	162

の

脳幹ヘルニア	209
脳性ナトリウム利尿ペプチド（BNP）	45, 160
脳の性	69
脳の性分化	73
脳の男性化	77
脳浮腫	207, 209
──危険因子	212

は

排卵	22
パークロレイト放出試験	104, 106
橋本病	190
バソプレシン（AVP）	135
バソプレシンV_2受容体	164
バソプレシン分泌低下症（中枢性尿崩症）	136, 162
──診断の手引き	135, 163
パミドロネート	171
早寝早起き朝ごはん	62
パルスジェネレーター	26
晩期内分泌合併症	192, 194, 197

ひ

ビタミンD	37
──の代謝	38
ビタミンD応答配列（VDRE）	38
ビタミンD受容体（VDR）	37
非典型的な外性器	vii, 140
ヒト絨毛性性腺刺激ホルモン（hCG）試験	96
ヒドロキシアパタイト	36
ヒドロコルチゾン	201, 202
皮膚色素沈着	201
肥満（症）	107, 108, 110, 111, 218
成長・成熟	58
肥満度	107, 112, 116
標準偏差（SD）	216
頻回注射療法（MDI）	129

ふ

不活化機構	39
腹囲	107
複合型下垂体ホルモン欠損症（MPHD）	83, 85
副甲状腺	34
副甲状腺機能低下症	169
副甲状腺ホルモン（PTH）	34, 41, 167
副甲状腺ホルモン関連ペプチド（PTHrP）	40
副腎アンドロゲン	29
副腎クリーゼ	159, 200
副腎腫瘍	88
副腎の発生・分化・成熟	28
副腎皮質機能低下症	158, 165
──患者連絡用カード	203
副腎皮質腫瘍	29
副腎皮質の萎縮	205
副腎皮質ホルモン	27, 206
副腎不全	115, 200
続発性──	205

腹痛	208	水制限試験	165	**よ**	
フロセミド	171	水チャネル（アクアポリン）	6, 138, 164	翼状頸	187
へ		水中毒	137	予測身長	216
平均身長の年次推移	80	ミネラルコルチコイド	27, 158, 200	**ら**	
ペプチドホルモン	3	ミネラルコルチコイド過剰症候群	156	卵精巣性性分化疾患	145
ヘモグロビン A_{1c}（HbA_{1c}）	129	ミネラルコルチコイド受容体	46	卵巣機能不全	186
ほ		脈動的分泌	8, 11	卵胞刺激ホルモン（FSH）	20
放射線照射	193, 195	**め**		卵母細胞	70
傍分泌	3	メタボリックシンドローム	58, 108, 109, 130	**り**	
骨の石灰化	36	**も**		リガンド	3, 6, 7
骨の発生	39	目標身長	82	リバース T_3（rT_3）	14, 101
ホルモン	2	**や**		リン代謝異常	176
── 値の年齢別変化	iv, v, vi	夜間尿	134	リン値の調節機構	38
ホルモン受容体	4	薬剤誘発性高血圧	153	**れ**	
本態性高血圧	152	やせ	65, 112, 116	レチノイド X 受容体（RXR）	16, 37
本態性高ナトリウム血症	164	**ゆ**		レニン-アンギオテンシン系	28, 45
ポンプトラブル	213	遊離サイロキシン（fT_4）	14, 18, 98	レプチン	54, 56
ま		── 値の小児期の変化	vi	**ろ**	
慢性栄養障害	63	遊離トリヨードサイロニン（fT_3）	14, 18, 99	濾紙血スクリーニング	177
慢性腎臓病（CKD）	167	── 値の小児期の変化	vi	濾胞	13
み		輸液療法	210		
ミオクローヌス	166				
ミクロペニス	vii, 71, 73				

数字・ギリシャ文字・欧文索引

数字・ギリシャ文字

1A 型糖尿病	
── HLA 疾患感受性・疾患抵抗性遺伝子型	128
1 型糖尿病	125, 213
2 型 5α-還元酵素異常症	77
2 型糖尿病	108, 125, 129, 213
5α-還元酵素	74
5α-還元酵素異常症	73
5′脱ヨード酵素	14, 18
7 回膜貫通型受容体	5
17-OHP（17-hydroxyprogesterone）	158, 182, 185
── 偽陽性	184
^{18}F-DOPA PET	122
21-水酸化酵素欠損症	30, 78, 115, 158, 182
46,XX	32
22q11.2 欠失症候群	35
^{123}I 摂取率	104
β 細胞	47
β-ヒドロキシ酪酸	209

A

ACTH 分泌過剰	158
ACTH-independent macronodular adrenal hyperplasia（AIMAH）	155
ADH（antidiuretic hormone）	42, 114, 162
ADH 不適切分泌症候群（SIADH）	159, 161
adiposity rebound（AR）	108, 218
adult GHD	10, 11
AI（atherogenic index）	57
ALP（alkaline phosphatase）	36
anosmin-1	94
ANP（atrial natriuretic peptide）	44, 160
anti-Müllerian hormone（AMH）	72, 73, 140, 144
autocrine	3
AVP（arginine vasopressin）	135

B

backdoor pathway	71
Barker 仮説	66
basal-bolus 療法	129
Basedow 病	103, 106, 114
BMI（body mass index）	55, 107, 112, 218
BNP（brain〈B-type〉natriuretic peptide）	45, 160

C

calcimimetics	171
campomelic dysplasia	145
CaSR（calcium-sensing receptor）	34, 169
── シグナル伝達機構	37
central salt wasting syndrome（CSWS）	159, 160
childhood cancer survivors（CCS）	192
chronic kidney disease（CKD）	167
CNP（C-type natriuretic peptide）	45
congenital hypothyroidism（CH）	177
constitutional delay of growth and puberty（CDGP）	93, 97
continuous subcutaneous insulin infusion（CSII）	129
CRH（corticotropin-releasing hormone）負荷試験	227
Cushing 症候群	125, 155, 218
Cushing 徴候	30, 88

CYP21P 遺伝子解析	185	

D

D-マンニトール	213
default phenotype	69
Denys-Drash 症候群	145
diabetic ketoacidosis（DKA）	128, 133, 207
DiGeorge 症候群	169
disorder of sex development（DSD）	140
DOHaD（Developmental Origins of Health and Disease）	66, 68, 109, 130
Down 症候群	125
DPP-4（dipeptidyl peptidase-4）	51

E

endocrine	3
epithelial sodium channel（ENaC）	46

F

familial male limited precocious puberty（FMPP）	88
Fanconi 症候群	174
FGF 23（fibroblast growth factor 23）	39, 41, 173
FGFR	39
FOXE 1（forkhead box protein E1）	13, 18
Frasier 症候群	145
frontdoor pathway	71
FSH（follicle stimulating hormone）	20
——基礎値	24
——前思春期・思春期での変化	24
——年齢別変化	iv, v
fT_3（free triiodothyronine）	14, 18, 99
fT_4（free thyroxine）	14, 18, 98
——基礎値（新生児）	178

G

G タンパク質（guanine nucleotide-binding protein）	5
G タンパク質共役型受容体（GPCR）	5, 7
GABA（γ-amino butyric acid）ニューロン	24
gender	78
gender identity	148
gender identity disorder（GID）	147
GH（growth hormone）	8, 61
GHRH（GRF）負荷試験	226
GHRP-2 負荷試験	225
GIP（glucose-dependent insulinotropic polypeptide）	50
GLP-1（glucagon-like peptide-1）	50
glucose toxicity	208
GLUD 1 遺伝子	121, 122

GnRH（gonadotropin-releasing hormone）	21, 23
——アナログ	91, 92
——依存性思春期早発症	86, 87
——の脈動的分泌	23
——パルスジェネレーター	23
growth hormone deficiency（GHD）	83, 194, 216
adult ——	10, 11

H

HbA_{1c}	132
——NGSP 値と JDS 値	133
hCG 産生腫瘍	92
hCG 試験	97
hCG-rhFSH 療法	96
HDR 症候群	35
HOMA-IR	56, 228
hungry bone syndrome	170
hypogonadotropic hypogonadism（HH）	93, 97

I

ICP モデル	61, 68
IGF-I（insulin-like growth factor I）	9, 49, 61, 68, 83, 96, 113
——基準値	10
——年齢別変化	iv
II（insulinogenic index）	229
Indian hedgehog（IHH）	40
induced phenotype	69
INS 遺伝子	126
intact PTH	168
isolated GHD	85

J

Janus kinase（JAK）	4

K

Kallmann 症候群	22, 94, 97
K_{ATP} チャネル	50, 121, 122
Kaufmann 治療	96, 188
Kaup 指数	112, 116, 218
Kir 6.2	50
Kir 6.2 遺伝子	126
KISS1R	86, 87, 94
Klinefelter 症候群	95
Klotho	39
Kussmaul 呼吸	208, 210

L

L-ドーパ負荷試験	225
Langerhans 島（膵島）	47
lean body mass（LBM）	10, 61
Leydig 細胞	20, 71

LH（luteinizing hormone）	20
——基礎値	24
——前思春期・思春期での変化	24
——年齢別変化	iv, v
LH サージ	22
LH-RH 負荷試験	227
lipotoxicity	131
long loop feedback	3
low T_3 症候群	101, 113

M

masked DI（diabetes insipidus）	163
McCune-Albright 症候群	88, 92
MCT 8（monocarboxylate transporter 8）	18
MCT 8 欠損症	101
mineralocorticoid receptor（MR）	46
MODY（maturity-onset diabetes of the young）	126
Müller 管	72
Müller 管抑制ホルモン（AMH）	72, 73, 140, 144
multiple daily injection（MDI）	129
multiple endocrine neoplasia type 2（MEN 2）	154
multiple pituitary hormone deficiency（MPHD）	83, 85

N

Na^+/I^- シンポーター（NIS）	15
Na・リン酸共輸送体（NaPi）	38
NAFLD（non-alcoholic fatty liver disease）	56
NASH（non-alcoholic steatohepatitis）	58
neurofibromatosis type 1（NF 1）	157
neuroglycopenic symptoms	118
Noonan 症候群	ix

O

oral glucose tolerance test（OGTT）	129, 227
orchidometer	25, 218
osmoreceptor	43
ovotesticular DSD	145

P

PAC/PRA 比	156
paracrine	3
partial Leydig cell dysfunction	195
Patched	40
PAX 8（paired box transcription factor-8）	13, 18
Payne 法	166

persistent hyperinsulinemic hypoglycemia of infancy（PHHI） 52	**S**	TBG（thyroxine binding globulin） 101, 179
POR 異常症（P-450 oxidoreductase 欠損症） 30, 182	SD（standard division） 216	TBP（thyroxine binding protein） 15, 98, 101, 179
	Sertoli 細胞 20	Tg（thyroglobulin） 103
Prader-Willi 症候群 ix, 84, 125	sex 78	TR（thyroid hormone receptor） 16, 18
Prader 分類 142	sex determination 140	TRAb（TSH receptor antibody） 102
pseudohypoaldosteronism（PHA） 159	SGA（small for gestational age） 66	TRH（thyrotropin-releasing hormone） 15, 98
PTH（parathyroid hormone） 34, 41, 167	SGA 性低身長症 80, 82	TRH 負荷試験 104, 106, 226
intact —— 168	short loop feedback 3	TSH（thyroid stimulating hormone） 15, 98
PTH-PTH 受容体（PTH1R）シグナル伝達機構 37	SHOX（short stature homeobox containing gene） 186	—— 値の小児期の変化 vi
PTHrP（parathyroid hormone related peptide〈protein〉） 40, 171	SIADH（syndrome of inappropriate secretion of antidiuretic hormone） 159, 161	TSH 受容体抗体（TRAb） 102, 106
Q	—— 診断と治療の手引き 161	TTF 1（thyroid transcription factor 1） 13, 18
Quigley 分類 141	*SLC 16 A 1* 遺伝子 121	Turner 症候群 84, 95, 125, 186, 191
R	Sotos 症候群 ix	**V**
rapid turnover proteins（RTP） 61	SRY 70, 140	VDCC（voltage-dependent calcium channel） 50
renal outer medullary potassium ion channel（ROMK） 46	SRY-FISH 33	VDR（vitamin D receptor） 37
renal salt wasting（RSW） 160	StAR（steroidogenic acute regulatory protein） 30	VDRE（vitamin D response element） 38
rhFSH 製剤 07	StAR 異常症（リポイド過形成症） 32	von Hippel-Lindau 病（VHL） 154, 157
Rohrer 指数 112, 116	Stat 4	**W**
rT_3（reverse triiodothyronine） 14, 101	subclinical compensated hypothyroidism 196	Waterlow の小児の栄養障害分類 64
Russell-Silver 症候群 ix	**T**	Wolff 管 21, 72
RXR（retinoid X receptor） 16, 37	T_3（triiodothyronine） 14, 99	**X**
	T_4（thyroxine） 14, 98	XY 性腺異形成 77
	Tanner Stage 25, 218, 220	

中山書店の出版物に関する情報は，小社サポートページをご覧ください．
http://www.nakayamashoten.co.jp/bookss/define/support/support.html

ビギナーのための
小児内分泌診療ガイド

2014年3月31日　初版第1刷発行 ©〔検印省略〕

編集 ……………… 有阪　治（ありさか おさむ）

発行者 …………… 平田　直

発行所 …………… 株式会社 中山書店
〒113-8666 東京都文京区白山 1-25-14
TEL 03-3813-1100（代表）　振替 00130-5-196565
http://www.nakayamashoten.co.jp/

装丁 ……………… 花本浩一（麒麟三隻館）
カバー写真提供 …… amana images
印刷・製本 ……… 中央印刷株式会社

ISBN 978-4-521-73917-5
Published by Nakayama Shoten Co., Ltd.　　　　　　　Printed in Japan
落丁・乱丁の場合はお取り替えいたします

・本書の複製権・上映権・譲渡権・公衆送信権（送信可能化権を含む）は株式会社中山書店が保有します．

・**JCOPY**　＜(社)出版者著作権管理機構 委託出版物＞
本書の無断複写は著作権法上での例外を除き禁じられています．複写される場合は，そのつど事前に，(株)日本著作出版権管理システム（電話 03-3817-5670，FAX 03-3815-8199，e-mail: info@jcls.co.jp）の許諾を得てください．

本書をスキャン・デジタルデータ化するなどの複製を無許諾で行う行為は，著作権法上での限られた例外（「私的使用のための複製」など）を除き著作権法違反となります．なお，大学・病院・企業などにおいて，内部的に業務上使用する目的で上記の行為を行うことは，私的使用には該当せず違法です．また私的使用のためであっても，代行業者等の第三者に依頼して使用する本人以外の者が上記の行為を行うことは違法です．

小児科 Wisdom Books

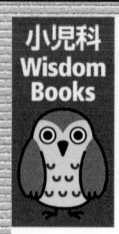

魅力ある乳幼児健診
クリニックだからできること

マークシート世代の親にとって不安がいっぱいの子育て．
小児科医だからできるサポートを健診で実践！

編著●後藤洋一（後藤こどもクリニック・院長）

A5判／並製／104頁
定価2,940円
(本体2,800円+税)
ISBN978-4-521-73206-0

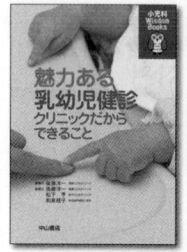

小児救急医が診る
思春期の子どもたち
ゲートキーパーのその先へ

小児救急に駆け込むことしかできない子どもたちと，
小児科医はどう向き合えばよいのだろうか？

著●市川光太郎（北九州市立八幡病院・病院長）

A5判／並製／176頁
定価3,675円
(本体3,500円+税)
ISBN978-4-521-73262-6

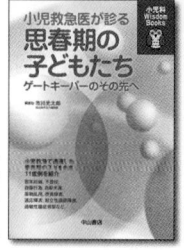

子どもの睡眠外来
キーワード6つと国際分類活用術

ヒトは眠りで明日をつくる．世界一眠らなくなった
日本の子どもたちに日常診療で対応するための一書．

著●神山 潤（東京ベイ・浦安市川医療センター・センター長）

A5判／並製／152頁
定価3,675円
(本体3,500円+税)
ISBN978-4-521-73359-3

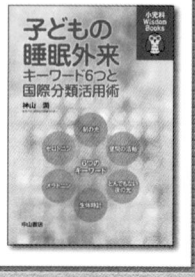

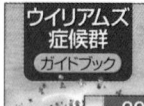

未解明な部分も多い染色体欠失による疾患についてわかりやすく解説

監修●大澤真木子（東京女子医科大学小児科）
　　　中西敏雄（東京女子医科大学循環器小児科）
編集●松岡瑠美子（東京女子医科大学国際統合医学インスティテュート）
　　　砂原眞理子（東京女子医科大学小児科）
　　　古谷道子（東京女子医科大学国際統合医学インスティテュート）

ウイリアムズ症候群ガイドブック
A5判／並製／188頁／定価1,890円(本体1,800円+税) ISBN978-4-521-73203-9

22q11.2欠失症候群ガイドブック
A5判／並製／159頁／定価1,890円(本体1,800円+税) ISBN978-4-521-73204-6

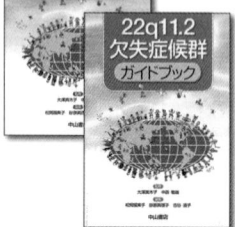

アトピー性皮膚炎治療の動向とエビデンスを知る最新データブック

アトピー性皮膚炎　第2版
よりよい治療のためのEBMデータ集

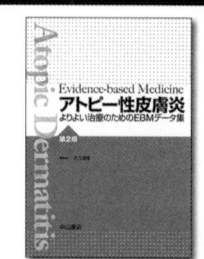

編集●古江増隆（九州大学皮膚科）

B5判／並製／292頁／定価5,250円(本体5,000円+税)　ISBN978-4-521-73358-6

中山書店　〒113-8666 東京都文京区白山1-25-14　TEL 03-3813-1100　FAX 03-3816-1015
http://www.nakayamashoten.co.jp/

熱性けいれん8%, てんかん1%.
小児科医とけいれん・てんかんの密接な関係

子どもの けいれん・てんかん

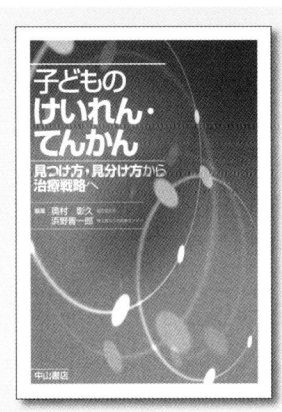

B5判／並製／280頁／定価(本体8,500円＋税)
ISBN978-4-521-73698-3

見つけ方・見分け方から治療戦略へ

編集●奥村彰久（順天堂大学）　浜野晋一郎（埼玉県立小児医療センター）

専門性が高いために敬遠されがちなてんかん診療を，初学者でも初期対応できるよう，見つけ方と治療戦略の2つのパートからまとめ上げた．診断に必要な脳波所見・画像所見・臨床症状・誘発因子から，熱性けいれん・けいれん重積への救急対応，病型を考慮した抗てんかん薬の使い方・禁忌などの身近な治療戦略，さらにてんかん児の成人後の対応まで収載．

CONTENTS

Part 1 けいれん・てんかんの見つけ方・見分け方

1章　てんかんとは
2章　けいれん・てんかんに関する誤解
3章　てんかんの基礎知識
- てんかんの発作型
- てんかん症候群分類の考え方

4章　てんかんの基礎疾患
5章　発達障害児におけるてんかん
6章　てんかんの検査
- 発作間欠期脳波
- 発作時脳波
- 脳磁図
- 頭部MRI
- SPECT
- PET
- 遺伝子解析とマイクロアレイ染色体検査
- 代謝疾患
- 神経心理学的検査

7章　てんかんの境界領域
- 熱性けいれん
- 軽症胃腸炎に伴うけいれん

8章　てんかんと鑑別すべき疾患・症候

Part 2 身近なけいれん・てんかんの治療戦略

1章　急性期のけいれん，発作疑いの対応・重積の治療
2章　てんかん治療の全体像
3章　小児のてんかんの予後
4章　小児期に多いけいれん性疾患・てんかんの治療
- 熱性けいれんと憤怒けいれん
- 良性乳児発作／てんかん
- Dravet症候群
- Panayiotopoulos症候群
- 中心・側頭部に棘波をもつ良性小児てんかん(BECTS)
- West症候群
- Lennox-Gastaut症候群
- 特発性全般てんかん─CAE, JAE, JME, EGMA
- 症候性焦点性てんかん─側頭葉てんかんを中心に
- 重症心身障害児のてんかん治療で留意すべき点

5章　抗てんかん薬の特徴と選択において留意すべき点
6章　抗てんかん薬以外のてんかんの治療戦略
- ケトン食の実際とその他の代替療法
- てんかん外科をいつ考慮すべきか？

7章　てんかんとともに暮らす
- 予防接種，感冒時・他疾患罹患時，受診時の対応
- 保育園・幼稚園・学校生活を快適に過ごすための留意点
- 成人期を迎えるにあたって留意すべき点
- てんかん児の認知，精神症状の合併症とその対応

中山書店　〒113-8666 東京都文京区白山1-25-14　TEL 03-3813-1100　FAX 03-3816-1015
http://www.nakayamashoten.co.jp/

先天代謝異常ハンドブック

診断のつかない症状に出会ったとき，先天代謝異常を思い浮かべることができますか？

疾患の種類は多いが，それぞれがきわめてまれなために，これまで専門家に委ねられていた先天代謝異常症は，タンデムマス法によりスクリーニングの幅が広がり，予想を超えた多くの患者が発見されている．一般小児科医が時期を逃さず対応できるよう，難解な原因酵素の分子メカニズムを代謝マップで図式化し，主に日本人にみられる200疾患の見つけ方，検査手順と早期治療法を示した．

B5判／並製／456頁
定価（本体14,000円＋税）
ISBN978-4-521-73694-5

総編集●遠藤文夫（熊本大学）
専門編集●山口清次（島根大学）　大浦敏博（仙台市立病院）　奥山虎之（国立成育医療研究センター）

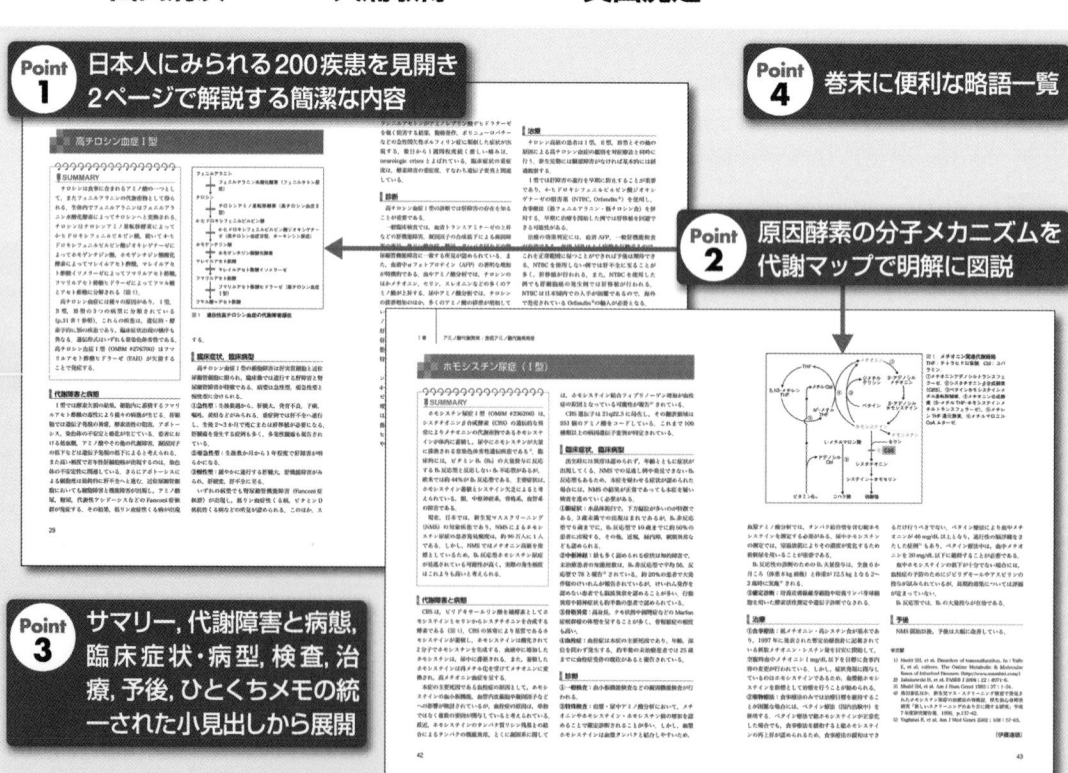

Point 1 日本人にみられる200疾患を見開き2ページで解説する簡潔な内容

Point 2 原因酵素の分子メカニズムを代謝マップで明解に図説

Point 3 サマリー，代謝障害と病態，臨床症状・病型，検査，治療，予後，ひとくちメモの統一された小見出しから展開

Point 4 巻末に便利な略語一覧

中山書店
〒113-8666　東京都文京区白山1-25-14　TEL 03-3813-1100　FAX 03-3816-1015
http://www.nakayamashoten.co.jp/